ESSAI

SUR LA

PHYSIOLOGIE HUMAINE,

PAR

MM. G. GRIMAUD ET V. C. DUROCHER,

DOCTEURS MÉDECINS.

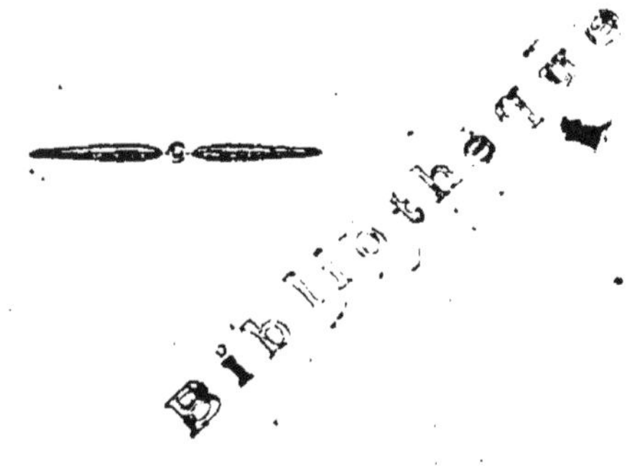

A PARIS,

CHEZ RAYMOND, ÉDITEUR

DE LA BIBLIOTHÈQUE DU XIX° SIÈCLE,

RUE DE LA BIBLIOTHÈQUE, N°4.

1825.

PRÉFACE.

Les médecins et les naturalistes sont jusqu'à ce jour presque les seuls qui se soient occupés d'étudier l'organisation humaine. Tandis que l'homme moral a été l'objet des travaux des philosophes de tous les temps, l'homme physique, quoique plus accessible à notre investigation, n'a excité qu'une médiocre et tardive curiosité. Sa connaissance eût pourtant été féconde en résultats pratiques; le moral de l'homme eût été mieux apprécié : n'est-ce pas en marchant dans les voies de la nature qu'on pouvait espérer d'entrer dans celles de la vérité?

Mais les philosophes oubliant que la nature morale de l'homme ne se développe qu'après sa nature physique, dédaignèrent l'étude de l'organisme comme indigne de leurs contemplations. Le savoir humain, disait le chancelier Bacon, ressemble à une pyramide dont l'observation et l'expérience font la base et dont la métaphysique est le sommet. C'est surtout dans leurs études de l'homme, que les philosophes voulurent faire reposer la pyramide sur le sommet. Aussi, que résulta-t-il d'un pareil renversement? L'esprit humain erra de système en système, ne rencontrant aucune idée fixe qui pût lui servir de base et de point de départ pour des découvertes ultérieures.

Cette manie ridicule de ne voir l'homme que dans des abstractions passa de la tête des philosophes dans celle des médecins; et si le sublime génie d'Hippocrate dirigea les esprits vers l'observation, la fureur dogmatisante de ses successeurs eut bientôt replongé la science de l'homme dans le chaos des hypothèses et des systèmes.

Plus tard, sous les auspices d'Alexandre-le-Grand, Aristote, en jetant les fondemens de l'histoire naturelle, ouvrit à l'observation une nouvelle carrière. Par la comparaison judicieuse des faits, il s'éleva à des considérations générales d'un ordre supérieur, et imprima ainsi à ses travaux un caractère de solidité que le temps n'a pu ébranler. Malheureusement l'impétuosité de son génie l'entraîna dans des écarts qui eurent pour la science les résultats les plus funestes. En voulant remonter aux causes premières, il se jeta dans le vague et l'abstraction, et les formes matérielles qu'il attacha au raisonnement, dont il fit pour ainsi dire une mécanique, habituèrent l'esprit humain à se payer de mots.

Après le philosophe de Stagyre, quelques médecins s'efforcent de marcher sur ses traces en prenant l'observation pour guide, et leurs travaux communiquent une impulsion puissante à l'anatomie humaine.

Plus tard Galien, doué d'un vaste génie et d'une profonde érudition, fait refleurir les principes d'Hippocrate, mais trop imbu des écrits d'Aristote, il abandonne aussi le champ de l'observation pour tomber dans l'esprit de système. Ses théories donnèrent naissance à une secte qui domina long-temps la science d'une manière exclusive. Pendant quatorze siècles les médecins jurèrent par Galien, comme les philosophes et les théologiens par Aristote. Il semble, selon l'expression de La harpe, que les bornes de l'esprit de ces grands hommes fussent celles de l'esprit humain.

Lorsqu'après l'irruption des barbares en Europe, les sciences commencèrent à secouer le joug qui avait comprimé leur essor, la philosophie d'Aristote, qui contribua d'abord à leur développement, arrêta ensuite leurs progrès: l'esprit humain se régénérait en quelque sorte; il n'était pas assez mûr pour discerner ce qu'il y avait de bien dans les écrits du stagyrite. Aussi toutes les connaissances humaines devinrent-elles un tissu bizarre de subtilités et de sophismes.

Peu à peu cependant, grâce à l'énergie de quelques esprits supérieurs et surtout au succès de la Réformation religieuse, la routine et les vieux préjugés firent place à l'observation et à

l'expérience. L'étude de l'homme ne tarda pas à
faire de rapides progrès. Déjà la physiologie se re-
commandait par quelques vérités incontestables.
La circulation du sang, entrevue par Servet et
Césalpin, avait été démontrée par Harvey.

Le joug de l'autorité des anciens ne tarda pas
à être brisé. Bacon, Descartes parurent presqu'en même temps sur l'horizon des sciences naturelles comme deux astres brillans destinés à
chasser pour jamais les ténèbres qui les envelop-
paient. Le premier, après avoir analysé l'esprit
humain, démontra ce qu'il pourrait, dans chaque
science, si une fois il s'appuyait sur l'expérience
et l'observation. Le second, rattachant tous les
phénomènes de la nature à un système nouveau, parvint à substituer son autorité à celle
d'Aristote.

L'impulsion était donnée, l'étude de la nature
reposa dès-lors sur une base solide et inébranla-
ble. On recueillit les faits, les observations se mul-
tiplièrent et les sciences naturelles furent moins
en butte à l'erreur, parce que les systèmes qui
eussent pu la propager, n'ayant d'autre objet que
l'interprétation des faits, s'écroulaient aussitôt
qu'une observation nouvelle venait démontrer
que la nature ne se prêtait pas à leurs explications ; bien plus, les systèmes contribuèrent eux-
mêmes à faire mieux ressortir quelques vérités ;
c'est ainsi que Borelli en voulant expliquer tous
les phénomènes de la vie par les lois de la mé-

canique, prouva que la mécanique entre pour quelque chose dans leur production. Il en fut de même de Van Helmont, de Wahl, de Boërhaave, d'Hoffman, etc. ; leurs théories, sans être l'expression de la nature, contribuèrent néanmoins à avancer la connaissance de l'homme. Enfin la physiologie était désormais montée au rang des sciences.

Haller recueillit tous les faits positifs dont elle pouvait s'enrichir ; il discuta d'une manière approfondie toutes les hypothèses qui embarrassaient sa marche, et rendit en quelque sorte cette science impérissable en élevant en son honneur un ouvrage destiné à faire l'admiration de plusieurs siècles.

Cependant Bordeu et Barthez cherchaient à rattacher tous les phénomènes vitaux à une puissance vitale particulière. L'époque était arrivée où la physiologie ●●●●● devenir ●●●●●que chose de plus qu'une science purement physique. La gloire d'un tel perfectionnement, était réservée à Bichat. « Il saisit l'homme au premier moment de son existence, le sépara de la matière inorganique, le conduisit, à travers mille obstacles, au dernier terme de son existence, et montra, par des expériences frappantes de vérité, comment cette existence est détruite. (MIGUEL, *éloge de Bichat.*) » En effet, Bichat ouvrit à la physiologie une ère nouvelle et les travaux de tous les physiologistes qui sont venus après lui n'ont eu pour but que le développement de ses principes, leur modification ou leur extension.

Toutefois, il s'en faut que l'étude de l'homme ait été complétée. Plusieurs circonstances du mécanisme de la vie restent encore couvertes d'un voile épais. Qui nous révélera le mystère de l'intelligence ? Si quelque voie peut conduire à le pénétrer, sans doute celle de l'observation est la plus sûre. Mais ici n'est-il pas à craindre que seules, l'observation et l'expérience ne soient totalement impuissantes ? Les physiologistes modernes ne se sont-ils pas trop isolés des idéologues ? Il est dans la métaphysique de hautes questions qui ont de nombreux points de contact avec la physiologie ; plusieurs idéologues en cherchent même la solution dans cette science. Pourquoi donc les physiologistes ont-ils évité de les traiter ?

Nous avons tenté de remplir cette lacune, les discussion▆▆▆▆esqu▆▆▆▆▆ sommes entrés relativement aux sensations, exigeraient des forces supérieures aux nôtres, mais nous osons espérer du moins qu'on nous saura gré de la franchise avec laquelle nous les avons abordées. Il était difficile dans les bornes étroites qui nous sont prescrites, de développer avec l'étendue et la clarté convenables, les nombreuses vérités qui ressortent du simple rapprochement entre l'homme physique et l'homme moral : il eût fallu pour cela plus de talent et d'expérience qu'il ne nous est donné d'en avoir.

Notre livre étant, par la nature de la collection dans laquelle il entre, destiné aux gens du monde, nous avons dû, dans les détails anatomiques obligés, nous servir des expressions les plus simples, quelquefois même de locutions triviales, ou du moins éloignées du langage ordinaire de la science. En cela nous n'avons eu en vue qu'une plus grande clarté. Du reste, dans l'analyse des fonctions nous nous sommes toujours appuyés de l'autorité des maîtres. Nous nous sommes principalement efforcés d'offrir le résumé le plus complet et le plus précis de leurs leçons ou de leurs écrits ; et nous aimons à reconnaître ici que nous avons les plus grandes obligations à MM. Richerand, Adelon, Magendie, Rullier, etc.

M. le docteur Durocher, notre maître, devait coopérer avec nous à la rédaction de ce travail ; à peine en a-t-il pu revoir les premières lignes : une longue et douloureuse maladie le tient depuis long-temps éloigné de ses nombreux élèves et du commerce de ses amis. Toutefois en nous permettant d'associer notre nom au sien, il a donné d'avance à notre essai le sceau de son approbation. Nous lui en témoignons ici la plus vive reconnaissance. Elle lui est acquise d'ailleurs par la bienveillance particulière qu'il n'a cessé de nous témoigner pendant le cours de nos études médicales, dont il nous a aplani toutes les difficultés avec un soin vraiment paternel. La privation de son se--cours nous imposait l'obligation de redoubler de soins pour éviter toute erreur ; si malgré nos efforts il nous en est échappé quelques-unes, nous devons déclarer ici que nous en sommes seuls responsables.

ESSAI

SUR LA

PHYSIOLOGIE HUMAINE.

INTRODUCTION.

LA physiologie est la science de la *vie*.

Considérée de la manière la plus générale, cette science a pour objet la connaissance des phénomènes qui résultent de l'organisation.

On la divise en *physiologie végétale, physiologie animale* ou *comparée* et *physiologie humaine*, selon qu'elle s'occupe d'une manière spéciale des *végétaux*, des *animaux* ou de *l'homme*. Il ne sera question dans cet ouvrage que de la *physiologie humaine*.

Placé au degré le plus élevé de l'échelle des êtres, l'homme a l'organisation la plus complexe; aussi jouit-il d'une plus grande somme d'existence, et la vie produit-elle chez lui les plus nombreux comme les plus étonnans phénomènes.

Tandis que dans les derniers anneaux de la chaîne animale, il suffit quelquefois d'un élément organisé pour constituer l'individu, et d'une ou deux fonctions les plus simples pour l'entretien de la *vie*, chez l'homme, au contraire, on trouve une variété de principes combinés à l'infini et une

1

multitude d'organes diversement configurés, dont les actions réciproques sont tellement enchaînées, que la privation ou le ralentissement d'une fonction porte toujours un notable dommage à l'économie entière.

Notre but n'est point de descendre ici dans les détails d'un examen comparatif des divers degrés de l'échelle animale, nous y verrions la vie, d'abord réduite à sa plus simple expression, se compliquer et se perfectionner en remontant vers l'homme où elle étale tous ses trésors et manifeste ses actes merveilleux.

Mais il est bon de jeter un coup-d'œil sur l'organisation avant d'entrer dans l'étude des lois auxquelles elle est soumise. Comment comprendrions-nous les fonctions vitales si nous n'avions une idée des instrumens qui les accomplissent?

APERÇU ANATOMIQUE DE L'HOMME.

La base essentielle de toute organisation consiste dans un mélange de parties *solides* et de parties *fluides*. Le nombre, la combinaison, la forme etc., des unes et des autres, sont en raison de la plus ou moins grande perfection des êtres. Enumérons rapidement celles qui constituent l'homme.

Solides.

Au nombre des *solides*, dans le corps humain, se trouvent en première ligne les *os*, dont le tissu résistant forme une sorte de charpente. Ils sont destinés à soutenir les autres organes, dont ils déterminent les positions respectives, en leur fournissant des points d'insertion. Leur configuration générale donne le premier type, la première idée de la forme humaine. Ainsi ils s'arrondissent en voûtes, se creusent en bassins, s'élèvent en colonnes et en pyramides, selon qu'ils doivent former ou la tête, ou la poitrine, ou les membres, etc.

Viennent ensuite les *muscles*, qui sont ce qu'on appelle vulgairement la *chair*. C'est à ces organes qu'est confiée l'exécution de tous les mouvemens, fonction qu'ils remplissent, tantôt isolément, lorsque le mouvement est simple, tantôt en se réunissant pour se prêter un secours mutuel, lorsque le mouvement est composé. Les muscles entourent les *os*, auxquels ils sont unis par des liens très forts et très étroits, et ils contribuent surtout à donner au corps humain, ces formes arrondies qui sont pleines de grâce et de majesté.

Après les os et les muscles, qui dessinent l'homme et qui sont répandus par tout le corps, nous trouvons les *viscères*, organes essentiels à la vie, contenus dans de grandes cavités, où ils sont protégés par les *os*, dont la dureté repousse les violences extérieures, qui pourraient troubler leur mécanisme ou en altérer les produits.

Ainsi, dans l'extrémité supérieure du tronc, qui commande tout le corps, se trouve logé le *cerveau*, organe principal, qui exerce une influence considérable sur les autres. Défendu par la voute épaisse du *crane*, il envoie, de toutes parts, des agens fidèles (les nerfs) qui viennent lui rendre un compte exact de ce qui se passe tant au-dedans qu'au-dehors, et, c'est d'après les impressions qu'ils lui transmettent et sur lesquelles il réagit, qu'il détermine les mouvemens propres à retenir ou à éloigner les objets de ces sensations, selon qu'ils sont ou ennemis ou amis.

Dans la *poitrine*, position inférieure, mais non moins fortifiée, palpite le *cœur*, espèce de pompe foulante, organe double qui est le centre de la circulation. D'une part, il attire les *humeurs* de toutes les parties du corps, et les envoie dans les *poumons*, où elles sont soumises à l'action vivifiante de l'air ; de l'autre, il les reprend, ainsi élaborées et changées en *sang*, pour les faire circuler dans l'économie et alimenter tous les organes.

Autour du *cœur*, qu'ils embrassent, se meuvent dans la même cavité, comme deux grands soufflets, les *poumons*, dont la charge est d'attirer l'air atmosphérique pour le mettre en contact avec les humeurs, qui s'emparent de l'un de ses principes constituans, et le transforment ainsi en un fluide essentiellement nutritif.

Plus bas sous le *diaphragme*, muscle large transversalement posé entre la *poitrine* et l'*abdomen*, qu'il sépare, se trouvent tous les viscères qui ont pour objet l'élaboration des alimens ou la ségrégation de leurs principes nutritifs, des matières hétérogènes auxquelles ils sont mêlés.

Tels sont :

L'*estomac*, sac membraneux, destiné à opérer dans la matière alimentaire le premier changement ; à côté, et au-dessus, le *foie*, viscère très volumineux chargé de la préparation d'une humeur particulière appelée *bile*, dont l'usage est de se mêler aux alimens et d'en faciliter la digestion ; le *canal intestinal* qui fait suite à l'*estomac*, et où les alimens se promènent, soumis à l'action d'une multitude de petits vaisseaux, dont les bouches béantes leur soutirent peu à peu tous les matériaux réparateurs, jusqu'à ce qu'enfin ils soient rejetés par l'*anus*, extrémité inférieure du *tube digestif*, après avoir été épuisés dans leur trajet. Ce canal est ployé sur lui-même, ramassé en paquet et flottant dans le *bas-ventre* où il est contenu sans être gêné.

Derrière ces organes et sur les deux côtés de la *colonne vertébrale*, principal soutien de la charpente osseuse, on trouve deux petits viscères qu'on appelle les *reins*. Ils servent à séparer du sang, l'humeur connue sous le nom d'*urine*. Cette humeur, à travers deux conduits qui lui sont propres, va se rendre dans la *vessie*, réservoir particulier, situé dans la partie inférieure du bas-ventre (autrement *le bassin*), pour être de là expulsée au-dehors par un canal, de forme variable, selon les sexes.

Les intervalles que tous ces *solides* laissent entre eux, sont remplis par un tissu appelé *cellulaire*, qui, par sa nature compressible, molle, lanugineuse, semble destiné à servir de coussin à tous nos organes. Le *tissu cellulaire* comble en effet tous les interstices; son élasticité facilite les mouvemens en rétablissant, dans leur état primitif, les parties dont la situation était changée par le seul effet de leur jeu. Sa présence sous la peau, où il fournit une couche plus ou moins épaisse qui enveloppe tout le corps, dissimule les inégalités qu'offrirait cette membrane, si elle était appliquée immédiatement sur la chair. Le *tissu cellulaire* contribue donc à donner au corps de l'homme cette rondeur et ce poli qui le distinguent des autres animaux. Mais ce ne sont pas là ses seuls usages; il plonge dans la substance intime de tous nos organes, sert de lien à leurs parties et leur fournit une trame qui est un de leurs élémens essentiels.

Bien d'autres solides entrent encore dans la composition du corps humain; nous les décrirons à mesure que l'explication de leurs usages deviendra nécessaire à l'étude des phénomènes vitaux.

Fluides.

Les *fluides* ou humeurs étaient essentiels à la nutrition, c'est sous cette forme seule que les substances alimentaires pouvaient circuler au milieu des parties solides et les pénétrer intimément.

Les *fluides* constituent la plus grande partie du corps ; leur masse est bien supérieure à celle des *solides*. Des expérimentateurs ont trouvé que la proportion entre les premiers et les seconds était de 6 à 1 ; d'autres ont dit de 9 à 1 et même davantage ; mais plusieurs raisons, inutiles à présenter ici, empêchent de déterminer ce rapport d'une manière exacte. Quoi qu'il en soit, les principales humeurs, dans l'ordre de leur formation, sont :

Le *chyle*, premier produit de la digestion ,

La *lymphe* ,

Le *sang veineux*.

Après un trajet plus ou moins long, dans leurs vaisseaux propres, ces trois humeurs confluent dans un même canal, pour aller simultanément au *cœur*, qui les lance vers les *poumons*, où elles sont transformées en une humeur nouvelle , appelée sang *artériel*, fluide essentiellement nutritif.

Porté dans toutes les parties, qu'il alimente , le sang artériel va former, dans des organes spéciaux, des humeurs nouvelles, destinées, les unes, à différens usages dans le corps, et les autres à être rejetées comme résidus de la nutrition , résidus dont la présence serait nuisible à l'économie. Au nombre des premières se trouvent :

1° La *graisse,* véritable huile fixe, dont les usages sont relatifs à l'intégrité physique des parties qu'elle avoisine, et à la conservation de leur température. On peut aussi la considérer comme un dépôt précieux, que la nature prévoyante met en réserve pendant la santé, pour servir à réparer les pertes occasionnées dans le corps par les maladies.

2° L'humeur exhalée par les membranes séreuses, sorte de tissus légers qui tapissent les trois grandes cavités; *la tête , la poitrine* et *l'abdomen ,* où nous avons vu que les viscères essentiels à la vie étaient contenus. L'usage de ces membranes, est de préserver ces organes d'un froissement trop dur nuisible à l'exercice de leurs fonctions, et de faciliter, par une lubréfaction non interrompue, le mouvement nécessaire à leur jeu.

3° Le *suc médullaire ou la moëlle*, servant, d'une manière qui nous est inconnue à la nutrition des os.

4° La *synovie*, humeur visqueuse qui s'épanche dans les articulations, dont elle enduit les surfaces pour en faciliter le glissement.

5° Les *larmes*, destinées à conserver à l'œil le poli nécessaire au libre passage des rayons lumineux, et à favoriser le mouvement des paupières.

6°, 7°, 8° La *salive*, la *bile*, le *suc pancréatique*, dont l'usage est d'aider à l'élaboration des alimens.

9° Le *sperme*, fluide générateur.

10° Enfin le *lait*, aliment de l'enfant.

Au nombre des humeurs considérées exclusivement comme des résidus de la nutrition, nous ne mentionnerons ici que :

1° La matière de la *transpiration insensible*, dont l'augmentation constitue la *sueur*.

2° L'*urine*.

Telles sont les *humeurs* du corps qu'il était indispensable de signaler avant de passer outre. Nous parlerons des fluides qui restent à connaître, à mesure que leur étude sera nécessaire à l'intelligence des fonctions dont l'ensemble constitue la vie.

DES FORCES VITALES.

Malgré les résultats positifs obtenus par l'étude de l'anatomie humaine, depuis ces derniers temps surtout, où cette science a été portée à un haut point de perfection, on n'est point encore parvenu à don-

ner de la *vie* une explication exempte de toute hypothèse. On cherche encore à quelle cause sont dus
tous les phénomènes dont elle se compose, quel est
l'agent spécial qui provoque tous ces mouvemens
de composition et de décomposition par lesquels elle
s'effectue, par quelle force enfin est entretenu dans
les organes le jeu admirable qui en accomplit les
fonctions. Tous les travaux, à cet égard, n'ont
guère servi qu'à fonder des systèmes plus ou moins
probables et dont les auteurs ont quelquefois ap-
proché de la vérité, sans qu'il aient jamais pu la
découvrir. Tant il est vrai que tout est mystère
dans la nature, et que si des esprits hardis ont tenté
de percer le voile qui la couvre, ils n'en ont que
mieux connu combien il est impénétrable!

Toutefois, quoique les considérations dans lesquelles nous allons entrer soient purement hypothétiques, ce serait se tromper, de croire que les
conclusions qu'elles amèneront, n'auront rien que
de futile et de spécieux. Ici les conséquences seront
toujours des faits, contre la réalité desquels viendraient échouer les plus brillantes chimères de l'i-
magination.

Tous les corps vivans sont soumis à des lois particulières qui, non-seulement n'ont rien de commun
avec les lois générales de la matière inorganique,
mais qui leur sont au contraire diamétralement opposées, puisque celles-ci n'ont d'empire sur les corps
organisés que lorsqu'ils sont privés de la vie. C'est
cette vérité que Bichat a voulu exprimer lorsqu'il a
défini la vie : *l'ensemble des fonctions qui résistent
à la mort.* Ce n'est pas que l'organisme humain ne
présente rien de physique ou de mécanique dans ses
actes. Il est trop aisé de reconnaître, dans la plupart des fonctions de l'économie, une série d'effets
qui dérivent de la pesanteur, de la cohésion, etc....
Mais ces lois de la matière n'ont, sur la vie, qu'une

influence secondaire, et c'est à des forces propres qu'il faut rattacher ses importans phénomènes. Quel physicien ou chimiste oserait, par exemple, attribuer à quelque chose, en dehors de la vitalité, la cause d'une classe entière de fonctions, nous voulons dire les *facultés intellectuelles* ?

Il est donc indispensable d'admettre pour l'intelligence de la *vie*, un ordre de causes particulières autre que les lois générales de la matière.

Cela posé, si l'on suit attentivement ce qui se passe dans les corps organisés, depuis le commencement de la vie jusqu'à la fin, on voit qu'ils sont soumis en même temps à des *mouvemens variés*, à des *impressions diverses* et à des *altérations continuelles*, trois ordres de phénomènes qui s'opèrent à-la-fois, mais qui sont pourtant bien distincts les uns des autres. C'est à leurs causes immédiates, désignées sous les noms de *motilité*, *impressionnabilité* ou *sensibilité* et *affinité vitale* que nous rattacherons tous les faits qui composent l'histoire de la vie. Leur mode d'action est toujours simultané, et ce n'est que par un effort de la pensée que l'on peut les isoler et les distinguer.

§ I. *De la Motilité.*

On a donné le nom de *motilité* ou force motrice à la cause universelle des mouvemens vitaux, par lesquels s'accomplissent toutes les fonctions, et dont la spontanéité ne se prête à aucune explication physique, chimique ou mécanique.

Quoique nous n'ayons aucun moyen d'approfondir l'essence de cette force, au moins est-il en notre pouvoir de connaître, jusqu'à un certain point, son mode d'action. Ainsi, il est incontestable que tous les mouvemens ont lieu, soit par resserrement ou contraction, soit par expansion ou dilatation, deux manières d'être de la *motilité* que les physiologistes ont nommées *contractilité* et *expansibilité*.

A. CONTRACTILITÉ. Cette force explique tous les mouvemens par resserrement. Elle en est regardée comme le principe, et les physiologistes l'ont diversement qualifiée, selon les différentes modifications qu'ils ont reconnues dans son action.

1° Il est des mouvemens par contraction qui sont dépendans de la volonté et exclusivement soumis à son empire, comme ceux de la tête, de la poitrine, des membres, etc..... Cette circonstance a fait donner à la *contractilité* sous l'influence de laquelle ils s'exécutent, la qualification de *cérébrale* ou *volontaire*. C'est celle que Bichat a voulu appeler contractilité *animale*. Son principe réside entièrement dans le *cerveau*, qui agit sur les *muscles*, par le moyen des *nerfs*. En effet, cette force cesse d'agir aussitôt que les organes, dans lesquels on l'observe, ne communiquent plus avec le cerveau. La *paralysie* est le résultat de son absence ; tandis que son exaltation produit les spasmes et les convulsions.

2° Une autre classe de mouvemens, en dehors du domaine de la volonté a son siège dans l'organe qui se meut. Tels sont ceux qui président aux phénomènes *organiques*, comme à la *digestion*, à la *circulation*..... La contractilité qui leur donne lieu a été surnommée *organique* parce qu'elle gît spécialement dans les organes eux-mêmes, dont elle produit l'excitation immédiate, sans le secours des nerfs de l'encéphale.

La différence qui existe entre la *contractilité organique* et la *contractilité cérébrale*, ressort particulièrement de ce que l'on observe dans les paralysies. Le membre qui en est affecté est tout-à-fait dépourvu de la faculté de se mouvoir sous l'influence de la volonté, tandis que les mouvemens *organiques*, comme le battement des artères, continuent de s'exécuter sans difficulté. Dans les asphyxies et dans tous les cas de mort apparente, c'est aussi la *contractilité cérébrale* qui est éteinte, la *contractilité organique* persiste toujours.

Mais tantôt la *contractilité organique* est manifeste et apparente comme dans le *cœur* et l'*estomac*, etc..., tantôt elle est obscure, cachée, et se refuse à toute appréciation par l'inspection, comme dans tous les mouvemens qui effectuent l'*absorption* et les *sécrétions*, etc... C'est pour consacrer ces deux nuances de la *contractilité* qu'on admet une *contractilité organique sensible* et une *contractilité organique insensible.* Cette dernière a été nommée tour-à-tour *ton*, *tonicité*, *contractilité fibrillaire*. Barthez a bien fait sentir la différence qui sépare ces deux variétés de la *contractilité*, en comparant la *contractilité organique sensible* à l'aiguille à secondes d'une montre, dont l'œil suit sans peine la marche, et la *contractilité fibrillaire* à l'aiguille à heures, dont les mouvemens, tout réels qu'ils sont, ne peuvent être appréciés par la vue la plus fine.

B. Expansibilité. Tous les mouvemens par expansion ou dilatation sont rapportés à cette modification de la *motilité*, qui est opposée, dans ses effets au mode de mouvement dépendant de la *contractilité*. L'existence de cette force est tellement démontrée, que plusieurs anatomistes ont essayé de ranger, dans une classe à part, tous les tissus où elle se manifeste, et les ont nommés *tissus érectiles*.

L'*expansibilité vitale* est très apparente surtout dans les phénomènes d'érection que présentent le gonflement du bout des seins chez les femmes, le *pénis* et le *clitoris* dans l'état d'aptitude à l'acte de la reproduction. La peau est très souvent le siège de son action : c'est l'*expansibilité* qui cause, chez la vierge timide, l'épanouissement des lèvres signe certain d'un desir vif et concentré ; c'est encore l'*expansi-*

bilité qui, animant les vaisseaux capillaires de la face,
permet au sang d'y pénétrer en plus grande quantité et produit, sur des joues pudiques, cette rougeur subite si naturelle à l'innocence.

§ II. *De la Sensibilité.*

On entend par sensibilité l'aptitude à recevoir
une impression. Tous les organes jouissent de cette
faculté; ils ont, comme dit Montaigne, des *passions
propres qui les éveillent et les endorment* (1). Il y a
cependant entre eux, sous ce rapport, une différence essentielle, c'est que dans les uns, l'impression
ne dépasse pas l'organe lui-même, au lieu que dans
les autres elle est transmise au cerveau, qui en a la
conscience. A la première espèce se rapportent
toutes les *impressions organiques*, et à la seconde
les *sensations*. C'est pourquoi l'une a reçu le nom
de *sensibilité cérébrale*, tandis que l'on a désigné
l'autre sous celui de *sensibilité organique*. On voit
qu'elles correspondent aux deux divisions que nous
avons admises dans la *contractilité*.

La sensibilité cérébrale forme le caractère distinctif des animaux qui, comme l'homme, ont un
cerveau ou un centre positif. Elle se manifeste surtout dans les organes des sens, qui en jouissent au
plus haut degré.

La *sensibilité cérébrale* et la *contractilité* correspondante, s'anéantissent sur-le-champ dans les
morts violentes, comme celles produites par une
forte commotion, par l'asphyxie, etc..., au lieu que
la *sensibilité* et la *contractilité organiques* leur sur-
vivent toujours; ce n'est même qu'au bout d'un
temps assez long que toutes leurs traces sont entièrement effacées. C'est à la persistance de ces deux

---

(1) Essais, liv. 1, chap. xv.

propriétés vitales que sont dûs les mouvemens des
paupières, des yeux, des lèvres, que l'on remarque
à la tête des suppliciés long-temps après qu'elle a été
séparée du tronc, qui, de son côté, exécute aussi
des mouvemens d'autant plus énergiques, que la
vitalité des organes était plus grande.

La *sensibilité* et la *contractilité* sont essentiellement liées l'une à l'autre, et de même qu'il n'est
aucune partie qui ne sente à sa manière, de même
aussi il n'en est point qui ne se contracte d'une
façon qui lui est propre.

Plusieurs circonstances apportent, dans l'essence
de ces deux forces, des différences notables ; nous
allons caractériser ici les plus saillantes.

Un exercice trop actif use facilement ces deux
facultés, qui se réparent néanmoins par le repos.
« C'est ainsi, dit M. Richerand, qu'un gourmand
dont le goût serait blasé, en recouvrerait toute la
finesse, si, pendant plusieurs mois, aux ragoûts
épicés, aux liqueurs fortes, il substituait le pain sec
et l'eau pure. »

Lorsque la *sensibilité* et la *contractilité* se con-
centrent sur un organe, elles semblent abandonner
tous les autres : on est difficilement distrait d'une
idée dont l'esprit se trouve fortement saisi. Quand
l'excitement vénérien est au dernier degré, ceux qui
l'éprouvent sont insensibles à des douleurs très
vives.

Dans le sommeil profond, l'exercice de la *sensibilité* et de la *contractilité* cérébrales est entièrement
suspendu.

Les habitans des pays chauds jouissent d'une
sensibilité plus grande que ceux des contrées du
nord. On connaît l'expression de Montesquieu, qui
dit au sujet de ces derniers : *Ce n'est qu'en les
écorchant qu'on les chatouille.* Cette considération explique aussi la vivacité de l'esprit chez

les habitans des pays méridionaux, si habiles dans la culture de tous les arts qui tiennent à l'imagination.

Enfin la sensibilité et la contractilité, très actives chez les femmes et dans le premier âge, diminuent graduellement jusqu'à l'époque de la vieillesse décrépite où la mort n'est qu'une conséquence de leur épuisement.

§ III. *Affinité vitale.*

Nous avons vu les fonctions des solides s'expliquer par la *sensibilité* et la *motilité*; mais la vie se compose d'un troisième ordre de phénomènes, pour l'accomplissement desquels, ces deux forces sont insuffisantes. Ces phénomènes sont la transformation des humeurs, comme, par exemple, celle du chyle en sang, etc., et généralement toutes les opérations de la vie sur les fluides, dont le principe ne saurait être raisonnablement attribué ni à la *sensibilité* ni à la *contractilité*.

Cette troisième force, que l'on ne saurait concevoir que comme une altération, une combinaison, a été désignée par M. Rullier sous le nom d'*affinité vitale*. Son action semble avoir, en effet, quelque chose d'analogue à celle que les *substances inorganiques* exercent les unes sur les autres, et que les chimistes ont appelée *affinité*. Par cette propriété, les humeurs animales résistent à toutes les causes de décomposition, dont le corps est assailli, et dont la puissance est si active, qu'elles dispersent les élémens des fluides peu de temps après l'extinction de la vie.

C'est à l'*affinité vitale* qu'il faut rapporter la fécondation, les sécrétions, la nutrition, etc......
Elle est la raison commune de toutes les actions moléculaires par lesquelles s'exécutent ces fonctions.

Les trois forces dont nous venons de présenter
l'ensemble , entretiennent la vie et la propagent. .
Elles peuvent donc être regardées comme la cause
efficiente de tous les actes de l'économie. Diversement modifiées dans chaque être, selon le degré
de l'échelle auquel il appartient , elles se montrent
au fond essentiellement identiques. Leur action est
toujours simultanée , et, de même qu'elles s'affaiblissent à-la-fois sous l'influence de quelque cause
délétère, de même elles se relèvent de concert avec
le secours de substances propres à les exciter.

Rechercher l'origine de ces *propriétés vitales*
serait s'engager dans des discussions futiles , et l'admission d'une cause unique, sous le nom de *principe
vital ,* à laquelle elles devraient être rapportées , ne
nous offrirait qu'une hypothèse de plus , parce que
nous n'aurions d'autre moyen de connaître sa nature , que des spéculations très vagues et rarement
fécondes en résultats pratiques. Les faits conduisent
jusqu'à la *motilité*, la *sensibilité* et l'*affinité vitale;*
vouloir aller au-delà , c'est entrer dans une
route ténébreuse, où le sentier de la vérité est entouré d'une foule de chemins qui ne conduisent
qu'à l'erreur. L'histoire de la métaphysique est là ,
pour prouver combien ont été stériles et souvent
funestes à l'esprit humain les conséquences de toute
théorie outrée.

Connaissant maintenant les causes de la vie, il
ne nous reste plus qu'à étudier ses actes. Leur
enchaînement merveilleux excitera d'autant plus
notre admiration , que la source première nous en
demeurera toujours inconnue. La vie est semblable
à ce grand fleuve, qui féconde les sables de l'Egypte,
et dont l'origine se cache aux recherches les mieux
dirigées des plus savans naturalistes.

CLASSIFICATION DES FONCTIONS VITALES.

Les phénomènes qui manifestent la vie, et ceux qui l'entretiennent sont trop nombreux pour que nous puissions négliger de les classer, selon les rapports plus ou moins naturels qui les unissent. La clarté d'un ouvrage dépend le plus souvent de la distribution méthodique de ses parties. Dans les sciences d'observation, qui toujours ont pour base une collection plus ou moins grande de faits, tout ordre, même hypothétique, est avantageux, d'abord parce qu'il empêche la confusion, ensuite parce qu'il présente à la réflexion une plus grande somme d'idées, dont la comparaison devient aussi plus facile (1).

Il n'est point d'auteur de physiologie qui n'ait fondé une classification particulière, mais il n'en est aucune de parfaite (2). Le peu de succès des tentatives en ce genre provient de ce que dans l'économie animale, tous les phénomènes sont croisés et dans une mutuelle dépendance ; c'est pourquoi l'on a dû saisir plusieurs ordres d'enchaînement et partant établir pour ces phénomènes des distributions plus ou moins heureuses. Ensuite, par cette seule raison qu'il y a croisement dans les actes de la vie, ce qui faisait dire à Hyppocrate qu'ils forment un cercle dont on ne peut indiquer ni le commencement ni la fin, une classification, quelque bonne qu'elle puisse être, doit offrir en quelque point, double emploi d'une fonction et par conséquent confusion.

----

(1) Grimaud, *Leçons de physiologie.*

(2) Toutes ces classifications que font les hommes pour mettre de l'ordre dans leurs idées, sont très imparfaites ; il faut s'en servir, parce qu'elles sont commodes, mais ne jamais oublier que toujours elles confondent des choses très distinctes, ou en séparent qui sont très analogues entre elles. (Destutt Tracy *Idéologie*).

Ces raisons nous dispensent de donner une distribution nouvelle des fonctions vitales. Nous adopterons celle de M. Richerand, dont la création appartient à Bichat qui en prit la première idée dans Grimaud. Le physiologiste de Montpellier, homme d'une vaste érudition, l'aurait puisée, selon les uns dans les écrits de Buffon, selon d'autres, dans les ouvrages d'Aristote. Quoi qu'il en soit, cette classification a été généralement suivie parce que le naturel et la simplicité de ses divisions ont mieux fait ressortir la mécanique admirable de l'homme.

Les fonctions vitales ont été très heureusement définies par M. Richerand, des *moyens d'existence*. Elles se rapportent à deux grandes divisions: toutes ont pour but ou la conservation de l'*individu*, ou la conservation de l'*espèce*.

L'homme *individuel* se conserve, soit en assimilant à sa propre substance les alimens propres à réparer les pertes que l'usage de la vie occasionne, ce qu'exécutent les *fonctions nutritives*, soit en établissant avec les êtres qui l'environnent des rapports convenables à ses besoins, tel est l'objet des *fonctions relatives*.

A la classe des *fonctions nutritives* se rapportent :

1° La *digestion*, qui fait subir aux alimens une élaboration essentielle.

2° L'*absorption*, qui fabrique le *chyle* avec les alimens ainsi élaborés, et les transporte dans le torrent de la circulation.

3° La *respiration*, qui accomplit la fabrication du sang en combinant le chyle et les autres humeurs avec un élément constituant de l'air atmosphérique.

4° La *circulation*, qui conduit le sang dans la profondeur de toutes les parties.

5° La *nutrition*, qui incorpore ce fluide aux organes, dont il doit opérer l'accroissement ou réparer les pertes.

6º Enfin les *sécrétions*, qui, en même temps qu'elles fabriquent avec le sang des humeurs nouvelles servant à divers usages dans l'économie, rejettent au dehors, par différentes voies, les débris de la *nutrition*.

Les fonctions, qui établissent les rapports de l'*individu* avec les êtres environnans, sont au nombre de trois :

1º Les *sensations*, qui l'avertissent de leur présence.

2º Les *mouvemens*, qui l'en approchent ou l'en éloignent.

3º La *voix* et la *parole*, qui font communiquer l'homme avec ses semblables, sans qu'il ait besoin de se déplacer.

Tel est l'ensemble des opérations de l'économie par lesquelles la vie s'entretient chez l'*individu*.

L'homme se reproduit et conséquemment son *espèce* se perpétue.

1º Par la *génération*, qui exige le concours des deux sexes.

2º Par la *gestation*, l'*accouchement* et la *lactation*, trois fonctions exclusivement dévolues à la femme.

VIE

DE L'INDIVIDU.

FONCTIONS NUTRITIVES.

DE LA NUTRITION

EN GÉNÉRAL.

LA nutrition , dans quelque classe d'êtres organisés qu'on la considère , s'accomplit par trois ordres
d'actions bien distinctes. 1º L'être, soit végétal, soit
animal, prend, en-dehors de lui, les matériaux qui
doivent servir à son accroissement ou à sa conservation. 2º Ces matériaux, convenablement élaborés,
s'incorporent aux différentes parties de l'être. 3º Les
matériaux premiers qui le composaient et qui vont
être remplacés, se retirent de toutes les parties,
et sont rejetés au-dehors. Voyons comment s'exécutent ces actes fondamentaux de la nutrition , dans
les diverses classes d'êtres organisés.

Le *végétal* entretient *sa vie individuelle*, 1º en
absorbant, par ses racines dans le sol et par les tiges
dans l'atmosphère , les sucs qui lui sont propres;
2º en faisant circuler ces sucs dans toutes les parties,
après les avoir élaborés et changés en *sève;* 3º en
les incorporant à chaque organe; 4º enfin, pour
que son volume ne croisse pas indéfiniment et qu'il
y ait des déperditions dans la même proportion qu'il
y a des acquisitions, en reprenant de toutes parts
les matériaux usés, pour les rejeter au dehors.

Si nous comparons maintenant ce mode de nutrition avec celui de l'*animal ,* nous remarquerons
deux différences capitales. La première, c'est que
chez l'un, les alimens sont introduits dans une cavité
particulière, par une ouverture unique, tandis que
chez l'autre , la préhension des substances étran-

gères se fait par toute la surface de l'être. La deuxième différence consiste en ce que chez le végétal cette préhension est irrésistible et continue ; chez l'animal, au contraire, elle est volontaire et n'a lieu que par intervalle. Tout cela provient de ce que la nature a créé le *végétal* immobile, et l'a fixé au sol ; tandis qu'elle a doué l'*animal* de la faculté de se mouvoir et par conséquent de se rapprocher des objets qui lui sont indiqués par ses besoins.

La cavité dans laquelle l'*animal* introduit les alimens, et dont le *végétal* est dépourvu, a été nommée *digestive*, et l'action intérieure des organes qui les élaborent *digestion*. C'est donc pour l'*animal* une fonction de plus à ajouter à celles qui composent le mécanisme de la nutrition *végétale*.

Afin de rendre les rapports des êtres plus saillans, nous supposons ici un *végétal* d'une classe élevée et un *animal* d'un ordre inférieur ; mais si nous examinons la vie nutritive dans les degrés supérieurs de l'échelle animale nous trouverons qu'elle a encore besoin pour s'exécuter d'une fonction nouvelle sur-ajoutée à celles que nous venons de spécifier.

Dans les végétaux d'une classe élevée, comme dans les animaux d'un ordre inférieur, l'influence de l'air extérieur, essentielle à la vie, s'exerce sur le fluide nutritif au moment de sa formation et dans toutes les parties à-la-fois ; tandis que chez les animaux supérieurs, ce même fluide est soumis à une seconde élaboration spéciale. L'air atmosphérique s'introduit par un canal particulier, appelé *canal aérien* dans un organe distinct et séparé, pour y être mis en contact immédiat avec ce même fluide. Cette opération *digestive* a été désignée sous le nom de *respiration*.

Ainsi donc en nous résumant, la vie nutritive de l'*animal* d'une classe un peu élevée exige six fonctions : 1° une *digestion*, qui manque chez le *végétal*, forme le fluide nutritif; 2° une *absorption* le puise dans la cavité *digestive*, de la même manière qu'elle le puisait pour le végétal dans le sol et dans l'air, ce qui a fait dire à quelques-uns que l'estomac est pour l'animal, ce qu'est la terre pour le végétal : *ventriculus sicut humus;* 3° une *respiration* manquant à l'animal inférieur et au végétal, véritable digestion nouvelle, dont l'air est l'agent; 4° une circulation qui conduit le fluide actuellement nutritif dans la profondeur de toutes les parties; 5° une *nutrition proprement dite*, qui combine le fluide avec les organes et renouvelle les matériaux usés; 6° enfin des *sécrétions* ou *excrétions* qui les extraient pour les faire resservir, ou les rejettent comme inutiles.

Il est aisé de voir d'après cela, que plus on s'élève dans l'échelle des êtres, plus non-seulement les fonctions augmentent en nombre, mais aussi leur mécanisme devient plus compliqué. Cette vérité que démontre l'aperçu le plus superficiel de l'organisation deviendra encore plus sensible par l'examen que nous allons faire chez l'homme des fonctions que nous venons de spécifier.

CHAPITRE PREMIER.

DE LA DIGESTION.

On peut définir la digestion : une fonction par laquelle des substances étrangères introduites dans un organe particulier de l'être vivant, sont transformées en un fluide propre à le nourrir.

Ce que nous avons à dire sur la digestion se rapporte 1° aux matériaux qu'elle emploie, 2° au mécanisme qui l'accomplit, 3° aux phénomènes qui en résultent.

SECTION PREMIÈRE.

MATÉRIAUX DE LA DIGESTION.

Les matériaux de la digestion sont les alimens et les boissons. Il n'est peut-être pas aussi aisé qu'il paraît au premier abord, de distinguer les uns des autres, parce que de même qu'il existe des alimens liquides, de même aussi il y a des boissons nourrissantes. Peut-être serait-il plus rationnel de distinguer les matériaux de la digestion selon l'influence qu'ils exercent sur l'estomac et selon qu'ils possèdent plus ou moins de principes nutritifs ?

Les alimens sont ou *végétaux* ou *animaux*, le règne minéral ne fournissant que des *assaisonnemens*, des *médicamens* ou des *poisons*. Les naturalistes ont nommé *carnivores* les animaux qui se nourrissent des seconds ; *herbivores* ceux qui ne mangent que les premiers. Et comme l'homme a le privilège de digérer également les uns et les autres, ils l'ont considéré avec raison comme *omnivore*. Nous disons *avec raison*, nous mettant en cela en opposition avec les philosophes, qui tantôt en ont fait un carnivore, et tantôt l'ont condamné à ne vivre que de végétaux, parce qu'il jouit, ainsi que nous le verrons plus bas, d'un appareil digestif mixte, qui n'est ni celui de l'*herbivore* ni celui du *carnivore*. Mais peu importe, dans la condition actuelle de l'homme, le sentiment des philosophes à cet égard, le fait nous suffit, et c'est sur lui que nous devons baser nos observations.

Par cela seul que les matières étrangères, doivent, pour alimenter un être, s'assimiler avec ses organes, on conçoit que plus elles auront de rapports avec sa substance, moins il faudra d'efforts, de la part de cet être, pour leur faire perdre leurs caractères hétérogènes, les transformer en un fluide nutritif et se les identifier. D'où il suit que les *végétaux* étant plus éloignés de l'organisation animale que les animaux eux-mêmes, doivent être moins nourrissans, c'est-à-dire présenter, sous un même volume, moins de parties nutritives. L'on peut donc regarder comme une règle générale, que plus il y aura d'analogie entre l'être qui se nourrit et les substances dont il se nourrit, plus la digestion sera facile, prompte et avantageuse. Cette conséquence, que présente le seul raisonnement, est non-seulement conforme à l'expérience, mais encore aux résultats fournis par l'analyse chimique des deux espèces de fluides que la digestion extrait des substances végétales et des substances animales.

Pour ce qui est de l'expérience, elle est journalière, et l'histoire des jours maigres consacrés par les lois de l'Eglise, ainsi que celle des couvens où la diète végétale était scrupuleusement observée, viennent corroborer notre assertion. Il n'est pas hors de propos de faire remarquer ici que l'intention des législateurs des cloîtres était bien éludée par ces faciles casuistes qui, en admettant la proscription de substances alimentaires animales, établissaient une dispense en faveur des poissons, et regardaient comme tels, des canards sauvages, des sarcelles et autres volatiles, dont la chair noire plus animalisée et par conséquent plus échauffante, était bien peu propre à tempérer les passions déjà trop irritables des moines.

Quant à l'analyse chimique, MM. Marcet et Magendie ont obtenu, dans des travaux séparés, ce résultat analogue, que la matière réparatrice, produite par le régime végétal, est infiniment moins riche et moins abondante que celle tirée du règne animal.

Quelle que soit la nature de nos alimens, l'essence de nos organes est toujours la même, ce qui semblerait prouver que la matière alimentaire est identique dans quelque classe d'êtres qu'elle soit puisée. C'est ce qui a engagé plusieurs chimistes à faire des recherches pour en déterminer la composition intime; mais leurs résultats n'ont rien offert de satisfaisant, parce que la chimie, capable seulement de décomposer des substances inorganiques, est tout-à-fait impuissante pour l'analyse des corps qui ont eu vie; et quand elle a déterminé les quantités relatives d'azote, de carbone et d'hydrogène qui entrent dans la composition de ces derniers, son pouvoir ne saurait aller plus loin; vainement elle tenterait de recomposer, à l'aide de ces mêmes substances et de tous les élémens organiques possibles, les parties animales ou végétales facilement divisées par ses creusets, et de faire, à leur égard, ce qu'elle fait sur la matière inorganique qu'elle analyse et recompose à son gré.

Ceci nous conduit à parler des diverses préparations que subissent les substances alimentaires, avant
leur ingestion dans l'estomac. Comme la plupart de
nos alimens présentent trop de cohésion dans leurs
parties, pour que nos organes puissent les élaborer
sans peine, il a fallu chercher les moyens de les attendrir, de les ramollir par l'action du feu : on sait,
en effet, que le calorique s'interpose entre les molécules des corps, les divise, les écarte et les dispose
à de nouvelles combinaisons. Cet agent a même
paru tellement énergique, qu'il a fourni à nos organes le moyen de digérer des substances essentiellement réfractaires à leur action. Mais l'art de la
cuisine doit se borner à rendre les alimens à-la-fois
plus agréables, plus sains et plus digestibles. Ce
n'est point dépriser une science que de parler de
ses applications pratiques; c'est pourquoi nous nous
empressons de reconnaître ici les services que la
chimie a rendus à l'art des Beauvilliers.

Destinées dans l'origine à n'agir que sur les matériaux de la digestion, les boissons ont ensuite été
dirigées sur les organes eux-mêmes. D'abord auxiliaires nécessaires des alimens solides, elles sont devenues un moyen puissant d'activer la force digestive, et des liquides spiritueux, par conséquent
excitans, ont été substitués à l'eau pure, boisson
salutaire, mais insuffisante, dans la condition organique que l'homme s'est faite lui-même.

Le genre d'alimens et de boissons qu'il faut
prendre est presque partout déterminé par la nature du climat. L'action pénétrante du froid oblige
les peuples du nord à chercher, dans des boissons
et des alimens échauffans, une chaleur vitale plus
énergique. Les Lapons et les Samoyédes ne mangent
leur poisson, qu'après que la fermentation putride y
a développé une grande quantité de calorique. Qui
ne sait que la quantité de spiritueux indispensable

au repas d'un Russe, suffirait pour brûler les entrailles d'un habitant de nos provinces méridionales.

Il serait peut-être convenable de parler ici de la faim et de la soif; nous nous bornerons à remarquer qu'il ne peut y avoir de bonne digestion, qui n'ait été précédée de ces deux sensations. La raison en est simple. La faim est, pour notre corps, un moyen d'exprimer le besoin qu'il a de se réparer et de prendre des alimens : or, il est clair que, hors certains cas de maladie où tous les phénomènes naturels se croisent et se confondent, vouloir donner des alimens, quand ce sentiment n'existe par, c'est obliger l'estomac à digérer à contre-temps, c'est abuser de ses forces, et par suite le rendre inhabile à remplir ses importantes fonctions.

SECTION II.

APERÇU ANATOMIQUE DES ORGANES DIGESTIFS.

Tous les phénomènes de la digestion se passent dans le trajet d'un canal qui s'étend depuis la *bouche* jusqu'à l'*anus*. Ce canal n'est pas uniforme; il présente de grandes et de nombreuses différences qu'il est important de noter.

Son entrée, d'abord étroite, s'agrandit tout d'un coup, pour former une cavité ovalaire appelée *bouche*, dont les parties antérieures et latérales, circonscrites par les lèvres et les joues, sont garnies intérieurement de petits os blancs très durs appelés *dents*.

Les dents sont de trois sortes :

1° Celles qu'on nomme *incisives* situées sur le devant, au nombre de quatre à chaque mâchoire, présentent une extrémité tranchante, et se croisent à la manière de ciseaux, dans le rapprochement des deux mâchoires.

2° Les *laniaires* ou *canines* ont une forme de cône aigu, analogue à leur usage, qui est de déchirer les substances alimentaires.

3° Enfin, les *molaires* ayant une surface large, hérissée de pointes émoussées, opèrent une trituration complète.

Dans cette même cavité se trouve encore la *langue*, qui goûte les alimens et leur sert de guide; et les *glandes salivaires* qui aident la division de ces derniers, en les humectant continuellement, au moyen du fluide qu'elles préparent.

Après s'être élargi pour loger les organes dont nous venons de parler, le canal alimentaire se rétrécit peu à peu, il forme le *pharynx* lieu de passage, espèce de vestibule, et vient prendre le nom d'*œsophage*, un peu au-dessous du milieu du cou. Sa forme alors est celle d'un cylindre un peu aplati. Il descend ainsi, appuyé sur la colonne vertébrale, en passant derrière le *cœur*, à travers la poitrine, jusqu'au-dessous du *diaphragme*, dans l'*abdomen*, où il se dilate de nouveau pour former l'*estomac*, grand réservoir, posé transversalement dans le bas-ventre au-dessous et au-devant du foie, et assez semblable à une cornue. C'est là que les alimens subissent la seconde et la plus importante préparation.

Le canal alimentaire quitte l'estomac en formant une espèce d'entonnoir renversé, et marquant les limites de cet organe, au moyen d'un anneau nommé *pylore*; il se continue immédiatement avec les *intestins grêles*, ainsi qualifiés à cause de leur étroitesse; c'est vers le milieu du premier d'entre ces intestins, appelé *duodenum* à cause de sa longueur qui n'est que de douze travers de doigt, que, pour aider à la formation du chyle, se rendent la *bile* et le *suc pancréatique*.

Les deux autres intestins grêles, le *jejunum* et l'*iléon*, formant seuls, par leur longueur, la moitié du canal alimentaire, sont ramassés en paquet, pour être plus aisément contenus et fixés à la colonne vertébrale, au moyen d'une espèce de fraise ou d'éventail ouvert, qu'on a appelé *mésentère*. Dans leur intérieur s'ouvrent les innombrables bouches des vaisseaux absorbans qui y puisent le *chyle*.

L'iléon, le dernier des intestins grêles, vient se terminer au *cœcum*, où le canal alimentaire se dilate de nouveau pour former une poche, dans laquelle les alimens, épuisés dans tout le trajet qu'ils viennent de parcourir, commencent à devenir matières fécales. Il est même à remarquer qu'une fois arrivé au cœcum, le bol alimentaire ne peut plus remonter dans *l'iléon*, parce que cet intestin se termine par une espèce de boutonnière qui se ferme au moyen de la distension des parois du *cœcum*. Aussi, les lavemens qu'on pousse dans les gros intestins ne dépassent-ils jamais cette limite , qui a été si plaisamment appelée *barrière des apothicaires*.

Le *cœcum* se continue avec le *colon* (d'où dérive le mot de colique.) La nature, qui ne veut rien perdre , a établi dans cette portion du canal alimentaire , dont la longueur est considérable, puisque le paquet intestinal se trouve enveloppé dans ses contours, des cellules qui retardent la marche des alimens, et donnent ainsi aux vaisseaux absorbans peu nombreux existans dans le colon, la facilité d'exprimer le peu de chyle qui leur reste.

Enfin , le *colon* vient s'emboucher dans le *rectum*, dernière modification du canal alimentaire , où les alimens viennent se déposer en dernier lieu , après avoir acquis, en traversant le précédent intestin , tous les caractères des matières fécales. C'est de là que le résidu de la digestion est expulsé par *l'anus*.

L'étendue du canal digestif est toujours en rapport avec la nature des alimens dont les animaux se nourrissent. Chez *l'herbivore* , dont l'estomac est

toujours très ample et souvent multiple, sa longueur est de quinze à dix-sept fois celle de tout le
corps ; le tube digestif porte quatre-vingt-six pieds
du pylore à l'anus. Chez le carnivore, il est court,
étroit; et, pour ne parler que du loup, on n'y
compte dans les mêmes limites, que dix-sept pieds
d'étendue. L'homme, qui est omnivore par le fait,
l'est aussi par son organisation ; la longueur de son
tube digestif est de cinq à six fois celle du corps. La
raison de toutes ces différences repose sur la nature
de l'alimentation. Il était nécessaire en effet, que
les substances animales dont la digestion est plus facile et plus prompte, et qu'un trop long séjour eût
exposées à la décomposition putride, parcourussent
avec rapidité l'intestin du carnivore. Par la raison
contraire, les alimens végétaux avaient besoin de
séjourner plus long-temps dans l'intestin de l'herbivore, comme s'assimilant plus lentement à sa
substance.

Dans toute son étendue, le canal alimentaire est
tapissé d'une membrane muqueuse, qui verse continuellement à sa surface interne une humeur propre
à faciliter le glissement des substances alimentaires.
L'élasticité dont toute la portion intestinale surtout
est douée, lui permet de se dilater selon les circonstances. Il jouit aussi dans cette partie de plusieurs sortes de mouvemens, et la contractilité
organique sensible s'exerce, soit dans le sens de sa
longueur, soit partiellement, selon sa largeur. Ce
dernier mouvement qui s'exécute par des fibres
charnues, circulaires, prend toujours naissance au
pylore, d'où il se communique successivement, et
d'une fibre à l'autre jusqu'à *l'anus* : on l'a nommé
mouvement péristaltique ; son but est d'empêcher
par l'impulsion graduée, qu'il leur imprime par
derrière, toute stase, ou séjour trop prolongé des matières alimentaires. Il existe un troisième mouve-

ment appelé *antipéristaltique*, parce qu'il est opposé
au précédent, commençant à *l'anus* pour se terminer au *pylore*, d'où il se continue souvent, et produit le *vomissement ;* mais le plus ordinairement ce
n'est qu'un symptôme de maladie , qu'on ne saurait
regarder comme un phénomène physiologique.

SECTION III.

PHÉNOMÈNES DE LA DIGESTION.

Parmi les phénomènes de la digestion , les uns la
précèdent et la préparent, d'autres lui doivent leur
naissance , d'autres enfin lui sont consécutifs.

ARTICLE PREMIÉR.

Phénomènes antérieurs à la digestion.

Ils sont au nombre de quatre, savoir : la *préhension des alimens ,* la *mastication,* l'*insalivation,* et la
déglutition. Les trois premiers étant essentiellement
liés dans leur action, nous les expliquerons simultanément. Le dernier exigera, pour être compris, une
attention plus grande, et des détails plus étendus.

§. I. *Préhension, Mastication et Insalivation des Alimens.*

On désigne sous le nom de *préhension des alimens,*
l'action par laquelle les animaux portent ou appliquent les alimens à leur bouche, pour les ingérer. A
cet égard , l'homme est doué d'un organe particulier merveilleusement conformé pour saisir ou em-
brasser les corps ; tout chez lui semble calculé pour
que la main et le bras remplissent cet office. Chez
la plupart des animaux, au contraire, c'est la
bouche qui s'applique sur les alimens.

Toutefois cette préhension varie selon que les ali-

mens sont liquides ou solides. Dans le premier cas,
les lèvres prennent la part la plus active à cette action, et il serait même bien souvent difficile,
quoique ce ne serait pas absolument impossible de
saisir les boissons sans leur secours.

— L'aliment, avant d'être englouti, a besoin d'être
divisé et humecté, c'est ce qu'effectuent la *mastication* et l'*insalivation*. Des *os* exécutent la première
action, tandis que la seconde est confiée à des
glandes.

Aux mouvemens d'élévation et d'abaissement de
la mâchoire inférieure, qui opèrent l'ouverture et
l'occlusion de la bouche, se joignent des mouvemens latéraux, au moyen desquels les dents *molaires*
glissent les unes sur les autres, et triturent ou
broyent ainsi les substances que les *incisives* et les
laniaires avaient tranchées ou déchirées.

Cependant les *glandes salivaires* excitées d'abord
par le désir, ensuite par la présence des alimens,
fournissent une plus grande quantité de salive qui
humecté ceux-ci, les ramollit et contribue à en faire
une pâte d'une consistance moyenne et telle que
l'estomac puisse en accomplir immédiatement la
dissolution. Les joues, les lèvres et la langue aident
beaucoup cette fabrication, en cela qu'elles retiennent les alimens dans la bouche, les ramènent sous
les dents, les mélangent avec la salive, jusqu'à ce
qu'étant convenablement préparés, la luette juge à
propos de leur livrer passage dans le pharynx.
Quelquefois, lorsque l'appétit est très violent, la
mastication est incomplète, parce que l'estomac est
pressé de digérer; mais alors la digestion en est
d'autant plus difficile. Aussi une lenteur mesurée
est-elle ici plus salutaire qu'une trop ardente préci-
pitation. Ce précepte contient toute la sagesse gas-
tronomique.

Quant à la production de la salive, elle est toujours en rapport avec la nature sèche ou humide des alimens ainsi qu'avec leur saveur, on sait combien influe sur elle l'idée seule d'un mets délicat ; sa vue *fait*, comme on dit, *venir l'eau à la bouche*.

§ II. *Déglutition.*

Aussitôt que les alimens ont été bien mâchés, que la salive, en les pénétrant intimement, en a lié toutes les parties, la langue parcourant les parois de la bouche, les ramasse, et en forme un bol pour les faire parvenir au *pharynx*, d'où ils glissent dans l'estomac à travers l'*œsophage* : c'est ce qui constitue la déglutition, action dont la simplicité apparente nécessite pourtant un mécanisme assez compliqué.

Le pharynx, comme il a déjà été dit, est une espèce de vestibule ayant la forme d'un entonnoir dont la partie évasée regarde la bouche. Dans ce vestibule viennent s'ouvrir, 1° les arrière-narines, 2° le *larynx* ou canal aérien, 3° l'*œsophage* qui est parallèle à ce dernier, 4° enfin l'*arrière-bouche*.

De ces quatre passages, un seul, celui de l'œsophage est permis aux alimens : or, voici de quelle manière la nature y dirige leur marche.

La partie postérieure de la langue, qu'on appelle sa *base*, repose sur une lame cartilagineuse nommée *épiglotte*, servant à boucher exactement le canal aérien, ce qui a lieu lorsque la langue, relevant sa pointe et l'appliquant fortement contre la voûte du palais, abaisse en même temps sa base et présente aux alimens un plan incliné sur lequel ils glissent aisément en passant sur l'ouverture laryngienne. S'il arrive qu'un rire subit, nécessitant l'élévation de l'épiglotte, permette alors l'introduction, dans le larynx, de quelques parcelles alimentaires, une respiration convulsive excitée par ce corps étranger les projette subitement au dehors.

D'un autre côté , un prolongement membraneux, continuation des membranes revêtant l'intérieur des narines et la voûte palatine s'applique sur
les *arrière-narines* et intercepte de ce côté toute
communication avec le pharynx : ce prolongement
est appelé *voile du palais.*

Reste donc l'ouverture postérieure de la bouche,
d'où la langue repousse les alimens et l'ouverture
œsophagienne, où ils sont contraints de s'engloutir.

De l'œsophage, les alimens cheminent peu à peu
jusque dans l'estomac, poussés par les fibres circulaires de ce conduit, qui se contractent de proche en
proche, et aidés de leur propre poids; mais cette
dernière cause de la progression des alimens n'est
pas irrésistible, puisque l'on voit, parmi les hommes,
des bateleurs avaler toutes sortes de substances liquides ou solides, le corps étant totalement renversé; et parmi les animaux, la plupart des quadrupèdes faire, contre les lois de la gravitation,
cheminer les boissons dans leur long œsophage.

Telle est, à peu de chose près, la manière dont
se fait la déglutition dans les cas ordinaires. Cette
action est plus difficile à accomplir sur les boissons
que sur les alimens solides , parce que les parties
constituantes d'un liquide, tendant toujours à s'écarter, sont plus difficiles à ramasser et à manier, si
l'on peut dire, avec la langue. Souvent des personnes malades avalent encore assez aisément des
alimens, tandis que toute ingestion de boissons leur
est impossible.

ARTICLE SECOND.

Phénomènes digestifs proprement dits.

Cet article contient trois paragraphes: le premier
est relatif aux phénomènes digestifs dont l'estomac
est le siège ; le second, à ceux qui se passent dans le

duodenum ; le troisième , comprendra les phénomènes qui se manifestent dans les intestins grêles.

§ I. *Digestion stomacale.*

Nous avons suivi la progression des alimens, et les
changemens qu'ils subissent, depuis la bouche jusqu'à l'estomac. Les altérations auxquelles ils sont
soumis dans cet organe , ont donné lieu à diverses
opinions que nous discuterons succinctement , en
fixant l'attention sur celle qui renferme le plus
d'élémens de certitude et de vérité.

Rappelons ici la forme de l'estomac que nous
avons dit semblable à une cornue, ou cornemuse.
L'estomac est couché en travers dans le bas-ventre ,
sa grande extrémité regardant la partie latérale
gauche du corps, et sa petite extrémité tournée du
côté opposé. Celle-ci se recourbe sur la grande , de
manière que la surface inférieure de l'estomac est
convexe, et la supérieure , qui lui est opposée,
concave. L'ouverture qui lui sert de communication
avec l'œsophage , et par laquelle les alimens pénètrent, se nomme *cardia*. Elle répond à la surface
concave de ce viscère, en se rapprochant plus de la
grosse extrémité que de la petite. Le *pylore*, issue
par laquelle les alimens , suffisamment élaborés
dans l'estomac , s'engagent dans le duodenum , est
situé dans le côté droit , au bout de la petite extrémité.

Remarquons ici qu'au delà du *cardia*, dans le
côté gauche , il n'y a qu'un cul-de-sac , au fond
duquel les alimens, étant parvenus, sont obligés
de rétrograder pour aller chercher une issue à
l'extrémité droite , où se trouve le pylore. La
grandeur de ce cul-de-sac est toujours en rapport
avec la nature des alimens. Très développé chez les
herbivores, il est rétréci chez les carnassiers, au
point de ne présenter qu'un faible vestige.

L'estomac cède par l'ampliation de ses parois et se laisse distendre par la matière alimentaire ; mais, aussitôt qu'elle y a été introduite en quantité suffisante, l'une et l'autre de ses ouvertures se ferment et ne permettent aux alimens ni de remonter dans l'œsophage ni de passer dans les intestins ; alors s'accomplit le phénomène de la *chymification*, qui consiste à donner à la pâte alimentaire une nature identique propre à fournir un *chyle* homogène. Tout appétit cesse, l'affluence de la salive dans la bouche diminue, et la déglutition devient pénible, même impossible. Un léger frisson se fait sentir, la chaleur se concentre sur la région de l'estomac, la circulation est accélérée ; les mouvemens respiratoires sont précipités, et courts, ce qui tient à l'état de plénitude de l'estomac. En effet ce viscère, en gonflant le bas-ventre, élève aussi le diaphragme, qui vient comprimer les poumons, et s'opposer à leur développement ordinaire.

Rien de plus propre à la conversion des alimens en pâte *chymeuse*, que cette concentration de la chaleur sur l'estomac ; et, si, comme il est prouvé, cette circonstance ne produit pas à elle seule ce grand changement, toujours est-il certain que rien ne saurait mieux le favoriser. Quoi qu'il en soit, voici comment il s'opère, nous rapporterons ensuite les diverses raisons par lesquelles on a voulu l'expliquer.

Les parois de l'estomac s'appliquent sur les alimens qu'elles embrassent étroitement. Cette contraction fixe et immobile, appelée par Galien *péristole*, se soutient pendant tout le temps nécessaire à la chymification. Cette opération s'effectue successivement de la périphérie au centre de la masse alimentaire, par couches concentriques, de l'épaisseur d'une ligne environ. A mesure qu'une couche chymeuse est formée, le mouvement de péristole la fait glisser vers le *pylore*, avec d'autant plus de facilité, que le *chyme*, est une pâte beaucoup moins consistante et plus liquide que le bol alimentaire. Cette couche étant expulsée, l'estomac se resserre sur celle qui était subjacente, laquelle, étant élaborée, fuit à son tour, et ce mécanisme se continue de la même manière, jusqu'à ce que tous les alimens contenus dans l'estomac soient entièrement chimifiés. C'est ainsi que le chyme se forme autour des parois de l'estomac; car jamais ce fluide ne s'est trouvé dans le centre de la matière alimentaire.

La chymification commence à s'opérer une heure et demie environ, après l'ingestion des alimens, et l'on peut évaluer sa durée de quatre à cinq heures pour un repas ordinaire; car ici la différence du temps est toujours en raison de la nature et de la quantité des alimens.

Les physiologistes de tous les âges ont été partagés de sentiment sur l'étendue et l'essence de la digestion stomacale : on en a cherché la cause première, 1° dans la coction, 2° dans la fermentation, 3° dans la putréfaction, 4° dans la trituration, 5° dans la macération, 6° dans la dissolution chimique, et l'on semble s'être accordé à la trouver dans la *dissolution vitale*.

La *coction* est tout-à-fait inadmissible, parce que l'estomac est incapable de résister au degré de chaleur (celui de l'ébullition), que l'on croyait nécessaire pour faire changer les alimens de nature; le fait de l'augmentation de chaleur par la fièvre, qui trouble les digestions, suffisait seul, pour détruire cette théorie, la plus ancienne de toutes.

La *fermentation*, imaginée à une époque où le chimisme avait envahi tous les esprits, trouva par cette raison des partisans, mais elle croula aussitôt qu'il fut constaté que rien de semblable à un ferment ne se trouvait dans l'estomac, et que le produit de la digestion différait absolument des produits de quelque espèce de fermentation que ce soit.

Bientôt les mécaniciens substituèrent à cette théorie celle de la trituration. Elle repose sur ce qui avait été observé chez les oiseaux gallinacés, dont le gosier, remplaçant les organes de la mastication, agit avec tant de force, qu'il pulvérise les corps les plus durs. Cette circonstance conduisit Pitcairn à estimer la force de l'estomac, chez l'homme à 12,951 livres; mais ce faux calcul fut détruit par Spallanzani et par Réaumur, qui démontrèrent que, même chez les animaux à estomac musculeux, et capables par conséquent d'une force de trituration énorme, ce moyen mécanique n'était qu'accessoire à la digestion. En effet rien ne le prouve d'une manière plus évidente que l'expérience suivante. On introduisit dans un tube de métal criblé de trous, des alimens bien divisés, l'on fit avaler ce tube à un *granivore;* et les alimens, quoique soustraits à toute pression de la part de l'estomac, n'en furent pas moins bien digérés.

Haller voulut que la digestion ne consistât que dans le ramollissement des alimens par les divers fluides contenus dans l'estomac, ou qui y arrivaient du dehors comme la salive, les boissons et la perspiration viscérale. Mais il est aisé de voir, qu'une macération n'étant qu'une dissolution, quelque parfaite que cette dissolution puisse être, on y retrouvera toujours les principes divers des alimens, pris séparément. Or, le chyme est d'une nature identique, quelque aliment qui l'ait fourni.

Quant à la dissolution chimique que les expériences de Spallanzani avaient tant contribué à faire adopter, et dont le suc gastrique était l'agent, un examen bien attentif et des expériences nouvelles ont démontré le peu de solidité de cette théorie. M. Chaussier n'a jamais pu effectuer les digestions artificielles, annoncées par Spallanzani; et Montègre a prouvé jusqu'à l'évidence que le suc gastrique n'avait aucune propriété dissolvante.

La chymification n'est donc ni une opération *chimique*, ni *une macération*, ni *une trituration* ni *une fermentation* ni *une coction* absolues, mais tout prouve qu'elle s'effectue avec le secours de ces divers moyens réunis. Il est aisé de voir, en effet, que la digestion est un phénomène composé, produit par les forces qui régissent les fluides vivans, ou l'*affinité vitale* ; et par le concours de la *motilité* et de la *sensibilité*, aidées d'une certaine élévation de température.

L'action des fluides ou de l'*affinité vitale* est spécialement démontrée, 1° par les sécrétions de l'estomac, sécrétion dont la quantité est en rapport avec la durée du travail digestif, et la qualité avec celle des alimens; 2° par la nécessité des boissons, par les sucs inhérens aux alimens et par la salive; 3° par l'air que nous avalons pendant l'acte de la mastication. Cet ensemble de fluides pénètre les alimens, en écarte les molécules, les délaye et ramène leurs principes ainsi divisés à une combinaison nouvelle toute particulière et toujours à-peu-près identique, quelle que soit la nature de la matière alimentaire.

Il est également incontestable que la *motilité* entre dans la ligne des causes efficientes de la digestion; et sans parler des mouvemens du diaphragme et des viscères du bas-ventre, qui facilitent certainement cette fonction, rien ne prouve mieux l'influence de cette force vitale, que l'action *péristaltique* de l'estomac qui, par une espèce de balancement, porte alternativement les alimens de la petite extrémité à la grande. On sait d'ailleurs combien d'avantages l'on retire après les repas, des exercices généraux, tels que la marche, la course, la promenade, etc.

Quant à la sensibilité et à l'élévation de la température, l'expérience démontre d'un côté que les alimens qui déplaisent à l'estomac, sont rejetés aussitôt sans altération, et que ceux au contraire qui le flattent sont digérés avec facilité; de l'autre, elle prouve aussi que le froid extérieur, appliqué sur ce viscère, suspend son action, tandis qu'une chaleur modérée l'accélère.

C'est à cet ensemble de causes soumises aux lois de la vie et tout-à-fait distinctes des causes physiques, que M. Chaussier et quelques physiologistes ont donné le nom de *dissolution vitale*. Ce produit de la digestion ne saurait, en effet, être effectué, ni même conservé par aucune affinité chimique, et telle est notre impuissance dans tout ce qui tient à la vie, qu'après avoir suivi quelques instans la marche de la nature dans l'accomplissement de ses phénomènes, arrive un point où ses actions, toutes matérielles, échappent à nos moyens trop grossiers d'investigation.

A mesure que le chyme se forme, la compression graduée de l'estomac le chasse vers le *pylore*, où se trouve une valvule qui paraît avoir pour objet de juger si les alimens ont subi, dans cet organe, la préparation nécessaire pour passer dans le *duodenum*; l'usage de cette valvule est analogue à celui de la *luette* pour la mastication. L'estomac se vide ainsi peu à peu, et cinq à six heures suffisent pour que la chymification soit accomplie.

§ II. *Elaboration du chyme dans le duodenum, ou chylification.*

Les alimens, ainsi élaborés par l'estomac, arrivent, comme nous venons de le voir, dans le *duodenum* intestin qui commence au pylore, et finit à douze travers de doigt environ de cette ouverture; ce nouvel estomac (car, bien qu'il n'en ait pas la forme, il en acquiert presque le développement, et ses fonctions sont autant et peut-être plus importantes), est remarquable par des villosités très prononcées à sa surface intérieure, et par deux orifices séparés, se confondant quelquefois, qui sont la terminaison des conduits de la bile et du suc pancréatique, fluides digestifs dont il importe de connaître la formation et les usages.

Le premier, la *bile*, est fabriqué par le *foie*, viscère très volumineux, situé immédiatement sous le diaphragme auquel il est adhérent, et dont, par conséquent, il suit tous les mouvemens. En comparant la grosseur de cet organe avec la petite quantité de bile, qu'il fournit, il est impossible de ne pas penser qu'il ait d'autres usages, opinion qui acquiert un nouveau degré de certitude, lorsque l'on considère qu'il reçoit des vaisseaux sanguins de deux ordres, comme nous le verrons au chapitre des sécrétions, où nous nous arrêterons, d'une manière spéciale, sur cette fonction multiple, considérée dans les divers organes qui l'exécutent. Il nous suffit de dire ici, que la fabrication de la bile a lieu dans le tissu intime du *foie*, qu'elle est prise par tous les petits vaisseaux sécréteurs, qui la conduisent dans un tronc commun, appelé *conduit hépatique*, d'où elle est versée soit, dans le duodenum, par le moyen du canal cholédoque, qui semble être la continuation du canal hépatique, soit, dans la *vésicule biliaire*, par le canal cystique. La direction et les rapports de ce dernier conduit avec le canal hépatique semblent rendre difficile la progression de la bile dans la vésicule qui sert de réservoir à cette humeur, dans l'intervalle des digestions, progression qui ne saurait avoir lieu que d'une manière rétrograde, ascensionnelle et en opposition directe avec les lois de la gravitation.

Les auteurs sont divisés sur l'explication de ce fait incontestable , et leurs raisons me paraissent inutiles à rapporter ici. Du reste, ils s'accordent à reconnaître que la bile va se mettre en dépôt dans la vésicule biliaire, qui se vide entièrement lors de la *chylification*. La quantité accumulée est toujours en rapport direct avec l'intervalle plus ou moins long des digestions, et plus cette humeur séjourne dans la vésicule , plus elle devient épaisse , amère et de couleur foncée.

Le second fluide , qui est le *suc pancréatique* , se forme dans le *pancréas* , organe glanduleux, d'une forme plate et oblongue. La structure de cet organe , analogue à celle des glandes salivaires , a fait présumer qu'il remplissait des fonctions identiques; son produit a même été , par cette raison , considéré comme une espèce de salive, fluide très peu différent en effet du suc pancréatique , par ses propriétés physiques et chimiques. Quoi qu'il en soit, le conduit de cette dernière humeur s'unit au canal cholédoque, et vient s'ouvrir avec lui, comme il a été dit ci-dessus, dans le *duodenum*, à cinq travers de doigt de distance environ du pylore.

La pâte chymeuse, en arrivant dans le *duodenum*, distend ses parois, les irrite et provoque l'arrivée, dans le *duodenum*, des deux fluides dont nous venons de parler, lesquels, versés à plein canal sur le chyme, le pénètrent, le fluidifient et séparent le chyle de tout ce qui n'est pas nutritif. Cette séparation est favorisée par les mêmes circonstances qui ont influé sur le changement des alimens en chyme dans l'estomac, savoir : les mouvemens, la sensibilité organique et la température. Quant à la nature intime de l'action par laquelle le suc extrait du chyme est changé en chyle, elle est entièrement inconnue; on sait seulement qu'elle se passe dans les dernières radicules des vaisseaux chylifères , puis-

qu'on ne trouve réellement du chyle , qu'après
que , préalablement soumis à l'élaboration du
fluide *pancréatico-biliaire*, le suc chymeux les a
traversés.

§ III. *Phénomènes digestifs dans les intestins grêles.*

Le duodenum est fixé derrière l'estomac; les
intestins grêles, *jejunum* et *iléon*, qui en sont la
continuation , sont, au contraire, flottans dans la
cavité abdominale, dont ils occupent la plus grande
place. Cette partie du canal intestinal est repliée sur
elle-même , de manière à présenter un grand nombre de courbures attachées à un lien membraneux
commun , ayant la forme d'une fraise ou d'un
éventail développé , et soutenant les vaisseaux et les
nerfs qui se rendent au jejunum et à l'iléon. Ce
lien, qui porte le nom de *mésentère*, loge particulièrement les conduits du chyle, qui rampent entre les
deux lames dont son tissu est formé , et qui viennent
s'ouvrir à la surface intérieure des intestins grêles ,
principalement dans les replis circulaires qu'on
y remarque. Ces replis ou valvules retardent par
leur saillie le cours de la matière nutritive , qui ,
partie du duodenum , s'avance ainsi lentement dans
le jéjunum , ensuite dans l'iléon , où les suçoirs
chyleux , très multipliés , lui soutirent sans interruption le chyle abondant qu'elle charrie avec elle.
Cependant le mouvement de péristole pousse par
derrière la masse chymeuse, dont la progression est
aussi beaucoup aidée par des mucosités abondantes,
exhalées à la surface interne des intestins. Cette
masse arrive ainsi tout épuisée après un temps
plus ou moins long dans le cœcum. Mais , avant
de parler des changemens qu'elle va éprouver dans
cette nouvelle division dn canal digestif, examinons

ceux auxquels elle a donné lieu, dans son trajet à travers le jejunum et l'iléon.

D'abord, plus le chyme s'éloigne du *duodenum*, plus il s'épuise et plus il devient jaune ; mais une observation bien plus importante, c'est le développement qui se fait alors dans l'intérieur du *jéjunum* de certains produits gazeux, appelés *vents* ou *gaz* intestinaux. Ils accompagnent toujours la chylification chez l'homme, et les chimistes ont découvert, dans l'analyse qu'ils en ont faite, des proportions variées d'azote, d'acide carbonique et de gaz hydrogène pur. Du reste, l'origine de ces gaz est complètement ignorée, et, en ce qui la concerne, l'on est réduit à de simples conjectures. M. Hallé avait voulu établir qu'ils étaient toujours le produit de l'animalisation des substances végétales, et sa théorie de cette action moléculaire reposait entièrement sur leur formation.

ARTICLE TROISIÈME.

Phénomènes consécutifs de la digestion.

Ces phénomènes sont de deux sortes: le premier consiste dans l'excrétion des résidus solides de la digestion, et il porte le nom de *défécation ;* le second regarde l'expulsion des résidus liquides de cette même fonction, et il porte le nom de *sécrétion urinaire*, nous ne parlerons ici que de la défécation, renvoyant au chapitre où il sera traité des sécrétions en particulier, l'examen de celle de l'urine.

§ I. *Défécation.*

Le chyme arrivé à l'extrémité de l'iléon se rend dans le *cæcum*, gros intestin qui lui fait suite. De mou, de peu odorant qu'il était, il acquiert dans cette poche, après un certain temps, une grande dureté et une mauvaise odeur, toujours analogue à la nature des alimens ; car il est d'observation que les matières stercorales des herbivores répugnent très peu à l'odorat, tandis que, chez les carnassiers, la fétidité en est insupportable.

Tout concourt à faire penser que les gros intestins ne sont que des réservoirs destinés, par la nature, à contenir les matières pendant un certain temps, afin de nous épargner l'incommodité dégoûtante de les rendre sans cesse ; car, une fois arrivées dans le cœcum, elles ne changent plus de caractère dans leur trajet jusqu'au rectum ; elles n'acquièrent qu'une plus grande dureté, ce qui prouve seulement que les vaisseaux absorbans qui s'ouvrent çà et là dans le colon, achèvent de pomper, dans ce résidu, le peu de suc que peuvent lui avoir laissé les intestins grêles. Ici leur marche avait besoin d'être favorisée plus que partout ailleurs, tant à cause de leur consistance toujours croissante, que des courbures nombreuses et des cellules multipliées que présente le colon, et dans lesquelles se moulent les excrémens. C'est pour cela que l'intestin exhale des mucosités abondantes, qui, enveloppant de toutes parts les matières fécales, augmentent leur glissement, et préservent ses membranes de l'irritation trop grande qu'aurait pu causer leur contact immédiat.

Il se développe aussi dans les gros intestins des gaz, tels que l'acide carbonique et l'azote, mais plus particulièrement l'hydrogène carboné et sulfuré. Les chimistes ne sont pas d'accord sur la quantité d'acide carbonique, qui, suivant les uns, augmente, et suivant les autres, diminue à mesure que l'on s'éloigne de l'estomac.

Le mouvement péristaltique se continuant tout le long du canal intestinal, pousse toujours par derrière les *feces* vers le rectum, dans la cavité duquel ils s'accumulent jusqu'à ce que leur expulsion soit devenue nécessaire. Ce besoin se manifeste sans doute aussitôt que la présence prolongée des excrémens incommode assez le rectum pour produire sur lui une irritation, et le porter à se contracter; les physiologistes ont expliqué la fréquence de ce besoin chez les enfans, par la sensibilité plus vive du conduit intestinal. Ce besoin, une fois manifesté, devient bientôt irrésistible; or, voici comment il est rempli. Le diaphragme s'abaissant, pousse les viscères vers le bassin, tandis que les muscles du bas-ventre se portant en arrière, compriment les gros intestins, distendus par les *feces*. D'un autre côté, les muscles du fondement soutiennent, par leur contraction, l'effort du diaphragme, et le réfléchissant en quelque sorte sur le rectum, forcent l'excrément à franchir *l'anus*, ouverture au travers de laquelle il se moule, comme dans une filière.

L'excrétion stercorale semble être soumise, dans l'état normal, quant à ce qui regarde sa périodicité, à l'influence de l'habitude; toutefois, plus active dans la première période de la vie, elle se ralentit avec l'âge, et il arrive une certaine époque où le ventre est devenu, comme on dit, paresseux.

L'expulsion des gaz dont nous avons parlé, accompagne et précède presque toujours celle des matières fécales; quelquefois, cependant, ces fluides se montrent isolés, tantôt bruyans, tantôt discrets, mais il est rare qu'ils n'indiquent point une digestion pénible.

CHAPITRE II.

DE 'L'ABSORPTION.

Nous venons de voir comment s'était formé le fluide nutritif ; l'absorption va nous montrer par quel mécanisme il est saisi pour être soumis à des élaborations nouvelles, avant d'être assimilé, c'est-à-dire, changé en la substance propre de chaque organe.

Cette fonction, uniforme chez les animaux les plus bas, où elle effectue immédiatement la nutrition, est multiple chez l'homme, en ce sens, qu'elle s'exerce sur des substances variées. Elle est externe ou interne, selon que celles-ci viennent du dehors, ou qu'elles résultent des mouvemens de décomposition par lesquels le corps est sans cesse travaillé. Nous traiterons dans autant de sections, 1° des matériaux de l'absorption, 2° de ses organes, 3° de ses phénomènes.

SECTION I.

MATÉRIAUX DE L'ABSORPTION.

Au premier rang des matériaux de l'absorption, on compte, 1° la matière alimentaire, élaborée par l'estomac et le duodenum, et les boissons qu'il faut bien distinguer, puisqu'un grand nombre ne veulent pas qu'elles arrivent au sang, sous forme de chyle ; 2° l'air : mais la manière très compliquée dont l'absorption de ce fluide s'opère, et l'importance de son résultat pour la formation du sang, ont nécessité un appareil organique distinct, et une fonction spéciale que nous avons dit s'appeler *respiration*, et dont il sera traité immédiatement après la fonction qui nous occupe. 3° Les molécules du corps, qui étant usées, se détachent des parties qu'elles formaient, pour faire place aux nouveaux sucs fournis par la digestion. L'absorption qui s'en empare a été nommée par **Hunter** *interstitielle*; c'est elle qui maintient l'équilibre entre la décomposition et la composition. 4° Enfin, généralement, tous les sucs, ou fluides qui entrent dans l'organisation complexe de l'homme : tels sont la synovie, la graisse, le suc médullaire, les humeurs de l'œil, etc., etc.

De ces matériaux de l'absorption, il en est qui servent immédiatement à la nutrition; d'autres sont des débris, des restes de cette même nutrition, que la nature reprend pour les soumettre à une révision nouvelle, en conséquence de laquelle les parties utiles sont soustraites, et les autres poussées vers les émonctoires. Quelques-uns, après avoir rempli des usages particuliers, comme la synovie, qui sert à rendre glissantes les articulations, ne sont absorbés que pour que leur quantité, sans cesse renouvelée par les sécrétions, ne croisse pas indéfiniment. Il en est enfin, qui, comme la graisse, mise en dépôt par la nature pour servir d'aliment au corps pendant les maladies, ne sont saisis par l'absorption que dans des circonstances particulières.

SECTION II.

ORGANES DE L'ABSORPTION.

L'appareil qui effectue la fonction d'absorption porte le nom d'appareil *lymphatique*; il s'aide, dans son action , du secours d'une autre espèce d'organes appelés *veines*.

On a nommé *chylifères* les vaisseaux lymphatiques chargés spécialement de l'absorption du chyle; et *lymphatiques proprement dits*, ceux qui exécutent l'absorption interstitielle ainsi que les autres. Quant aux veines, plusieurs physiologistes ont voulu leur attribuer un rôle particulier dans la fonction qui nous occupe, celui d'absorber les boissons. Mais avant de rapporter les raisons sur lesquelles ils fondent un pareil sentiment, étudions d'une manière générale les organes auxquels la fonction est dévolue.

Les vaisseaux chylifères prennent naissance à la surface interne du canal digestif et surtout à celle des intestins grêles, où ils sont en grand nombre. Très déliés à leur origine, ils se rendent à travers l'épaisseur du *mésentère* dans des troncs communs assez volumineux, qui tous viennent aboutir dans le *canal thoracique* ; leur couleur blanc de lait, pendant la digestion, leur avait fait donner le nom de *veines lactées*.

Les *vaisseaux lymphatiques , proprement dits* , prennent naissance à la surface et dans la profondeur de toutes nos parties, où, en se repliant plusieurs fois sur eux-mêmes, ils forment un réseau à mailles très serrées. Peu à peu ils se réunissent pour former plusieurs troncs communs qui ont toujours une direction flexueuse et des communications très multipliées entr'eux. De distance en distance, ils forment, en se groupant par paquets, de petits corps ovoïdes , appelés *ganglions ,* où les matériaux qu'ils charrient sont soumis à un travail particulier. Les organes glanduleux , répandus dans toutes nos parties, se remarquent en plus grand nombre dans les creux du jarret et de l'aisselle, aux plis de l'aine et du coude , etc.

Après un trajet d'autant plus long que leurs

courbures sont plus multipliées, les *vaisseaux lymphatiques* de même que les *vaisseaux chylifères* se rendent dans le *canal thoracique*.

Ce canal qui prend son origine à la partie supérieure du bas-ventre à l'endroit où les troncs chylifères se réunissent avec les troncs lymphatiques des parties inférieures, présente en ce même endroit un renflement, une espèce d'ampoule qui a reçu le nom de *cisterna chyli* ou *réservoir de Pecquet*. Il traverse le diaphragme pour entrer dans la poitrine en s'appuyant sur la colonne dorsale. Arrivé à la partie supérieure de la poitrine, il passe derrière l'œsophage pour aller aboutir à une grosse veine appelée *sous-clavière gauche*, parce qu'elle est située sous la clavicule de ce même côté. Le canal thoracique reçoit successivement, dans son trajet le long de la colonne vertébrale, les troncs lymphatiques du bas-ventre, de la poitrine et de la tête.

Nous avons dit que l'absorption était effectuée par l'appareil lymphatique, aidé du secours des veines, il convient donc de dire ici quelque chose de l'action de ces vaisseaux, en ce qui les concerne dans la fonction qui nous occupe.

Avant qu'on eût découvert les lymphatiques, les veines étaient regardées comme les seuls agens de l'absorption. Il paraissait probable que des organes, dont l'usage évident était de reprendre dans toutes les parties du corps les restes du sang qui avait servi à la nutrition, y puisassent en même temps tous les matériaux de la décomposition. En effet, ces vaisseaux rampent en grand nombre et en se subdivisant à l'infini dans l'épaisseur du mésentère, où ses ramifications capillaires portent le nom de *veines mésaraïques*. Mais lorsqu'on eut constaté l'existence des lymphatiques et des chylifères, il fut bien prouvé que l'absorption des alimens était effectuée par un système organique spécial.

Cependant **un** fait physiologique dont l'anatomie ne pouvait donner la solution , n'en était que plus inexplicable ; c'était l'absorption si rapide des boissons. On sait en effet que , très peu de temps après les repas, l'urine participe, d'une certaine manière, aux qualités des boissons ingérées , tandis que l'absorption du chyle ne commence à se faire que deux heures au moins après que la digestion a commencé. Comment pourrait-on croire alors que les liquides suivent la même route que les produits de la digestion des solides ? Delà , l'opinion de plusieurs physiologistes qui attribuent aux veïnes mésaraïques l'absorption des boissons. MM. Ribes et Magendie appuient cette opinion de leurs expériences qui n'infirment point les faits sur lesquels se base le sentiment de leurs adversaires, et la question reste encore indécise. Si , cependant , on voulait la trancher , tout prouverait , il nous semble , que les *veines mésaraïques* et les *chylifères* concourent également à l'absorption des boissons , puisque d'abord les raisons alléguées de part et d'autre, ont une égale valeur et ne permettent point conséquemment d'être exclusifs , et qu'ensuite le but particulier des boissons dans l'économie est également rempli, soit qu'elles y entrent par l'estomac, soit qu'elles y pénètrent par la peau, comme on l'a vu , dans certains cas, où des matelots, privés d'eau douce, sont parvenus à étancher la soif, en trempant leurs vêtemens dans la mer.

SECTION III.

PHÉNOMÈNES DE L'ABSORPTION.

Cette section comprendra deux articles : le premier aura trait aux phénomènes qui résultent de l'absorption des substances venues du dehors ; dans le second, nous examinerons ceux que manifeste *l'absorption interstitielle.*

ARTICLE PREMIER.

Phénomènes qui accompagnent l'absorption externe.

Cette absorption s'exerce, dans le canal alimentaire sur les alimens ou les boissons, et à la surface
de la peau et des membranes muqueuses sur les
substances étrangères, avec lesquelles ces membranes sont accidentellement mises en contact.

§ I.

On a nommé *digestive*, l'absorption qui s'exerce
dans le canal alimentaire; elle fabrique réellement le
chyle, et elle ne consiste pas seulement dans une action
de pompement, mais dans une véritable élaboration
de la matière sur laquelle elle s'exerce. Car il est démontré qu'on ne trouve de *chyle* que dans les *vaisseaux chylifères*, et que le suc extrait de la masse
chymeuse, à quelque point de l'intestin qu'on le
prenne, est tout-à-fait différent du *fluide chyleux*.

Le chyle est d'un blanc de lait, d'une consistance variable, d'une odeur analogue à celle du
sperme, d'une saveur douce, entièrement différente de celle des alimens. Il est plus pesant que
l'eau distillée, mais moins que le sang. Si on l'abandonne à lui-même, il se sépare en deux parties;
1° en *serum* albumineux, que tout porte à croire
semblable au sérum du sang : au moins la chimie y
retrouve-t-elle tous les sels qui appartiennent à celui-ci; 2° un *caillot* fibrineux d'une matière colorante blanche qui prend, par le contact de l'air,
un aspect rosé assez vif.

Toutefois, cette composition du chyle varie à
quelques égards, et spécialement selon la nature des
alimens.

On a rattaché à plusieurs causes le phénomène
de la progression du chyle. La première est l'action

même d'absorption , qui pompant et fabricant sans cesse un nouveau fluide , pousse nécessairement celui qui était déjà dans le vaisseau , et l'amène peu à peu dans le *canal thoracique*. La seconde cause de cette action est une contraction particulière de l'appareil chylifère dont , il est vrai, l'anatomie ne démontre pas le principe; mais on le déduit, 1° du phénomène physique de la capillarité; 2° du jet dardé par un chylifère, lorsqu'on l'ouvre sur un animal vivant; 3° enfin de ce que les chylifères se trouvent vides dans toute leur étendue, par suite d'une abstinence prolongée. Toutefois il n'est pas plus possible d'apprécier rigoureusement le phénomène de la circulation du chyle, que celui de son absorption; seulement l'on ne peut contester la réalité de ces deux actions, puisque l'on voit et l'endroit où elles commencent, et celui ou elles finissent, et le résultat qu'elles produisent.

Nous avons dit à quels débats avait donné lieu l'absorption des boissons, et nous avons fait connaître notre sentiment à ce sujet. Nous ferons observer ici qu'elle présentera toujours avec l'absorption du chyle, une différence notable. Ce dernier fluide, en effet, ne peut être saisi et élaboré que par l'appareil chylifère, tandis que l'absorption des boissons peut avoir lieu par les veines mésaraïques , comme par tout appareil lymphatique quel qu'il soit; c'est ainsi qu'elle s'effectue par la peau, etc.

§ II.

On a observé que lorsqu'on se promenait par un temps humide, le poids du corps était augmenté; que la sécrétion des urines l'était aussi après un bain prolongé; que lorsqu'on habitait un appartement peint récemment avec l'huile essentielle de thérébentine, les urines contractaient une odeur de violette, etc., etc. Ces faits bien constatés, et plusieurs autres, prouvent évidemment que la surface du corps jouit d'une propriété absorbante, ce qui, du reste, se trouve confirmé par l'anatomie qui démontre, dans la peau, des vaisseaux lymphatiques fort nombreux. La science qui a pour objet la cure des maladies, la *thérapeutique* a trouvé, dans cette propriété un nouveau moyen d'introduire, dans le corps, des substances médicamenteuses, et pour n'en citer qu'un exemple, on n'a long-temps employé contre la syphilis que les frictions mercurielles.

Cette absorption, qu'on a nommée *cutanée*, est d'autant plus facile, que l'enveloppe extérieure de la peau est plus mince; et l'épiderme semble, en effet, destiné autant à interrompre cette fonction qui, à la peau, est continue, qu'à modérer l'impression que cette membrane reçoit des corps étrangers qui l'environnent. Aussi l'entière ablation de l'épiderme permet-elle à l'absorption de s'exercer dans les parties du corps où son action est tout-à-fait insolite. C'est une vérité assez souvent démontrée par l'expérience. Plus d'un accoucheur, n'ayant au doigt qu'une égratignure fort légère, a contracté des maladies par le seul fait du toucher pratiqué sur des personnes infectées de quelque vice dans les humeurs.

Du reste, l'absorption *cutanée* est, comme toutes les autres, modifiée par une foule de circonstances, dont les principales sont dues à la différence des sexes, et à la faiblesse, plus ou moins grande, de chaque individu. Ainsi elle est plus active chez les femmes, dont la constitution est, d'ailleurs, singulièrement influencée par le système lymphatique, qui domine, chez elles, tous les autres tissus. Toutefois l'absorption ne s'exécute, même alors, qu'en ramollissant les lames de l'épiderme, comme cela a lieu dans le bain, ou bien en les soulevant par des frottemens. En irritant les orifices des vaisseaux lymphatiques ces frottemens leur donnent un degré d'activité capable de résister à tous les obstacles que pourrait opposer à l'absorption la pesanteur des corps.

Il est une autre membrane que, par analogie, on a quelquefois nommée *peau intérieure ;* elle revêt toutes les cavités de notre corps, qui ont des communications avec l'extérieur, et, conséquemment, sa surface est quelquefois mise en contact avec des corps étrangers. Les anatomistes l'ont appelée *membrane muqueuse ,* parce qu'elle exhale sans cesse des mucosités qui ont pour objet d'entretenir sa souplesse, de faciliter le passage des corps étrangers, et de la garantir en même temps de leur impression. Elle tapisse tous les endroits soumis au contact de l'air, comme les fosses nasales, le larynx, les bronches et leurs dernières ramifications. Elle s'étend depuis la bouche jusqu'à l'anus, pour revêtir tout l'intérieur du canal digestif. Elle s'enfonce dans la vessie, en prenant naissance à l'orifice externe du canal urinaire ; elle pénètre enfin dans la *matrice* par le *vagin.*

Cette peau intérieure se continue, aux ouvertures naturelles, avec la peau proprement dite, sans que toutefois leurs caractères physiques permettent de les confondre ; la ligne de démarcation qui les sépare, est bien apparente aux lèvres, où la couleur d'un rouge vif de la membrane muqueuse, tranche tout-à-coup avec le rouge pâle de la peau.

L'absorption muqueuse est beaucoup plus active que l'absorption *cutanée ,* par la raison que l'organe qui en est l'agent, n'est pas empêché dans son action par une espèce d'écorce, telle que l'épiderme à l'égard de la peau. On sait avec quelle rapidité se communique l'infection vénérienne dans un contact impur ; on sait aussi combien sont fréquentes les ma-

ladies occasionnées par des atômes métalliques, par
des matières odorantes, et par des principes délé-
tères qui pénètrent dans le poumon avec l'air, et ne
produisent de fâcheux résultats, que parce qu'ils
sont évidemment absorbés par le tissu muqueux.

ARTICLE SECOND.

Phénomènes dus à l'absorption interne.

L'ABSORPTION interne reprend, comme nous
l'avons dit ci-dessus, les débris qui résultent de la
continuelle destruction de nos parties, c'est-à-dire
les molécules qui abandonnent les organes après
avoir servi à leur nutrition. Elle recueille également
tous les sucs préparés par les secrétions qui, ayant
servi aux usages auxquels la nature les avait destinés, ne sont plus propres qu'à être rejetés. Ici se
sont renouvelées les mêmes dissidences que pour
l'absorption des boissons.

On a demandé : si les vaisseaux lymphatiques
-seuls, ou les veines seules effectuaient les absorptions internes, ou bien ces deux ordres de vaisseaux
à-la-fois. Les auteurs de l'un et l'autre des deux
premiers sentimens ont cherché à les établir par
des expériences qui, toutes négatives et indirectes,
ont bien démontré que la fonction s'accomplit par
l'ordre de vaisseaux que chacun assigne, mais
sans prouver que le système vasculaire, présenté
par leurs adversaires, n'y contribue pas. Les rai-
sonnemens sur lesquels s'est fondée chaque opinion sont les mêmes, et rien n'a été dit au profit
de l'une qui n'ait pu être allégué en faveur de
l'autre.

Il est donc raisonnable de croire que les deux
systèmes de vaisseaux concourent au même résultat,
d'autant plus que les deux fluides qu'ils élaborent

ét charrient, sont également destinés à la formation du sang.

Il serait peut-être nécessaire de parler ici de la
composition de la lymphe; mais cette humeur est si
peu différente du chyle, que l'on y a retrouvé à-peu-
près les mêmes élémens. Il importe beaucoup plus
de connaître son origine. La lymphe est une humeur formée de toutes pièces, de matériaux saisis
dans la profondeur de toutes les parties, et de
la réunion de tous les sucs nécessités par l'organisation complexe de l'homme, lesquels sucs versés
dans des surfaces qui n'ont aucune communication
au-dehors, augmenteraient indéfiniment si l'absorption ne les reprenait à mesure que la sécrétion
les a produits. Il est bien évident que le résultat
d'une réunion de fluides si disparates et qui n'ont
rien de commun que la source d'où ils proviennent,
c'est-à-dire le sang, ne saurait présenter une composition spéciale *sui generis*, comme la lymphe, si
elle n'était élaborée par les organes qui la recueillent et par ceux qui la charrient.

Il s'en faut toutefois que les physiologistes s'accordent sur cette origine multiple de la lymphe. En
effet, les uns pensent qu'elle consiste seulement
dans les sucs sécrétés, d'autres y ajoutent les élémens usés qui constituent les organes. Une troisième opinion enfin, la fait consister seulement
dans la partie séreuse du sang qui, arrivée aux dernières extrémités des vaisseaux particuliers dans
lesquels il circule, s'engagerait dans les vaisseaux
lymphatiques au lieu d'être reprise par les veines.

Ce qu'il y a de certain, c'est que n'existant point
en-deçà des absorbans qui la recueillent, la lymphe
est visible, immédiatement après qu'elle a franchi
les radicules de ces vaisseaux. Elle s'avance alors
à travers les nombreux ganglions qui lui servent de
point de repos, où, après s'être sans doute perfec-

tionnée, elle se rend, soit dans le canal thoracique où nous avons vu qu'elle se mêlait avec le chyle, soit dans un grand vaisseau lymphatique, situé sur la colonne vertébrale du côté opposé au *canal thoracique* et aboutissant dans la veine sous-clavière droite, qui lui correspond.

Ici se termine ce que nous avions à dire sur l'absorption. Nous l'avons vue recueillant les produits de la digestion et les résidus de l'économie pour les soumettre à une révision et faire servir les uns et les autres à la formation du sang; nous verrons dans le chapitre suivant, comment s'accomplit la fabrication de ce fluide.

CHAPITRE III.

DE LA RESPIRATION.

Nous savons d'avance quel est le but de cette fonction, qui vient compliquer chez l'homme et les animaux supérieurs, le mécanisme de la nutrition. C'est à l'aide de la *Respiration* que la matière alimentaire se transforme en un fluide essentiellement nutritif. Cette fonction diffère de celles que nous venons d'étudier, d'une manière capitale, en ce que son exercice a lieu sans interruption, l'entretien actuel de la vie, dépendant nécessairement de cette continuité d'action; tandis que la *Digestion* et l'*Absorption* ne s'exécutent que par intervalles et que leur action peut être suspendue pendant un temps plus ou moins long, sans que la cessation de la vie s'ensuive d'une manière instantanée, comme le prouvent les abstinences prolongées, auxquelles se sont trouvés forcés certains individus dans des circonstances particulières.

On peut définir la *Respiration* une fonction par laquelle les produits de la *Digestion* et de l'*Absorption* transportés dans les poumons, sont soumis, dans ces organes, au contact de l'air qui les rend aptes à être assimilés.

Mais 1° quelle est la nature de l'air? 2° comment pénètre-t-il dans les poumons? 3° Quels phénomènes y fait-il naître? Tels sont les trois points auxquels se rattache tout ce qu'il importe de connaître de la *Respiration*.

SECTION I.

DE L'AIR ATMOSPHÉRIQUE.

L'air entoure la terre d'une couche de plus de quinze lieues d'épaisseur : il constitue ainsi l'atmosphère, qui, nous pressant de toutes parts, se trouve en contact immédiat avec nos parties vivantes, et remplit toutes les cavités de notre corps, qui communiquent à l'extérieur.

Ce serait nous écarter de notre but, que de considérer ici l'air, sous le rapport de sa pesanteur, de son élasticité, de sa température. L'histoire de ces diverses propriétés est du domaine de la physique, de même que celle de leur influence générale sur le corps de l'homme appartient plus spécialement à l'hygiène. Nous rappellerons seulement en peu de mots sa composition chimique, renvoyant, pour de plus amples détails aux ouvrages de chimie.

L'air atmosphérique est composé de soixante-dix-neuf parties de gaz azote, de vingt-une parties de gaz oxigène, d'un atôme de gaz acide-carbonique et d'une quantité variable de vapeur d'eau. Une foule d'autres substances et de principes viennent souvent compliquer sa composition ; mais il est rare que ce ne soit pas aux dépens de la *Respiration*. Les proportions d'oxigène et d'azote, sont essentielles à l'accomplissement régulier de cette fonction. Un excès d'azote amène la suffocation, tandis qu'un surcroît d'oxigène use la vie : nous dirons plus bas pourquoi. L'air le plus favorable à la respiration est celui qui réunit, aux principes que nous venons d'indiquer, un certain degré de sécheresse et une température modérée. Il est cependant certains cas de maladie, où la *Respiration* se trouve facilitée par un air moins pur, surtout plus humide : c'est ainsi que les phthysiques préfèrent l'air épais et chargé d'émanations animales, tel qu'on le rencontre dans les étables, à l'air sec et vif qu'on respire dans les lieux élevés.

L'oxigène est le principe actif de l'air; la fonction qui nous occupe est entièrement basée sur son action : c'est, d'ailleurs, le gaz auquel se rapporte la plupart des combinaisons chimiques. L'azote n'est là que pour le diviser, pour étendre son volume, de manière à ce qu'il pénètre d'une manière égale et uniforme dans toutes les parties de la poitrine. Telle est aussi la raison pour laquelle les deux gaz ne sont point intimement unis dans l'atmosphère, mais simplement dans un état de mélange qui leur permet de se séparer l'un de l'autre avec la plus grande facilité.

On sait que la combustion est due à l'oxigène: c'est par la combinaison de ce gaz avec certains corps, que ce phénomène s'opère. Nous verrons aussi quelle grande influence il exerce dans la production de la chaleur animale, si, toutefois, ce dernier phénomène n'est point dû entièrement à son action sur le sang.

SECTION II.

COMMENT L'AIR PÉNÈTRE-T-IL DANS LES POUMONS?

Pour résoudre cette question, il est essentiel 1° d'étudier les organes de la respiration, 2° de connaître leur manière d'agir.

ARTICLE PREMIER.

Organes de la Respiration.

Les organes de la *Respiration* sont différens suivant la diversité des êtres. Chez l'homme, ils sont contenus dans la poitrine, l'une des trois grandes cavités que nous avons mentionnées plus haut, et dont les parois jouent un rôle trop actif dans la production du phénomène qui nous occupe, pour que nous puissions nous dispenser de les décrire. Cet article comprendra donc deux paragraphes, savoir : la description de la poitrine et celle de l'organe pulmonaire contenu dans sa cavité.

§ I. *Description du thorax.*

La poitrine ou *thorax* est située au-dessus de *l'abdomen*, au-dessous du col. Deux systèmes particuliers d'organes concourent à sa formation, savoir : des os et des muscles.

Au nombre des os, en arrière, se trouvent des *vertèbres;* devant, le *sternum;* sur les parties latérales, les *côtes.*

Les *vertèbres* qui concourent à former la charpente osseuse de la poitrine sont au nombre de douze : elles constituent la plus grande partie de la colonne vertébrale. Les éminences très saillantes que l'on remarque à chacune d'elles dans leur partie postérieure, forment ce qu'on appelle vulgairement l'épine dorsale, qui occupe le milieu du dos. Elles présentent aux côtes des moyens d'insertion, par des saillies bien prononcées, que l'on voit sur leurs parties latérales. Le rôle des vertèbres dans l'acte respiratoire est entièrement passif; car la manière dont elles sont unies entre elles ne leur permet aucun mouvement qui ait trait à la respiration.

Les *côtes* sont des os très solides, ayant la forme d'un arc, s'attachant, en arrière, par une double articulation avec les vertèbres, de manière cependant à pouvoir exécuter sur la colonne vertébrale des mouvemens assez étendus. En avant, elles s'unissent avec le *sternum*, quelques-unes médiatement, d'autres par l'intermédiaire d'un cartilage, ce qui les a fait distinguer en vraies et en fausses côtes. Il en est même, comme les deux plus inférieures, qui restent libres du côté du sternum, et que, pour cette raison on a nommées *côtes flottantes*.

Le *sternum* est un os long et plat, composé primitivement d'autant de pièces, qu'il y a de *vraies côtes*, à l'union desquelles il est spécialement destiné, non-seulement par sa forme, mais encore par sa position au milieu de la partie antérieure et supérieure du tronc.

La poitrine est recouverte en arrière par des masses musculaires très épaisses et dans ses parties antérieures et latérales par plusieurs plans de muscles, dont les fibres, dirigées en sens divers, offrent une grande résistance sans rien ajouter à l'épaisseur de leurs couches, en même temps qu'elles déterminent les mouvemens variés nécessaires à l'accomplissement de la respiration.

Chaque intervalle que les côtes laissent entre elles, est rempli par deux muscles, l'un externe, l'autre interne, dont les fibres respectives sont obliques en sens inverse.

De la réunion de ces divers organes résulte une cavité conoïde, dont le sommet se continue avec le col, et dont la base est formée par le *diaphragme*, muscle large, susceptible d'une grande résistance, qui forme, du côté du bas-ventre, une voûte elliptique sa convexité regardant l'intérieur de la poitrine. L'effet de la contraction de ce muscle est d'agrandir le thorax et de permettre ainsi aux poumons un plus grand développement.

La cavité que nous venons de décrire contient deux organes principaux, le *poumon* et le *cœur*. La description de ce dernier devant appartenir au chapitre suivant, il n'en sera pas question dans celui-ci.

§ II. *Du Poumon.*

Le poumon est l'organe spécial dans lequel viennent se rendre, d'un côté, l'air, agent de la respiration, et, de l'autre, le fluide nutritif qui doit être soumis à son action, et converti en sang. Il était donc nécessaire que ce viscère fût pénétré, non-seulement par le canal qui apporte l'air, mais encore par le vaisseau qui charrie le fluide nutritif, et en effet, ces deux conduits constituent, par leurs ramifications infinies, diversement entrelacées, l'organe pulmonaire dont la forme est moulée sur la cavité qui le contient. L'air entre dans le poumon, et en sort par le même canal; le fluide nutritif, au contraire, y arrivant d'une manière non interrompue, il a fallu un autre ordre de vaisseaux pour le retirer à mesure que sa sanguification s'est effectuée. C'est ce conduit qu'on a appelé *veine pulmonaire.* Disons un mot de chacun de ces trois principes constituans de l'organe de la respiration.

Le conduit aérien prend d'abord le nom de *trachée-artère*; il communique à l'extérieur par le *larynx*, organe de la voix, que nous décrirons, en son lieu, par le pharynx et par la bouche, ou bien par le nez. A son entrée dans la poitrine, la *trachée-artère* se divise en deux gros canaux, qu'on appelle *bronches*, dont les ramifications, multipliées à l'infini, vont occuper les deux côtés de la poitrine, laissant entre elles un espace quadrilatère, destiné à loger le cœur.

L'*artère pulmonaire* forme le deuxième élément, organique spécial du poumon. Ce vaisseau prend naissance au cœur, où les veines ont, en dernier ressort, versé les produits des diverses absorptions.

Ainsi que la trachée-artère, l'artère pulmonaire se partage, et, bientôt après avoir quitté le cœur, elle se prolonge en deux branches, qui vont s'accoler à chaque *bronche*, sans se confondre avec elles et de manière à pouvoir toujours être distinguée l'une de l'autre. Lorsqu'enfin les ramifications de l'artère pulmonaire sont devenues capillaires, cette artère concourt à former le tissu de l'organe.

Enfin les *veines pulmonaires* naissent dans le *poumon*, à tous les points où le fluide nutritif, en contact avec l'air, est transformé en sang. Leurs radicules sont alors aussi peu perceptibles que les ramifications bronchiques et artérielles ; mais peu-à-peu elles se réunissent en veinules, qui, s'abouchant à leur tour, forment quatre gros troncs, par lesquels elles viennent, en dernier résultat, s'ouvrir dans le cœur.

Il faut ajouter à ces élémens du poumon les vaisseaux qui effectuent la nutrition propre de l'organe, les nerfs qui lui donnent la sensibilité spéciale, et un peu de tissu cellulaire, tout-à-fait semblable à celui qui entre dans la composition de plusieurs autres organes. Quant à la disposition respective qu'affectent toutes ces parties les unes à l'égard des autres, les anatomistes ont fait jusqu'ici de vains efforts pour la connaître. On sait seulement que des injections poussées par les troncs d'un des conduits, ont toujours pénétré dans les autres, et que, par conséquent, il y a communication entre eux.

Pour rendre plus libres les mouvemens que nécessite l'entrée de l'air dans la poitrine, et pour garantir en même temps l'organe pulmonaire du mauvais effet des frottemens contre les parois osseuses, cette cavité est tapissée par une membrane séreuse, la *plèvre*, qui se réfléchissant sur les poumons, les enveloppe sans les contenir. C'est par sa

surface externe que la plèvre est adhérente aux
parois de la poitrine et aux poumons, tandis que
la face interne, contiguë à elle-même, est continuellement arrosée par une sérosité qui facilite le
glissement des organes. Par sa disposition, la plèvre sert également à fixer le poumon dans la place
qui lui est assignée.

ARTICLE SECOND.

Mécanisme de la respiration.

L'air pénètre dans les poumons, et, au bout
d'un certain temps, il en sort après avoir servi
à la fabrication du sang, en y abandonnant un de
ses principes. L'acte par lequel a lieu l'introduction
du fluide atmosphérique se nomme *inspiration ;*
celui par lequel s'effectue sa sortie porte le nom
d'*expiration.* L'étude de ces deux phénomènes nous
suffira pour parvenir à la connaissance du mécanisme
de la *Respiration.*

§ I. *Inspiration.*

Aussitôt que se fait sentir le besoin d'*inspirer*,
qui, bien différent de la sensation de la faim, exige
qu'on le satisfasse sans délai, la poitrine écartant
ses parois augmente sa capacité et l'air se précipite
dans les ramifications des bronches. Voici comment s'opère cette dilatation de la poitrine. Le diaphragme, formant sa base se contracte, sa surface
de convexe qu'elle était, devient plane et même concave, ce qui détermine l'agrandissement de la cavité
thoracique dans la direction de son diamètre vertical; tel est le premier et le plus souvent l'unique
procédé par lequel s'effectue l'inspiration, à moins
que des circonstances particulières ne nécessitent
pour ce premier acte respiratoire un développement

plus grand. Dans ce cas, les côtes et le sternum sont soulevés et la poitrine est agrandie dans le sens de ses diamètres transversaux et d'avant en arrière. Le fait de l'élévation et de l'abaissement alternatif des côtes est incontestable; tous les physiologistes ont dû l'admettre, mais ils diffèrent entre eux par la manière dont ils ont voulu l'expliquer. Il serait sans intérêt de consigner ici leurs diverses opinions à ce sujet : nous ne dirons rien non plus de leurs débats sur la question de savoir si le poumon joue un rôle passif ou actif dans le phénomène qui nous occupe. Ce qu'il y a de certain c'est que la capacité interne du thorax étant augmentée, le poumon qui lui est contigu se dilate aussi et l'air intérieur vient le pénétrer par le seul fait de l'équilibre auquel il est soumis et à-peu-près de la même manière qu'il entre dans un soufflet dont on écarte les branches.

L'inspiration ne sert pas seulement à l'introduction du fluide atmosphérique dans la poitrine, elle concourt encore à l'accomplissement de beaucoup d'autres fonctions. C'est ainsi qu'elle porte à l'odorat les matériaux de la sensation, et qu'elle joue un rôle assez important dans un grand nombre de phénomènes de la locomotion, pendant lesquels la poitrine devient un point d'appui d'autant plus résistant, qu'elle est pénétrée d'une plus grande quantité d'air. Le bâillement doit aussi sa naissance à une inspiration plus ample, plus profonde et plus involontaire que la respiration ordinaire.

§ II. *Expiration.*

Puisque la dilation de la poitrine y fait introduire de l'air, on comprendra que son rétrécissement, en comprimant le poumon, doit en opérer l'expulsion. Les puissances musculaires participent rarement à cet effet, qui, le plus souvent, est passif, et ne consiste que dans la cessation d'action des agens producteurs de l'inspiration. Le diaphragme cessant de se contracter se relève dans le thorax et en rétrécit l'étendue du haut en bas. D'un autre côté, par le seul relâchement des muscles qui avaient contribué au développement du mouvement inspiratoire, les côtes s'abaissent et rétrécissent la poitrine transversalement. Ce n'est que dans les *expirations* prolongées et en quelque sorte forcées comme dans *le chant*, que la compression du poumon est augmentée par certains muscles dont la contraction amène un abaissement plus considérable des côtes.

L'air expulsé des poumons, traverse la trachée artère, puis la bouche ou les fosses nasales; mais comme par ses propriétés, il s'était chargé dans la poitrine des sérosités formées par la *perspiration pulmonaire*, il les abandonne en se refroidissant, comme on peut le voir, en hiver surtout, où l'air *expiré* s'échappe de la bouche ou du nez, sous la forme de vapeur.

D'après la manière dont les vaisseaux qui apportent le fluide nutritif au poumon sont accolés aux *bronches* et en suivent la distribution, on conçoit aisément que leur calibre est diminué pendant *l'expiration*, et qu'au contraire dans *l'inspiration*, les ramifications bronchiques étant développées et distendues par l'air, les mêmes vaisseaux se déploient sur toute leur longueur et ouvrent au sang un passage libre et facile.

L'inspiration et *l'expiration* se succèdent sans cesse, depuis le commencement de la vie jusqu'à la mort; aussi dans la langue de tous les peuples ces deux mots vivre et respirer sont-ils synonymes.

On a voulu évaluer le nombre des mouvemens respiratoires qui s'exécutent pendant un temps donné; mais il n'est guères possible de compter sur l'exactitude d'un pareil calcul, puisque l'âge, le sexe, les individualités, les maladies et une foule d'autres circonstances qui ne sont pas appréciables ; en modifient sans cesse les données. En prenant pour terme moyen 20 respirations par minute, on a 28,800 respirations en un jour, et en supposant que, comme on l'a dit, chaque inspiration introduise dans le poumon 655 centimètres cubes d'air, on aura 13,100 centimètres cubes d'air inspiré par minute, 786 décimètres par heure et 18,864 décimètres on 24 kilogrames par jour.

SECTION III.

PHÉNOMÈNES DE LA RESPIRATION.

Le chyle, la lymphe et le sang veineux, mêlés ensemble, sont les matériaux soumis dans les poumons au contact de l'air; et la sanguification, c'est-à-dire la transformation de ces trois humeurs en sang propre à la nutrition est la conséquence immédiate de ce contact. L'essence de cette opération est trop moléculaire et nos organes trop grossiers, pour qu'il nous soit possible de la pénétrer. Toutefois comme il est facile d'en recueillir les produits, profitons des lumières que nous fournira leur analyse.

On sait quelle est la composition de l'air atmosphérique. Au sortir des poumons, ce fluide est privé d'une portion considérable d'oxigène : il est, en outre, altéré par une certaine quantité d'acide carbonique qu'il entraîne avec lui dans l'*expiration*. Arrêtons-nous un instant sur ces deux circonstances capitales.

Il est d'abord bien prouvé que l'air atmosphérique ne sert à la respiration qu'autant qu'il contient de l'oxigène dans un état de mélange, et de manière à pouvoir le céder avec facilité; car tout animal périt dans un air qui n'est pas renouvelé, de même que dans le vide : ensuite il existe beaucoup de gaz qui, quoique plus riches en oxigène que l'air atmosphérique, ne sont cependant pas respirables, parce qu'ils cèdent difficilement ce principe. Enfin, une expérience directe a démontré que les animaux que l'on isole sous une cloche remplie d'oxigène pur, vivent plus long-temps que ceux placés sous une cloche qui ne contient que de l'air atmosphérique.

La respirabilité de l'air dépendant uniquement de la présence du gaz oxigène, il a semblé utile de constater la quantité de ce gaz consumé dans chaque inspiration ; mais les auteurs qui se sont occupés d'une semblable recherche ont varié dans les résultats qu'ils ont obtenus. La respiration n'étant pas la même chez tous les individus et se proportionnant toujours à la vitalité propre à chacun d'eux, on a dû trouver autant de différences que d'individus sur lesquels on a expérimenté ; c'est ainsi que Goodwyn, a pu établir que sur 18 parties d'oxigène, 13 étaient absorbées, et que MM. Davy et Gay-Lussac n'en ont compté que 3 et même 2.

L'air expiré contient une quantité bien plus grande d'acide carbonique que l'air inspiré. Il suffit pour s'en convaincre de laisser un animal sous une cloche, assez de temps pour qu'il y périsse : si l'on analyse, après sa mort, l'air contenu dans la cloche, on trouve que l'oxigène, dont il est en grande partie privé, est remplacé par l'acide carbonique. On sait combien ce gaz est délétère. La respiration est impossible dans un air qui en contiendrait seulement 15 parties, quelque riche qu'il soit d'ailleurs en oxigène : c'est ce qui explique la mort de l'animal sous la cloche, avant que tout l'oxigène soit épuisé. Une question se présente ici : dans la respiration, l'air perd il quelques parties de son principe azote, et ce gaz contribue-t-il à la fonction respiratoire autrement que par ses propriétés négatives ? Priestley ainsi que MM. Cuvier et Davy sont pour l'affirmative ; Allen et Pépis sont d'un avis contraire ; et Berthollet, exagérant sans doute l'opinion de ces derniers, a soutenu que non-seulement l'azote ne s'employait point dans l'inspiration, mais encore que sa quantité était augmentée dans l'air expiré. Depuis, MM. de Humboldt et Provençal ont constaté l'absorption de l'azote chez les poissons ; mais ils n'ont rien décidé à l'égard des mammifères et de l'homme.

L'expiration amène aussi au-dehors une certaine quantité de sérosité animale, que les chimistes ont voulu évaluer ; mais ils n'ont pas été plus heureux dans cette appréciation que dans celle des autres élémens de l'air expiré.

Avant de terminer ce que nous avions à dire de l'air, il convient de remarquer que souvent quelques-uns des principes qui étaient en suspension sont absorbés par les poumons : c'est ce qui a lieu, comme nous l'avons déjà dit, quand on respire un air chargé d'essence de térébenthine. L'absorption de cette essence ne tarde pas à devenir sensible, et sa présence est manifestée par l'odeur de violette, qu'elle communique aux urines. Ne sait-on pas aussi que les maladies contagieuses se propagent le plus ordinairement par la voie de la respiration ?

Ainsi, comme on le voit, dans l'acte de la respiration, l'air a perdu une grande portion de son oxigène, et a laissé absorber quelques-uns des autres principes qu'il tenait en suspension, en même temps qu'il s'est chargé d'une quantité proportionnée d'acide carbonique et de sérosité animale. Il nous reste maintenant à examiner les changemens qui se sont opérés dans le fluide nutritif. Ces changemens sont d'une haute importance, si l'on en juge par les effets qui se manifestent dans le fluide, lorsqu'il a été sanguifié.

D'abord, ce fluide n'est plus noir comme auparavant, il est devenu vermeil, rutilant, écumeux, plus léger et plus chaud de deux degrés : il est devenu *sang artériel*, et c'est à lui seul qu'on pourra appliquer avec vérité ces paroles de Moïse : *Anima omnis carnis in sanguine est*. Car désormais il aura pour destination d'alimenter les organes et de porter la vie dans toutes les parties.

Nous ne nous arrêterons point ici à exposer les expériences ingénieuses qui ont été faites pour prouver que la transformation du fluide veineux en sang artériel, est produite par le contact de l'air. Cette opinion, qui aujourd'hui a triomphé de tous les débats auxquels la sanguification a donné lieu, est devenue incontestable. Elle ressort fort bien des phénomènes qui s'observent dans les *asphyxies*. On appelle de ce nom toute interruption de la respiration, peu importe par quel obstacle cette fonction se trouve interrompue. Or, toutes les fois que l'asphyxie a lieu, le fluide veineux n'éprouve aucun changement dans le poumon, et les vaisseaux dans lesquels, pendant la respiration circulait le sang artériel, se remplissent peu à peu d'un liquide noir, en tout semblable au fluide veineux et comme lui impropre à la nutrition, puisque la mort ne tarde point à survenir chez les asphyxiés.

Telle est l'influence de la respiration, d'un côté sur le fluide atmosphérique, de l'autre sur les produits de l'absorption. L'imperfection de nos sens, l'impossibilité de percevoir l'acte sanguifiant, l'ignorance où nous sommes des rapports qui existent entre les extrémités capillaires des *bronches*, de l'*artère pulmonaire* et des *veines pulmonaires*, nous rendent à jamais impossible toute appréciation intruitive de l'action par laquelle se fait le sang. Quant aux rapports qui peuvent exister entre l'absorption de l'oxigène et la production de l'acide carbonique et de la sérosité, phénomènes que l'on doit regarder comme capitaux dans la respiration, nous n'avons aucun moyen de les connaître d'une manière directe : tout ici se borne à des conjectures d'après lesquelles la respiration concourrait à la sanguification, d'abord en fournissaut au fluide à sanguifier un élément particulier, l'oxigène, ensuite en dépurant ce fluide de quelques-uns de ses principes, l'acide carbonique et l'eau.

Les efforts des chimistes pour obtenir un résultat précis à cet égard, ont été jusqu'à présent tout-à-fait impuissans ; ils n'ont servi qu'à établir une théorie foncièrement erronée, qui a déjà donné lieu à de nombreuses variations. Son moindre défaut est de soumettre aux lois de la matière inorganique une des fonctions dont l'influence est des plus immédiates sur l'entretien de la vie dans les corps organisés. Il nous suffira d'exposer cette théorie pour montrer combien il s'en faut qu'elle fournisse des explications complètes ou même à peu près satisfaisantes.

Les chimistes ont assimilé la respiration à la combustion. Il existe, entre ces deux phénomènes, des analogies assez directes et assez frappantes pour faire penser qu'entre eux tout est commun. En effet, toute combustion exige le contact de l'air, et consume une partie de l'oxigène de l'air dans lequel elle a lieu ; elle cesse bientôt si ce fluide n'est pas renouvelé ; elle s'arrête avant que tout l'oxigène soit épuisé, ce qui est dû à l'acide carbonique, qu'elle dégage. Or, si nous analysons les phénomènes de la combustion, les affinités nous démontrent que le carbone et l'hydrogène du corps qui brûle, se combinent avec l'oxigène de l'air, d'où il résulte formation d'acide carbonique et d'eau ; que la production de la chaleur est due également à l'oxigène, qui, de l'état d'un gaz très rare passant en

partie à l'état d'un gaz beaucoup plus dense , et en
partie à l'état d'un liquide , laisse dégager tout le
calorique qui n'a point été nécessaire à la formation
des nouvelles matières dans lesquelles il est entré.
C'est ainsi , a-t-on dit , que , dans la respiration ,
l'oxigène enlevé à l'air *inspiré* se combine avec le
carbone et l'hydrogène du sang veineux , et forme
l'acide carbonique et l'eau qui se trouvent dans l'air
expiré.

Rien de plus simple sans doute qu'une pareille
théorie : elle a même cela de séduisant , qu'elle
expliquerait l'origine de la chaleur animale : et , à
cet égard , il faut reconnaître qu'elle n'est pas
entièrement éloignée de la vérité ; mais , si nous
descendions à des détails qu'il serait trop long et
peut-être superflu de rapporter , nous nous con-
vaincrions qu'elle n'est que spécieuse , et qu'elle n'a
fait que signaler l'élément par lequel l'air est utile
à la respiration. Ainsi , pour ne parler que de
l'inexactitude de la comparaison établie par les
chimistes, nous ferons remarquer que la respiration
entretient le corps qui respire, tandisque la combustion détruit celui qui brûle ; que la respiration n'emploie jamais qu'une quantité déterminée d'oxigène ,
tandis que la combustion est d'autant plus vive, que
cet élément est plus abondant.

C'est ici le lieu de parler de la chaleur animale ,
de cette propriété de tous les corps vivans de se
maintenir constamment dans une même température, quel que soit le milieu où ils se trouvent placés,
propriété qui rend l'homme capable de supporter
sans beaucoup de peine des degrés excessifs de froid
ou de chaud, de vivre , par exemple , en Sibérie,
où le thermomètre baisse quelquefois jusqu'à 70°,
et , sur les bords du Niger, où il s'élève jusqu'à 48°.
Il est prouvé que , dans de certaines circonstances ,
mais sans que l'on doive rien en conclure , eu

général, pour l'organisation humaine, l'homme peut résister momentanément et avec facilité à un degré de chaleur beaucoup plus fort. Un homme, connu sous le nom de l'*Espagnol incombustible*, se lavait les pieds, les mains et même la figure avec de l'huile échauffée à plus de 80°. Il s'appliquait, sans crainte et sans aucune apparence de douleur, sur la plante des pieds, une barre de fer chauffée au rouge-cerise ; il promenait une chandelle allumée sur la partie postérieure de sa jambe, depuis le talon jusqu'au jarret, sans qu'il en résultât aucune altération de la peau. On a observé que la circulation était accélérée, et que son pouls, qui, dans l'état ordinaire, ne battait que soixante-quinze fois environ par minutes, donnait jusqu'à cent quarante pulsations pendant ces expériences. La plupart des médecins qui en furent témoins, attribuèrent l'étonnante faculté de l'Espagnol à l'habitude et à une idiosyncrasie. L'habitude pouvait bien en effet être mise au nombre des causes ; mais elle n'était pas la seule. Le docteur Sémentini, persuadé que cette faculté était bien accrue par l'interposition d'un corps étranger entre la peau et le corps incandescent, trouva qu'une solution saturée d'alun donnait au corps cette propriété, surtout lorsqu'après en avoir fait usage, on se frottait avec du savon dur, et il répéta en effet sur lui-même toutes les expériences de l'Espagnol.

La théorie de la chaleur animale repose, en grande partie, sur l'absorption de l'oxigène dans la respiration. Ce n'est pas toutefois qu'on doive comparer, comme font les chimistes, le poumon à un foyer constamment embrasé : le fait seul de sa température, qui n'est pas sensiblement plus élevée que celle des autres organes, s'oppose à l'admission d'une opinion semblable. Mais, sans vouloir donner l'explication d'un phénomène qui, par cela seul qu'il est soumis aux lois de la vie, ne saurait être confondu avec les phénomènes que manifestent les corps inorganiques, ne doit-on pas présumer que, si l'oxigène est éminemment propre à développer la chaleur dans tous les corps, il doit être un des principes qui la font naître et l'entretiennent dans l'homme et dans les animaux. C'est aussi, en dernier résultat, ce que démontrent les diverses expériences qui ont été faites.

M. Despretz a réfuté l'opinion de M. Brodie, voulant, d'après Hippocrate et avec Barthez, que la respiration eût plutôt pour effet de refroidir le corps que de l'échauffer. Il a prouvé par des expériences directes, consignées dans un mémoire sur la chaleur animale, couronné en 1823 par l'Académie des sciences, que la principale cause de cette chaleur est dans l'absorption de l'oxigène de l'air, qui en produit au moins les sept dixièmes, et que le surplus est dû à l'assimilation, au mouvement du sang et au frottement des diverses parties.

Quant à l'assimilation, un grand nombre de médecins, et surtout les vitalistes, admettent cette fonction comme la principale et même la seule source de la chaleur animale. Cette opinion a été présentée sous un nouveau jour par M. Coutanceau. « En écartant toute théorie, on peut s'en
« tenir, dit-il, au fait chimique du dégagement
« de calorique qui a lieu dans les combinaisons
« moléculaires, fait peu généralement connu et
« dont on n'a encore tenté aucune application à la
« théorie de la chaleur animale. Je le crois suffisant
« pour rendre raison de la calorification, résultat
« constant de toutes les combinaisons assimilatrices
« qui ont lieu dans le système capillaire ; et, en lui
« attribuant une semblable influence sur un phé-
« nomène vital, je ne crains point de sacrifier les

« vrais principes de la physiologie à la déplorable
« influence des systèmes chimiques dont elle a eu
« tant à souffrir. La calorification demeure toujours
« placée sous la dépendance immédiate des forces
« vitales, qui en règlent l'exercice suivant l'état et
« les besoins de l'organisme (1). »

Le sentiment de MM. Chaussier et Adelon se
rapproche beaucoup de celui que nous venons de
rapporter : ils admettent, en effet, que chaque organe dégage le calorique qui détermine sa température propre, en reconnaissant, toutefois, qu'en
dernière analyse, ce calorique a dû être puisé au-
dehors du corps par les voies de la digestion et plus
probablement de la respiration, fonction ayant pour
aliment un gaz, c'est-à-dire un corps très riche en
calorique (2). Mais ces autorités, toutes respectables qu'elles sont, ne sauraient à nos yeux balancer
le mérite des expériences de M. Despretz, expériences dont la certitude a acquis, d'ailleurs, une
nouvelle force par la sanction imposante qu'elles ont
reçue du premier corps savant.

Quoi qu'il en soit de l'origine de la chaleur animale, son effet constant se manifeste au-dehors par
l'évaporation des fluides qui s'exhalent à la surface
de la peau, tantôt sous la forme de la respiration
insensible, quand la chaleur est modérée, tantôt
sous l'apparence de gouttelettes qui constituent la
sueur, quand le dégagement du calorique est abondant. Tel est aussi le moyen dont se sert la nature,
pour soustraire au corps, l'excédant du calorique
nécessaire à l'entretien de sa température spéciale.
Rien n'est plus propre, en effet, à produire un re-

____

(1) *V*. Chal. anim. *Dict. de méd.*
(2) *V.* Resp. du *Dict. des Sciences méd.*

froidissement considérable que l'évaporation (1);
c'est en l'excitant de diverses manières qu'on obtient de la glace au cœur de l'été. Franklin rapporte que les moissonneurs de la Pensylvanie, exposés à un soleil ardent, en sont rarement incommodés,
pourvu qu'ils entretiennent la sueur en buvant fréquemment d'une liqueur spiritueuse et très évapo-
rable; mais si la sueur s'arrête, ils succombent subitement à l'excès de la chaleur, à moins que cette
excrétion ne soit promptement rétablie (2). S'il est
difficile de supporter dans un bain ordinaire une
chaleur de 34° à 35°, c'est qu'alors l'évaporation
ne saurait avoir lieu; c'est par la raison contraire
qu'on voit beaucoup de personnes peu incommodées dans une étuve, dont la température s'élève
jusqu'à 48 et même à 5o degrés.

Ainsi, l'homme trouve dans la chaleur, elle-
même, un remède à son excès; lorsqu'un surcroît
de froid se fait sentir, la respiration s'accélère, une
plus grande quantité d'oxigène est absorbée; le
cœur excité par un sang plus promptement renouvelé, multiplie ses contractions, les combinaisons assimilatrices se trouvent augmentées et la chaleur se dégage en plus grande quantité. Est-ce la chaleur qui
l'emporte? l'évaporation plus considérable de la
matière de la transpiration amène bientôt un salutaire refroidissement.

On voit que la production du froid dans le corps
de l'homme est un phénomène purement physique

---

(1) Les potiers de terre fabriquent, dans le midi, des cruches
avec une espèce particulière d'argile très poreuse et très pénétrable à travers laquelle transsude facilement sur les parois extérieures du vase, le liquide contenu qui, s'évaporant lentement
conserve une température d'autant plus fraîche, que l'ardeur du
soleil se trouve plus grande.

(2) *Voy. Dict. de méd.* Art. cité.

et que pour l'expliquer, il n'est pas plus nécessaire d'avoir recours à une fonction nouvelle que pour expliquer la chaleur dont nous avons vu que la source se trouve dans la fonction que nous venons de décrire.

Tels sont, en nous résumant, les importans phénomènes qui naissent de la respiration. Elle élabore le produit des absorptions, le change en un fluide véritablement nutritif, et entretient dans le corps une température favorable à l'accomplissement de toutes les fonctions. Nous allons voir comment le sang artériel, par le moyen d'une fonction spéciale qui a reçu le nom de circulation, est distribué à chaque organe pour servir à sa nutrition.

CHAPITRE IV.

DE LA CIRCULATION.

LA circulation est cette fonction au moyen de laquelle le fluide nutritif, changé en sang dans l'acte de la respiration, est conduit par des canaux particuliers dans la profondeur de toutes les parties, d'où son résidu est repris par un autre ordre de vaisseaux, pour être soumis de nouveau au contact vivifiant de l'air dans les poumons. Le fluide nutritif décrit donc un véritable cercle dont le point de départ est au poumon. C'est dans cet organe que le sang est fait, et que sont transportés les matériaux qui doivent servir à son élaboration : toutefois ce n'est point là que nous le saisirons pour le suivre dans tout son trajet. Il est un autre organe regardé spécialement comme le centre de la circulation. En effet, les veines ne portent pas directement aux poumons le produit des absorptions, le sang artériel n'est pas non plus lancé directement des poumons dans toutes les parties; mais ces deux fluides viennent se rendre au cœur, qui leur donnant par ses contractions le mouvement de progression nécessaire, les envoie chacun à leur destination respective. L'histoire du cœur peut donc servir d'introduction à celle de la circulation. Nous la présenterons d'abord, ensuite nous nous occuperons des vaisseaux qui, communiquant au cœur, transportent le sang dans tout le système : ce sont les artères, puis les vaisseaux capillaires, organes déliés qui, se continuant avec les artères, y saisissent le sang pour l'assimiler, et enfin les veines qui, après qu'il a servi à la nutrition des diverses parties, le reprennent pour le reporter au cœur : ainsi, comme l'on voit, il y a 1° action du cœur; 2° action des artères; 3° action des vaisseaux capillaires; 4° action des veines; tels sont les titres des quatre sections dans lesquelles nous exposerons le mécanisme de la circulation.

SECTION I.

ACTION DU CŒUR.

Pour mieux apprécier les fonctions de cet organe, étudions d'abord sa structure anatomique.

ARTICLE PREMIER.

Structure anatomique du cœur.

Le cœur est un organe creux, de nature musculaire, ayant la forme d'un cône, dont la base regarde en haut, en arrière et à droite, et le sommet en bas, en devant et à gauche. Il est situé dans la poitrine entre les deux poumons, reposant sur le diaphragme dont il suit tous les mouvemens. A son intérieur sont quatre cavités : deux oreillettes et deux ventricules; les premières, situées à la base, s'abouchent dans les seconds qui occupent le sommet, sans qu'il y ait cependant de communication directe entre les deux oreillettes ni entre les deux ventricules. Il résulte de cette disposition que l'oreillette et le ventricule droits sont indépendans dans leur action de l'oreillette et du ventricule gauches et que le cœur représente ainsi un organe double. L'usage de ces deux divisions du cœur est loin d'être le même. Il est cependant des époques où la cloison qui sépare l'oreillette et le ventricule droits de l'oreillette et du ventricule gauches, se trouve interrompue par une ouverture qui a reçu le nom de *trou ovale* ou *trou de Botal*. Ce trou existe chez le fœtus, mais il se ferme bientôt après la naissance, laissant cependant une dépression à l'endroit où il s'ouvrait. On l'a vu même persister, mais ce n'a point été sans un préjudice notable pour toute l'économie.

C'est dans l'oreillette droite que viennent s'ouvrir les deux gros troncs veineux, connus sous le nom de veines caves supérieure et inférieure, qui ramènent de toutes les parties le produit des diverses absorptions; et c'est dans l'oreillette gauche qu'est versé par les quatre veines pulmonaires le sang qui vient d'être fait dans les poumons.

Le ventricule droit donne naissance à l'artère pulmonaire dont il a été question dans le précédent chapitre, et qui porte aux poumons le fluide à sanguifier. *L'artère aorte* commence à la partie supérieure et droite du ventricule gauche, d'où par divisions successives, elle vient transmettre, le véritable sang dans tout le corps.

En général, le cœur droit est toujours plus grand que le gauche dont les parois sont aussi plus denses et susceptibles par conséquent d'une plus grande force de contraction.

A l'endroit où les oreillettes s'ouvrent dans les ventricules, on rencontre une valvule, portant le nom de *tricuspide* pour le ventricule droit, et de *mitrale* pour le gauche, parce qu'elle est divisée en trois languettes dans l'une, et en deux seulement dans l'autre. Ces valvules sont circulaires et s'appliquent contre les parois du ventricule, dont elles ne s'écartent que pour fermer au sang tout passage et empêcher qu'il ne rétrograde lorsque le ventricule le force , par ses contractions , à pénétrer dans l'artère correspondante. Les deux ventricules ne diffèrent pas seulement par leur grandeur : leur intérieur est garni de saillies qu'on a appelées *colonnes charnues ;* ces colonnes sont plus nombreuses dans l'oreillette et la ventricule droits, afin de mieux opérer l'amalgame des fluides divers recueillis par les absorptions , et qui sont : *le chyle*, *la lymphe* et *le sang veineux*, et ce ventricule a aussi des parois moins épaisses que le ventricule gauche, parce qu'il projette le sang à une moindre distance.

Le cœur est retenu dans la poitrine , d'abord par les vaisseaux qui viennent s'y rendre et qui en partent, ensuite par une membrane séreuse, appelée *péricarde* qui, comme la *plèvre* à l'égard des poumons , enveloppe le cœur sans le contenir. Cette membrane sert à faciliter ses mouvemens, en arrosant sa surface d'une sérosité qui empêche toute adhérence. M. Richerand a remarqué que cette membrane était transparente dans l'état de vie : il s'en faut de beaucoup qu'elle le soit après la mort.

L'usage des oreillettes est de recevoir le sang de toutes les veines, pour le transmettre aux ventricules qui le poussent par les artères , le ventricule droit dans les poumons, le ventricule gauche dans toutes les parties du corps.

Tels sont les traits principaux de la structure anatomique du cœur; passons maintenant à l'action de cet organe.

ARTICLE SECOND.

Mécanisme du cœur.

Les absorptions ayant puisé dans toutes les parties du corps , 1° le sang veineux, 2° la lymphe, 3° le chyle , ces trois fluides sont versés dans l'oreillette droite par deux gros troncs veineux, qui portent les noms de *veine cave supérieure* et *veine cave inférieure* ; la première charrie les humeurs des parois de la poitrine , des membres supérieurs, du cou et de la tête ; la seconde , celles des membres inférieurs, du bassin et de l'abdomen. L'oreillette droite pourvue de colonnes charnues très nombreuses et très prononcées , brise le fluide composé, en opère une mixtion plus parfaite, et le pousse , par ses contractions, dans le ventricule correspondant : celui-ci irrité par la présence du liquide , se contracte à son tour , et le pousse dans l'artère pulmonaire, seule voie qui lui soit ouverte , son reflux dans l'oreillette d'où il vient , étant empêché par la valvule *tricuspide*, qui, à chaque contraction, se relève entre ces deux cavités. Le sang reçu dans l'artère ne saurait non plus redescendre dans le ventricule , puisque son orifice est garni de trois valvules appelées *sigmoïdes ,* et qui ressemblent assez , lorsqu'elles sont ouvertes, à des nids de pigeons dont le fond serait opposé au ventricule, tandis que l'ouverture serait tournée obliquement vers l'axe de l'artère.

L'artère conduit le fluide à sanguifier dans les poumons , elle s'accole aux *bronches* dont elle suit toutes les divisions, en se ramifiant comme elles ; et, lorsque par le contact de l'air, la sanguification a eu lieu , le sang artériel revient par les veines pulmonaires qui , au nombre de quatre, le versent dans l'oreillette gauche. Ici , même mécanisme pour faire pénétrer le sang de l'oreillette dans le ventricule subjacent , et de ce ventricule, dans l'artère *aorte,* dont les divisions et les subdivisions infinies le conduisent à tous les organes., d'où ce qu'il en reste est repris par les absorptions et reporté à l'oreillette droite pour recommencer le circuit que nous venons de décrire.

Arrêtons-nous un instant sur les deux circonstances principales de l'action du cœur, savoir : la dilatation successive des oreillettes et des ventricules, et leur contraction dont il est inutile d'expliquer les causes, si on se rappelle que ces cavités sont de nature musculaire, et par conséquent éminemment contractile et expansible. On a donné le nom de *diastole* au mouvement de dilatation du cœur, et l'on appelle *systole* celui par lequel cet organe se contracte. Chaque cavité a sa *diastole* et sa *systole.* Toutefois, comme les ventricules occupent la plus grande partie de l'organe qu'ils forment presque à eux seuls, le plus ordinairement c'est leur jeu que l'on veut désigner sous les noms de *systole* et de *diastole.* On a observé que la diastole était trois fois plus longue que la systole.

Lorsqu'une oreillette se contracte, pour refouler le sang, le ventricule qui lui correspond, se dilate pour le recevoir, et, *vice versâ.* On conçoit, en effet, que ces deux cavités ne pourraient pas se contracter en même temps ; car alors le fluide contenu dans la première ne pourrait jamais se vider dans la seconde. La même alternative n'existe point à l'égard des deux cœurs, et la diastole et la systole sont simultanées dans le cœur gauche et dans le cœur droit.

Pendant la systole ou le mouvement de contraction, le cœur se raccourcit, se déplace et va de sa pointe frapper la paroi latérale gauche du thorax entre la sixième et la septième côte. Ce phénomène très apparent, lorsqu'on place la main sur le côté gauche de la poitrine, n'a pas été expliqué de la même manière par tous les physiologistes. On s'accorde aujourd'hui à penser qu'il est dû, 1° à ce que la base du cœur, formée par les deux oreillettes repose sur la colonne vertébrale, dont la solidité s'oppose à toute dépression, ce qui fait qu'au moment où elles sont gonflées par l'abord du sang, la pointe du cœur est poussée en bas et en avant; 2° à ce que le cœur partage l'effort que fait le sang en arrivant

dans les artères aorte et pulmonaire qui en sont
déplacées.

Les cavités, à chaque contraction se vident-elles
de tout le sang qu'elles contiennent ? Peut-on évaluer, à chaque contraction, la quantité de sang
envoyé par le cœur dans les artères ? Telles sont les
questions futiles qui ont été agitées par un grand
nombre de physiologistes ; l'impossibilité de les résoudre ne fût-elle pas démontrée, à quoi servirait
leur solution ? A satisfaire une vaine curiosité.

De même que tous les organes, le cœur est sous
l'influence des nerfs auxquels il doit sa sensibilité
propre; les anatomistes ne sont point encore d'accord
sur la question de savoir quelle est la puissance
nerveuse qui le régit spécialement. On ne peut
cependant point contester qu'il ne soit sous la domi-
nation du cerveau, comme le prouvent les passions,
dont les accès impétueux influent si puissamment
sur son action.

SECTION II.

ACTION DES ARTÈRES.

Les artères prennent naissance aux deux ventricules, d'où elles se portent, la *pulmonaire* dans la
poitrine, et l'*aorte* dans toutes les parties du corps.
Ces deux divisions du système artériel représentent
assez bien deux arbres, dont l'un, prenant sa racine dans le ventricule droit, étendrait ses branches
et ses rameaux dans les poumons, et l'autre beaucoup plus considérable, et prenant sa racine dans
le ventricule gauche, projetterait ses branches dans
tout l'organisme. Dans les arbres, l'ensemble des diamètres réunis de toutes les branches est plus grand
que le diamètre du tronc principal; il en est de même

dans le système artériel : le calibre des divisions
artérielles, pris collectivement, est plus grand que
celui du tronc. Il en résulte que la capacité générale
des artères augmente à mesure qu'on s'éloigne du
cœur. Toutefois, entre mille différences qui interrompent la similitude, nous en trouvons une qui
est capitale. Dans les arbres, les branches, les
rameaux et les ramifications vont toujours en s'iso-
lant du tronc, tandis que, dans le système artériel,
à quelque distance du cœur et des troncs principaux
les divisions s'unissent, *s'anastomosent* de diverses
manières, et le résultat de ces communications est
le plus souvent de former un tronc d'un calibre
moindre que celui des deux branches qui le composent. La fréquence des anastomoses est d'autant
plus grande que les parties où on les rencontre sont
plus éloignées du cœur.

Chaque artère est formée par trois tuniques superposées, dont l'externe toute celluleuse se confond
avec le tissu cellulaire voisin, tandis que l'interne
n'est qu'un prolongement de celle qui tapisse les
ventricules du cœur. La moyenne forme le tissu
propre à ces conduits. Elle est jaunâtre dans les
grosses artères, d'un gris rougeâtre dans les moyen-
nes, et presque rouge dans les petites. Les anatomistes l'ont regardée tantôt comme *musculaire*,
tantôt comme *ligamenteuse;* elle a semblé à M. Béclard être du même genre que les organes fibreux-
élastiques, répandus çà et là dans l'économie animale.

Les artères prises isolément n'ont point une forme
conique : elles sont, au contraire, pour la plupart,
parfaitement cylindriques, quelques-unes sont légèrement aplaties. Leur élasticité est tellement
marquée que, quand on les coupe, elles reprennent
subitement leur forme sans laisser jamais affaisser
leurs parois.

Maintenant par quelle force le sang circule-t-il dans l'aorte, du cœur au système capillaire général, et, dans l'artère pulmonaire, du cœur au système capillaire du poumon ? Sans doute l'action des ventricules en est la principale cause, car leur effort n'est point divisé, puisque les artères en émanent par un tronc unique ; ensuite cette action se fait sentir jusque dans leurs dernières ramifications, par des battemens qui correspondent aux contractions du cœur ; ces battemens constituent le *pouls*.

Une autre cause bien évidente résulte de l'action des parois de l'artère elle-même. Cette action était d'autant plus nécessaire que l'influence du cœur va toujours en s'affaiblissant dans le système artériel. En admettant cette cause irrécusable de la progression du sang, les anatomistes n'ont point été d'accord sur la manière dont elle s'effectue. Les uns ont dit que c'était par une contraction semblable à celle du cœur, et ceux-là admettaient une tunique musculeuse dans le tissu artériel ; mais l'observation et les expériences détruisent cette opinion. D'autres n'ont admis qu'une simple élasticité et ce sentiment est également contraire aux expériences, car, si l'on enveloppe le poignet d'un homme avec de la glace, les battemens du pouls sont plus forts qu'à l'ordinaire. Ils sont plus faibles, si on entoure le membre avec des linges imbibés d'eau chaude. Quelle que soit l'explication le fait existe, et il est probable qu'il dépend bien plus des lois générales de l'organisation et de la vie que de toute autre raison purement mécanique.

Deux causes contribuent donc à la progression du sang dans les artères qui amènent ce fluide jusqu'au système capillaire ; et l'action de ces causes est d'autant plus puissante, que les résistances à surmonter sont assez grandes. Comme tous les liquides, le sang oppose à l'impulsion la force d'inertie, qui devient surtout considérable quand il doit marcher contre l'ordre de la gravitation, comme dans les artères du cou et de la tête. Il faut encore compter ici pour quelque chose, cette disposition qui leur est particulière d'aller toujours en s'augmentant proportionnellement à mesure qu'elles se divisent, ce qui fait que le sang, en passantd'un canal étroit dans un autre plus large, doit nécessairement perdre de la force projectile qu'il a reçue du cœur; le frottement du sang contre les parois des vaisseaux, est encore un obstacle à la circulation artérielle.

On s'est demandé s'il serait possible d'évaluer mathématiquement ces résistances? Nous ne le pensons pas, mais cette évaluation même fût-elle possible, il n'est pas probable qu'elle pût devenir d'aucune utilité. Terminons les considérations sur la circulation artérielle, par quelques observations sur le phénomène du *pouls*.

Les battemens du cœur sont plus fréquens dans l'enfance, où le pouls donne jusqu'à cent quarante pulsations par minute; peu-à-peu cette activité se modère, et, à l'époque de la puberté, on ne compte plus que quatre-vingts pulsations environ. Après l'âge viril le mouvement circulatoire se ralentit encore, et dans la vieillesse le cœur bat à peine soixante fois par minute; on l'a vu même chez des vieillards, ne donner plus que trente pulsations.

Néanmoins, à toutes les époques de la vie, il est des circonstances qui apportent de grandes variations dans la manière dont s'accomplit le phénomène du pouls; et sans parler ici de l'état de maladie où ses nombreuses irrégularités ont donné lieu aux médecins de distinguer une infinité de pouls, dont on a même consacré l'existence par des noms particuliers, combien les passions n'influent-elles point sur les battemens du cœur, qui, par la violence de ces tempêtes passagères, tantôt se suspendent tout-à-coup et produisent la *syncope*, tantôt s'accélèrent comme dans l'état de maladie le plus prononcé.

« Outre ces battemens sensibles, dit M. Richerand, il est un mouvement pulsatoire intérieur, obscur, par lequel toutes les parties du corps sont agitées chaque fois que les ventricules du cœur se contractent..... Tout vibre, tout tremblotte, tout palpite dans l'intérieur du corps, les mouvemens du cœur en ébranlent toute la masse, et ces frémissemens sensibles à l'extérieur, se manifestent surtout, lorsque la circulation s'exécute avec plus de force et de rapidité..... Dans toute agitation violente, nous sentons en nous-mêmes l'effort par lequel le sang, à chaque battement du pouls, pénètre tous les organes, épanouit tous les tissus ; et c'est de ce tact intérieur que naît en grande partie le sentiment de l'existence; sentiment d'autant plus vif et d'autant plus intime que l'effet dont nous parlons est plus marqué. »

SECTION III.-

DE LA CIRCULATION DANS LE SYSTÈME CAPILLAIRE.

Il s'en faut que la terminaison des artères soit aussi parfaitement connue que leur origine. Après s'être divisées et subdivisées elles dégénèrent en vaisseaux si déliés qu'on leur a donné le nom de capillaires, en les comparant à un cheveu dont ils ont en effet la ténuité. Quelques anatomistes, et notamment Bichat, ont voulu faire de ces vaisseaux un système organique particulier indépendant du système artériel, mais rien ne démontre qu'il y ait une ligne de démarcation bien tranchée, entre ces deux ordres de vaisseaux.

Les vaisseaux capillaires s'anastomosent à l'in-

fini, et forment une sorte de réseau qui, par ses ramifications entrelacées et très multipliées, dessine
toutes les parties du corps, au point que lorsqu'on
parvient à introduire dans les vaisseaux un liquide
qui s'accommode à leur ténuité, et qu'ensuite on
détruit, par des lotions successives, les autres élémens constituans des organes, on voit que les capillaires entrent pour la plus grande part dans leur
composition.

Le système capillaire se partage en deux grandes
divisions, dont l'une, provenant des branches de
l'artère aorte, laquelle naît, comme nous l'avons
dit plus haut, du ventricule gauche du cœur, porte
le nom de *système capillaire général;* l'autre, formée par la terminaison de l'artère pulmonaire, est
le *système capillaire pulmonaire.*

Les anatomistes ont admis des différences de calibre dans les vaisseaux capillaires; ils se fondent
sur ce qu'un grand nombre de ces vaisseaux ne reçoivent point le sang tel qu'il leur arrive des artères, mais seulement la partie séreuse de ce fluide,
en rejetant les globules colorés, ce qui suppose nécessairement, disent-ils, que leur diamètre n'est plus
en rapport avec le volume de ces globules. Quoi qu'il
en soit, il n'en est pas moins vrai qu'il existe des vaisseaux capillaires rouges et des vaisseaux capillaires
blancs; beaucoup d'organes ne reçoivent que l'une
de ces sortes de vaisseaux.

C'est au moyen du système capillaire que se fait
la communication des artères avec les veines; et
en examinant avec quelqu'attention les nageoires
ou la queue des poissons, rien n'est plus aisé que de
voir, au moyen du microscope, le sang passer des
artères dans les veines. On savait d'ailleurs que la
matière des injections, poussée par une main habile
dans les artères, pénétrait aussitôt dans les veines.

Les capillaires paraissent plutôt appartenir à

l'extrémité des artères, qu'à l'origine des veines. Les radicules de ces dernières sont en effet isolées de ces vaisseaux par une espèce de renflement qui tranche tout-à-coup avec l'extrême ténuité des capillaires.

En traversant le système capillaire, le sang éprouve des changemens très importans; il perd une partie de ses matériaux, et en acquiert de nouveaux, comme nous l'avons vu dans la respiration, et comme nous le verrons dans les sécrétions et la nutrition. Ces changemens prouvent évidemment que ce système est criblé d'ouvertures, par lesquelles s'échappent ou pénètrent les matériaux. On ignore du reste quelle est la disposition de ces ouvertures, et il est bien difficile, pour ne pas dire impossible, de satisfaire jamais notre curiosité à cet égard. On ne sait pas non plus si les vaisseaux lymphatiques qui exécutent la fonction d'absorption, communiquent directement avec les capillaires, ou si les matériaux de l'exhalation et de la nutrition sont versés dans les organes par des vaisseaux particuliers appelés *exhalans*, et dont l'existence n'est rien moins que démontrée.

D'après ce qu'on vient de voir, on conçoit combien il doit être difficile de connaître positivement comment s'exécute la circulation capillaire et quelle est la force qui donne au sang l'impulsion nécessaire pour lui faire traverser tout le réseau capillaire et le faire parvenir jusqu'aux radicules veineuses. Penserons-nous avec Harvey que l'impulsion donnée par le cœur se continue jusqu'aux capillaires? Ou bien admettrons-nous avec Bichat que cette impulsion est entièrement éteinte lorsque le sang est parvenu aux dernières ramifications artérielles, et que ce fluide ne circule plus alors que par l'action propre des vaisseaux capillaires? Il nous paraît raisonnable de prendre le milieu entre ces deux opinions, et de dire que l'impulsion reçue du cœur se perpétue et se maintient par l'action propre des vaisseaux capillaires ; mais cette action est alors la plus puissante. Rien de mieux démontré que l'action des capillaires dans la circulation : c'est sur elle que repose la théorie des inflammations. Qu'on irrite un tissu, aussitôt le sang y afflue. N'est-ce pas là une preuve que les capillaires ont une action aspirante ? On a dit avec raison, mais d'une manière générale, que, dans ces vaisseaux, le sang obéissait à deux impulsions : l'une qui lui fait décrire le grand cercle et passer des artérioles dans les radicules des veines, l'autre qui l'appelle dans la profondeur des parties, pour y être mis en œuvre : il hésite en quelque sorte, il oscille entre ces deux directions, le cœur le pousse dans la première, et l'action propre des systèmes capillaires l'entraîne dans la seconde. Aucun fait connu jusqu'à présent ne semble contredire cette explication.

La circulation capillaire est, plus que toute autre, sujette à des variations, même dans l'état de santé, et le repos ou l'action d'un organe suffit pour l'y modifier : à plus forte raison est-elle variable dans l'état de maladie. C'est alors qu'elle influe puissamment sur la circulation générale, et les phénomènes qu'elle développe sont d'une telle importance dans les maladies, qu'un moderne réformateur (1) en a fait la principale base de son système.

Enfin peut-on déterminer de quelle nature est l'action des vaisseaux capillaires sur la progression du sang ? Cette action est-elle un phénomène physique, une attraction capillaire ? Ou bien est-elle un phénomène organique ? Si l'on admet la première opinion, nous dirons avec M. Adelon qu'il faut re-

____

(1) M. Broussais.

connaître , au moins , que la. condition matérielle
de laquelle résulte la possibilité que cette action
soit accomplie , est tout-à-fait dépendante des. nerfs
qui entrent dans.la texture des parties „et se trouve
incessamment sous leur influence : dès-lors. pourquoi ne pas dire aussitôt qu'elle est un phénomène.
organique ?

SECTION IV.

ACTION DES VEINES.

Le sang parvenu à.l'extrémité des. vaisseaux capillaires est directement saisi par les veines., qui,
comme nous l'avons dit., se. continuent, avec les
artères, par l'intermédiaire des vaisseaux capillaires. Elles. apparaissent , en effet., au-delà de ces
vaisseaux , formant des radicules très déliées , mais
sensiblement plus volumineuses dès leur origine
même. Ces radicules se réunissent successivement
de manière à constituer des troncs qui deviennent
d'autant plus gros , qu'ils approchent davantage
du cœur. Comme aux artères , le diamètre des
radicules est proportionnellement plus grand que
celui des rameaux et des troncs; de sorte que „pris
collectivement. , le système veineux représente, un
cône dont le sommet est au cœur et la base à la
périphérie du corps.
Le nombre des veines est beaucoup plus considérable que celui des artères; souvent une artère.
est cotoyée par deux veines d'un volume égal au
sien. Dans les membres, par exemple „les veines
forment deux plans „ l'un extérieur, situé immédiatement sous la peau, l'autre intérieur, qui accompagne les artères. Ces plans ont entre eux des
communications fréquentes : on sent l'avantage
d'une pareille disposition , qui permet au sang de

refluer dans les veines superficielles , lorsque sa progression se trouve gênée dans les veines profondes.

Dans les veines , le cours du sang se fait d'une manière opposée à celle dont il s'effectue dans les artères , c'est-à-dire qu'au lieu d'aller des troncs dans les ramifications , il est obligé de remonter des ramifications aux troncs d'où il passe dans des canaux toujours plus étroits à mesure qu'il avance vers le cœur. On a voulu trouver dans cette circonstance une cause puissante de la progression de ce fluide dans les veines , et l'on a argué d'une loi d'hydrodynamique , qui veut que le cours de tout fluide s'accélère quand le tuyau où il circule se retrécit. Est-ce là la véritable raison? Il serait difficile de le démontrer rigoureusement ; mais le fait de l'augmentation de vitesse du fluide est bien certain.

Les veines suivent une direction presque droite. Quoique les anastomoses y soient plus fréquentes que dans le système artériel, les courbures y sont moins prononcées, et il ne pouvait en être autrement pour éviter la stagnation des fluides qui résulterait de l'éloignement où les vaisseaux se trouvent de l'action impulsive du cœur.

Pour mieux favoriser le cours du sang , surtout dans les parties où il circule de haut en bas et contre son propre poids, comme aux jambes, les veines sont garnies intérieurement de valvules , véritables soupapes qui s'opposent à toute rétrogradation du fluide vers les radicules. Ces valvules sont en outre destinées à diviser le fluide en petites colonnes qui sont conséquemment plus faciles à ébranler. Dans la poitrine et le bas-ventre , le mouvement continuel des viscères contenus dans ces cavités concourt aussi très puissamment à faire avancer le sang vers le cœur, et cette cause est tellement certaine , que les veines n'y sont point pourvues de valvules. La pression des muscles est également une grande cause de progression, et l'on ne saurait la révoquer en doute, si l'on remarque avec quelle force le sang jaillit des veines du bras ouvertes par la saignée, lorsque les muscles de l'avant-bras exécutent des mouvemens.

Enfin il faut bien admettre que les forces motrices qui ont poussé le sang jusqu'aux extrémités capillaires contribuent aussi à le faire avancer dans les veines. Mais l'absence du pouls dans ces canaux prouve que ces causes de progression y sont bien moins énergiques.

Les parois des veines sont beaucoup plus minces que celles des artères: aussi s'affaissent-elles aisément dans l'état de vacuité. Des expériences ont démontré qu'elles jouissaient d'une contractilité spéciale qui ne doit point être sans effet sur le cours du sang.

Par tous ces moyens auxiliaires, le sang, d'abord très lent dans sa marche, s'accélère au point de présenter, non loin du cœur, des oscillations assez semblables aux pulsations des artères: c'est ce qu'on remarque dans les veines caves supérieure et inférieure ; il est vrai que ces oscillations peuvent aussi avoir pour cause le reflux que le sang éprouve, lorsque l'oreillette, dans laquelle il vient se jeter, entre en contraction.

Remarquons encore ici une disposition particulière qui met de nouveaux obstacles à la circulation veineuse. La veine cave inférieure n'arrive au cœur qu'en passant à travers le foie, organe très volumineux dont le tissu spongieux est le siège d'engorgemens très fréquens. Pour obvier à la gêne qu'eût alors infailliblement éprouvée le cours du sang, une veine appelée *azygos,* vient communiquer avec la veine cave inférieure par de nom-

breuses anastomoses, s'abouche même directement
avec elle et va s'ouvrir dans la veine cave supérieure, au moment où celle-ci s'apprête à entrer
dans le cœur. La veine *azigos* est très dilatable et
complètement dépourvue de valvules; elle est évidemment destinée à faciliter le passage du sang de
l'une à l'autre de ces veines, lorsque par une cause
quelconque il se trouve gêné dans l'une d'elles.

Avant de terminer ce qui est relatif aux veines,
dans la fonction qui nous occupe, il convient de
parler d'une anomalie que présente la circulation
dans ces vaisseaux. Dans le bas-ventre, il est un système particulier de veines dont on ne connaît point
encore la destination, c'est le système de la *veine
porte*, qu'on a aussi appelé *système veineux abdo-
minal*. Ce système est formé par les veines chargées
de reprendre le sang des organes digestifs situés
dans l'abdomen. Au lieu de se rendre par des em-
branchemens successifs dans l'un des troncs principaux du système veineux général, dans la veine cave
inférieure, par exemple, ces vaisseaux se réunissent
en un tronc commun appelé *veine porte*, qui va se
ramifier dans le tissu du foie. Le sang que ce système veineux charrie est ensuite repris, dans la substance du foie, par d'autres veines appelées *sus-hépa-
tiques* qui l'amènent dans la *veine-porte* inférieure,
et le rendent à la circulation générale.

On voit, d'après cela, que le système de la veine-
porte se compose de deux arbres réunis par un
tronc commun, dont l'un a ses ramifications dans les
viscères du bas-ventre et l'autre dans le foie. Il serait difficile de préciser les causes qui président à la
circulation du fluide veineux, dans le système dont
nous venons de parler, à moins qu'on ne l'attribue
entièrement à l'action des vaisseaux capillaires,
opinion qui, du reste, nous paraît infiniment pro-
bab'e.

Nous voici revenus au point d'où nous sommes partis; arrivé dans le ventricule droit, le sang recommence son circuit, poussé par l'action des quatre parties de l'appareil circulatoire dont nous avons, autant que possible, apprécié le rôle dans cette fonction. « Le cœur fait l'office d'une pompe aspirante et foulante, qui projette le sang dans les artères; son influence s'étend à tout le système, mais elle diminue à mesure que la distance devient plus grande. Les artères aident à la progression par une réaction qui, peut-être, n'est que de l'élasticité dans les troncs, mais qui certainement a quelque chose d'organique dans les rameaux. Les systèmes capillaires séparent le sang en deux portions, l'une qui continue le cercle et passe dans les veines, l'autre qui est appelée dans les organes et y est mise en œuvre. Enfin, les veines rapportent le sang par un reste des actions du cœur et des artères, par l'influence des systèmes capillaires, et par une action qui leur est propre. Le cours du sang, dans le cœur, est intermittent; dans les artères, il est continu, mais saccadé et de moins en moins rapide; dans les systèmes capillaires, il est vacillant, souvent rétrograde et différent dans chaque partie du corps; dans les veines, il est différent aussi, lent, mais de moins en moins ». (*Adelon.*)

Dans le fœtus, le mécanisme de la circulation n'est pas tout-à-fait semblable à celui que nous venons de décrire : nous dirons en quoi il consiste, lorsque nous parlerons du développement de l'embryon.

Terminons ce chapitre par une considération générale. Le sang n'est point le même dans tous les ordres de vaisseaux où il circule. Il change de nature, d'abord dans les capillaires du poumon par l'acte de la respiration, ensuite dans les capillaires du corps où il est décomposé par les secrétions et par la nutrition. Arrivé dans les veines, où il n'est plus qu'un résidu, il est encore altéré par les débris de la nutrition que les absorbans lymphatiques y apportent, et par le chyle qui vient s'y mêler, en sorte que de rouge qu'il était, ce fluide est devenu noir, par l'effet de toutes ces altérations.

Le cercle circulatoire se trouve donc naturellement divisé en deux portions parfaitement distinctes par la nature du fluide qu'elles contiennent; savoir, une moitié composée des cavités droites du cœur et de l'artère pulmonaire, charriant un sang noir impropre à la nutrition ; l'autre moitié composée des veines pulmonaires, des cavités gauches du cœur et du système artériel, conduisant un fluide rutilant, écumeux, seul essentiellement nutritif. Ces deux portions du cercle aboutissent également, d'un côté aux capillaires du poumon, de l'autre à ceux du corps. Mais les deux fluides circulatoires étant obligés de revenir au cœur avant de se diriger vers leur destination respective, on conçoit pourquoi, en exposant la circulation, on commence plutôt par le cœur que par tout autre point du cercle.

La circulation du sang était inconnue des anciens. Ce fut à Guillaume Harvey, premier médecin de Jacques Ier et de Charles Ier, rois d'Angleterre, que le dix-septième siècle en dut la découverte. Il démontra d'une part que, d'après la disposition anatomique des conduits, le cours du sang est tel que nous l'avons décrit; d'un autre côté, il fit voir qu'en coupant une artère, le sang jaillit du bout supérieur et par conséquent vient du cœur; qu'il coule au contraire, du bout inférieur et par conséquent du côté des parties, si c'est une veine qu'on a ouverte. Un autre fait venait encore à l'appui de son opinion ; il pratiquait une ligature sur une veine et une autre ligature sur une artère : dans le premier cas, le gonflement avait lieu au-dessous de la

ligature ; dans le second, c'était au-dessus. Plus
tard, après la mort de Harvey, Malpighy, Leu-
wenhock et Spallanzani confirmèrent cette découverte par des observations microscopiques, qui
montrèrent jusqu'à l'évidence, que le sang suit la
direction indiquée par Harvey.

CHAPITRE V.

DE LA NUTRITION.

Deux idées bien distinctes sont attachées au mot nutrition. Dans sa première acception, il exprime l'ensemble des fonctions qui ont pour but l'entretien ou le renouvellement du corps, et, sous ce rapport, la digestion, l'absorption, la respiration, la circulation, etc., sont dites, d'un nom commun, fonctions de nutrition ; dans la seconde, ce mot s'applique spécialement à la fonction par laquelle les diverses parties du corps saisissent, dans le sang artériel, les élémens nécessaires à leur conservation, se les approprient, et les convertissent en leur propre substance, c'est-à-dire, se les *assimilent*. Cette fonction forme donc, en quelque sorte, le complément du mécanisme de la conservation matérielle de l'homme.

Les fonctions que nous avons décrites ont pour but de composer le fluide nutritif à l'aide de matériaux pris au dehors, de lui faire subir diverses préparations, et de l'amener dans tous les organes. Il s'agit maintenant d'apprécier l'action par laquelle chaque organe, chaque partie du corps va s'approprier ce fluide, et réparer avec lui sa propre substance.

Pour qu'un organe puisse se renouveler ainsi, il faut qu'il laisse échapper une partie des matériaux qui le composaient, et que l'usage de la vie a détériorés, car sans cela son volume croîtrait indéfiniment. Delà deux actions bien distinctes dans la *nu-*

trition proprement dite ; 1° l'action de composition, par laquelle l'organe puise dans le sang artériel les élémens qui lui sont propres ; 2° l'action de *décomposition,* par laquelle cet organe se débarrasse de ceux qui ont déjà servi à sa conservation. Ces deux actions opposées ne s'équilibrent que chez les adultes, car dans le premier âge, c'est le mouvement de *composition* qui domine, tandis que dans la vieillesse c'est le mouvement de *décomposition.*

Ces deux actions constantes de l'économie animale, furent démontrées, pour la première fois, par des expériences directes que le hasard fit faire à un chirurgien anglais nommé Belchier. Ayant mangé d'un cochon dont les os étaient rouges, et qui avait été nourri par un teinturier, Belchier pensa que cette couleur pouvait être due à des substances colorées en rouge, qui s'étaient mêlées avec les alimens dont le cochon avait été nourri. Cette explication l'amenait à conclure que, dans un même animal, les os devaient se montrer tantôt rouges, tantôt blancs, selon que les alimens dont il userait, seraient colorés ou non. Divers essais qu'il fit dans ce but, justifièrent complètement cette conjecture. Duhamel en France, et plusieurs autres médecins en Allemagne et en Italie, la confirmèrent par des expériences nouvelles, d'autant plus concluantes, qu'elles étaient dirigées sur des os, organes les plus durs de l'économie. A combien plus forte raison les conséquences qui en découlaient devaient-elles être vraies, relativement aux autres parties du corps, essentiellement moins solides et plus pénétrables.

Mais en voulant aller plus loin, et, comme il arrive le plus souvent, à force de travailler cette découverte, on en exagéra les résultats et on en tira des conséquences outrées. Il est une époque de la vie à laquelle nos organes, par l'effet continu de ces renouvellemens partiels, ne doivent plus conserver aucun des matéiraux qui les formaient d'abord; rien n'est plus certain, et pour nous servir ici d'une comparaison ingénieuse empruntée à **M. Richerand**, notre corps est semblable au vaisseau des Argonautes, qui, radoubé mille fois dans sa traversée, ne conservait plus, au terme de sa course, aucune pièce de sa construction première. On voulut savoir à quelle époque précise ce renouvellement pouvait être entier dans l'économie animale; les uns disent tous les sept ans, les autres tous les trois ans; la raison de cette différence est aisée à concevoir. Sur quoi baser ici les expériences et les calculs? Comment établir la mesure de ce qu'il faut pour la *composition?* et, dans le cas où l'on serait parvenu à le faire pour un organe et pour un court espace de temps, comment aprécier avec exactitude les influences exercées sur la nutrition, par le sexe, les tempéramens, les idiosyncrasies et par le cortège infini des circonstances individuelles? Mais revenons à la fonction; exquissons avec exactitude ses traits les plus connus, et selon la marche analytique que nous avons suivie jusqu'à présent, étudions d'abord l'organe qui l'accomplit; nous chercherons ensuite par quel mécanisme elle s'effectue, ou quelle est l'essence des actes de *composition* et de *décomposition* que nous avons reconnus être manifestés par cette fonction.

SECTION I.

APPAREIL DE LA NUTRITION.

La nutrition s'effectue dans l'intimité de nos organes, dans tous les points de la substance propre à chacun; car la composition de nos organes n'est point identique, et c'est ce qu'on a voulu exprimer en disant le *parenchyme* d'un organe, au lieu de dire sa substance ou son tissu. C'est donc dans le *parenchyme* que s'opère la nutrition. La composition du parenchyme est loin d'être entièrement connue, c'est une question d'anatomie transcendante, qui donnera lieu à de longs débats, si toutefois on parvient jamais à la résoudre complètement. On ne saurait pourtant mettre en doute que la trame de toutes nos parties n'admette dans sa composition du *tissu cellulaire*, des *vaisseaux* et des *nerfs;* car 1º on y rencontre ce premier élément; 2º toutes nos parties sont traversées par des vaisseaux capillaires de tous genres, et il eût été difficile que la nutrition s'y opérât sans un appareil vasculaire; 3º enfin, il suffit de la moindre altération organique pour développer une grande sensibilité dans celles même de nos parties qui, dans l'état normal, paraissaient dépour-vues de nerfs. On peut donc dire que tous les parenchymes sont formés par une trame *cellulo-vasculo-nerveuse*, et telle est, à cet égard, l'opinion de Bichat semblable, à quelques légères différences près, à celle de MM. Chaussier et Cuvier.

Maintenant, quelle est la disposition respective qu'affectent ces élémens dans l'intimité de nos parties? Nos sens, quelqu'exercés qu'ils soient, ne peuvent rien nous apprendre de positif à cet égard : nous savons seulement, à n'en pas douter, que le parenchyme diffère dans chaque partie. Comment pourrons-nous, dès-lors, apprécier la fonction dont nous traitons, si nous ignorons ainsi l'organe qui l'accomplit? Mais si nous ne pouvons pas dire ce qu'elle est, nous dirons du moins ce qu'elle n'est pas et quels résultats elle produit.

SECTION II.

ACTION DE COMPOSITION.

C'est par cette action que le parenchyme s'assimile

une portion du sang artériel qui le pénètre et le renouvelle. Un mouvement moléculaire imperceptible
à nos sens a lieu dans les systèmes capillaires, là où
les artères qui apportent les matériaux de la fonction et les veines qui en retirent les débris ont acquis un tel degré de ténuité, que toute inspection
de ces canaux est impossible. On est obligé de reconnaître que le parenchyme réagit sur le sang artériel de manière à se l'approprier, à fabriquer avec
lui sa substance propre : c'est ce que prouve, en
effet, la cessation de la vie, dans une partie, où une
cause quelconque a empêché la circulation ; c'est ce
que prouve aussi l'altération que subit le sang après
son passage à travers les organes. Le sang arrose
les parenchymes, et ceux-ci sont renouvelés ; voilà
tout ce qu'on sait ; mais quel rapport lie ces deux
phénomènes ? comment se succèdent - ils ? on l'i-
gnore. On ne peut que signaler à cet égard une différence ; c'est que dans certains organes toutes les
parties du sang sont assimilables, tandis que d'autres n'admettent que la partie séreuse de ce fluide.

Les hypothèses pour expliquer le mystère de la
composition de nos parties sont des plus futiles.
Qu'est-ce qu'une imbibition, une affinité, une in-
crustation, une coagulation effectuée par la chaleur ? que signifient ces explications d'autant plus
étrangères à la vie, qu'elles sont empruntées à des
sciences qui ne s'occupent que de corps inorganiques ?
Rien de semblable n'a lieu dans la composition des
organes, qui est une action élaboratrice essentiellement organique et vitale, dont le produit toujours
identique ne change de nature que lorsque l'organe
qui l'effectue, a subi quelque modification dans son
mode particulier de vie.

Si d'un côté ce sont les parenchymes qui réagis-
sent sur le fluide nutritif, pour opérer leur renouvellement propre, et que de l'autre, les parenchymes

soient différens selon les organes qu'ils forment, il
faut nécessairement en conclure que la nutrition
n'est pas la même dans des parties qui ne sont point
identiques, car d'une organisation différente doit
résulter une élaboration différente, et par suite une
substance diverse, et c'est ce qui a lieu en effet.
Ainsi dans les os, c'est un élément osseux qui se
forme, dans les muscles, un élément musculaire, dans
le cerveau, un élément nerveux, et tous ces élémens sont des produits divers, résultant d'un même
sang; preuve nouvelle que pour les extraire, ou
plutôt les obtenir de ce fluide, les parenchymes se
livrent à une action élaboratrice quelconque, dont
la chimie ne saurait donner l'explication.

Si l'on demande maintenant en combien de temps
s'opère cette conversion du sang en la substance des
organes, quoiqu'il soit difficile de répondre d'après
des faits directs, nous sommes portés à penser que
cette action est instantanée, parce qu'elle s'effectue
dans les vaisseaux capillaires, sur un fluide nutritif
qui a acquis le plus grand degré de ténuité. Toutefois pour obtenir une solution plus satisfaisante, il
faudrait connaître le degré de rapidité de la circulation capillaire; mais l'on sait seulement que cette
rapidité n'est pas la même dans tous les organes,
et qu'elle est variable dans chacun d'eux, selon mille
circonstances.

SECTION III.

ACTION DE DÉCOMPOSITION.

Par cette action, tous les organes se débarrassent
des matériaux usés qui avaient servi à les former,
et qui cèdent leur place aux matériaux nouveaux
apportés par la composition. Nous avons parlé
(*chap. II*) de la fonction qui reprend ces matériaux.

C'est cette absorption qui a, tour-à-tour, été appelée *interstitielle*, *décomposante* et *organique*. Par la décomposition, des organes entiers devenus inutiles disparaissent, par elle aussi sont absorbées ces tumeurs accidentelles qu'un état de maladie développe quelquefois.

Il est donc vrai de dire que dans tous les parenchymes se trouvent béantes une multitude de bouches de vaisseaux absorbans, chargés de recueillir les débris de la nutrition. Or, nous savons que ces vaisseaux ne peuvent être que des lymphatiques ou des veines, et probablement les uns et les autres ensemble, ainsi que nous l'avons dit, au chapitre *des Absorptions*, à propos de cette question, si l'absorption interstitielle est exclusivement départie aux vaisseaux lymphatiques ou bien aux radicules veineuses.

L'action de *décomposition* est tout aussi moléculaire que l'action de *composition*, il est conséquemment impossible de la saisir; mais comme il est certain qu'elle modifie les matériaux, puisqu'elle leur donne une forme toute nouvelle, qu'elle les transmute, par exemple, en lymphe et en sang veineux, on peut dire qu'elle est élaboratrice, et qu'elle n'a ni rapport ni analogie avec un fait chimique quelconque. Ainsi dans la nutrition, si le sang artériel a été échangé en la substance des organes, les débris de ces derniers organes ont formé la lymphe et le sang veineux. Que deviennent maintenant ces débris organiques? Nous avons vu qu'ils n'étaient pas rejetés immédiatement, puisque nous savons qu'ils se mêlent nu chyle pour aller avec lui se présenter dans le poumon au contact de l'oxigène et former le sang artériel? Pourquoi la nature ne les a-t-elle pas dirigés d'abord vers les organes sécréteurs afin d'en opérer l'expulsion immédiate? Il est difficile de pénétrer le motif d'une pareille disposition. « La nature, disent MM. Chaussier et Adelon, a-t-elle voulu par-là ne rien rejeter hors de l'économie, avant de l'avoir soumis à une révision sévère et d'en avoir retiré tout ce qui pouvait encore s'y trouver d'utile ? Ou bien, au contraire, les matériaux retirés des organes, traversent-ils le poumon et tout le système artériel impunément et ne sont-ils reconnus, si l'on peut s'exprimer ainsi, que par les organes excréteurs qui en opèrent le triage ? » Ici, il semble impossible d'obtenir une solution.

Peut-on, du moins, savoir, quelles sont les molécules des organes que reprend la décomposition ? Il est vraisemblable qu'elle s'empare des plus anciennes, celles que la continuité de la vie a détériorées, car les parties constituantes de nos organes font un certain séjour dans l'économie, ainsi que le prouvent les expériences de Belchier et de Duhamel, qui ont reconnu que la matière colorante des os ne disparaissait qu'après un certain temps. Il en est de la décomposition comme de la composition, elle est différente dans chaque organe, parce que la structure des parenchymes nutritifs n'est point la même. De plus, il est des organes dans lesquels elle est plus rapide, d'autres où elle est plus lente, selon la différence du tissu où elle s'effectue, selon l'âge, le tempérament, les idiosyncrasies, etc.....

Telles sont les deux actions du concours desquelles résulte la *nutrition*, fonction merveilleuse, où d'un côté un même fluide est changé en mille organes différens, tandis que de l'autre, la substance usée de ces mêmes organes se transforme toujours dans les mêmes fluides. La moindre modification de cette fonction donne lieu à des maladies nombreuses qui ont pour effet de changer le tissu de nos organes. C'est par une aberration de la nutrition, que les parties molles s'ossifient, et que le parenchyme osseux se carnifie, phénomènes qu'on a désignés sous le nom de *tissus accidentels*.

L'analyse que nous venons de présenter de cette fonction, suffit pour prouver combien il serait difficile, pour ne pas dire impossible, de déterminer la nature intime du principe nutritif qui va alimenter nos organes; toute recherche dans ce but ne conduirait à aucun résultat certain par l'impossibilité absolue de fixer un point de départ pour les expériences nécessaires. Aussi, tout ce qu'on connaît à cet égard, se réduit-il à de simples conjectures. Pour nous, qui nous proposons de ne rassembler que des vérités acquises à la science, nous avons dû nous interdire toute discussion, d'où il ne ressortirait que des probabilités.

Au point où nous sommes arrivés, il ne nous reste plus, pour compléter l'histoire des fonctions nutritives, qu'à étudier la sécrétion, fonction multiple, sous le rapport de ses organes et sous celui de ses produits.

CHAPITRE VI.

DES SÉCRÉTIONS.

La sécrétion est une fonction par laquelle certains organes fabriquent, avec le sang artériel, des *humeurs nouvelles*, dont les unes ont divers usages dans l'économie, et les autres, représentant les débris de la nutrition, sont rejetées comme inutiles.

Les premières portent le nom de *récrémentitielles* ; les autres sont appelées *excrémentitielles*. Cette distinction marquera la division de notre travail sur la fonction. Nous examinerons d'abord les sécrétions dont le but est la fabrication de fluides *récrémentitiels* ; ensuite nous passerons à la description de celles qui fournissent les humeurs *excrémentitielles*. Mais il convient auparavant de jeter un coup-d'œil rapide sur la nature des organes qui préparent les uns et les autres.

SECTION I.

ORGANES SÉCRÉTEURS.

Il existe trois sortes d'appareils sécrétoires : les *organes exhalans*, les *follicules* et les *glandes*.

1º Les organes sécréteurs *exhalans* ont une forme membraneuse, c'est-à-dire large et mince ; à leur surface viennent s'ouvrir librement les orifices chargés de verser l'humeur qu'ils ont fabriquée. Ces organes sécréteurs sont les plus simples ; ce qui a porté quelques auteurs à penser que , pour eux, la fonction ne consistait que dans la filtration , à travers les porosités des artères, d'une liqueur toute formée dans le sang. Nous avons assez dit ce qu'il fallait penser de ces explications physiques transportées dans la physiologie. Toute sécrétion , quelque simple qu'elle soit , est une action entièrement dépendante des lois de l'organisation et de la vie , et exige, pour le moins , le concours de deux sortes de vaisseaux ; les uns qui apportent le sang artériel, les autres qui reprennent le fluide sécrété. Dans l'exhalation , ces deux systèmes vasculaires sont réduits à leur plus simple expression, c'est-à-dire qu'il semble que le vaisseau capillaire sanguin verse lui-même à son orifice le fluide sécrété ; mais , s'il admet à ses extrémités un fluide différent du sang , il est bien évident que ce n'est plus un vaisseau sanguin : aussi lui a-t-on donné alors le nom de vaisseau exhalant , et cela est d'autant plus fondé, que , son action n'étant plus la même , sa structure doit nécessairement varier. Le caractère de l'exhalation consiste donc dans l'absence de tout intermédiaire entré le vaisseau artériel apportant les matériaux de la fonction , et le conduit chargé d'en recueillir les produits.

Les organes sécréteurs exhalans sont assez multipliés dans le corps humain où ils tapissent des surfaces très étendues, comme les cavités du crâne , de la poitrine , du bas-ventre , etc.

2° Les *follicules* sont des organes sécréteurs un peu plus compliqués que ceux que nous venons d'examiner. Ce sont des ampoules, des espèces de bouteilles, dont le fond est arrondi et le goulot très court, toujours situées dans l'épaisseur de la peau et des membranes muqueuses. Ces ampoules ont leur fond appliqué sur les parties recouvertes par la peau ou les membranes muqueuses, et leur goulot ou orifice vient s'ouvrir à la surface de ces mêmes organes, tantôt directement, d'autres fois par l'intermédiaire d'un petit canal très court, appelé *lacune*.

Ainsi la différence entre le *sécréteur exhalant* et le *follicule* résulte de ce que, dans ce dernier, le vaisseau qui amène le sang artériel et celui qui saisit l'humeur sécrétée, forment, en s'abouchant, un organe intermédiaire à tous les deux.

Les follicules sécrètent une humeur onctueuse, linifiante destinée à lubrifier des surfaces toujours en contact avec des corps étrangers. Ils sont d'autant plus nombreux, que les organes qu'ils lubrifient et auxquels ils adhèrent, occupent de très larges surfaces.

3° On donne le nom de *glande* à un organe sécréteur, encore plus composé que le *follicule*. Ici les deux systèmes vasculaires que nous avons dit constituer les organes sécréteurs se contournent, se disposent d'une manière toute particulière, et forment évidemment un organe intermédiaire entre le vaisseau afférent et celui qui est chargé d'exporter l'humeur fabriquée.

La structure des glandes est très compliquée. Les vaisseaux *afférens* et *efférens* se pelotonnent avec des nerfs dans une trame celluleuse, constituant leur parenchyme. Elles sont quelquefois entourées d'une membrane, et leur produit est toujours versé par un canal excréteur, isolé et distinct.

Les glandes ont été l'objet de beaucoup de recherches faites dans le but de déterminer la forme respective qu'affectent leurs élémens constituans. On a reconnu que le système vasculaire sanguin pénètre dans la glande, tantôt par plusieurs branches, tantôt au moyen d'un seul tronc. On a saisi les radicules du vaisseau sécréteur ; on les a vues se réunir en troncs de plus en plus gros et venir former un canal excréteur , dont l'isolement caractérise la *glande*. Il entre également dans leur composition des artères nourricières , des veines et des vaisseaux lymphatiques, qui , tout en reprenant les débris de la nutrition , emportent de l'organe la portion de sang qui n'a point servi à la sécrétion. L'entrée de ces vaisseaux dans la glande et leur sortie ont lieu par un même endroit. Les nerfs en pénétrant dans le tissu glandulaire , embrassent les artères , qu'ils accompagnent dans leurs ramifications. Tous ces élémens organiques sont liés ensemble par un tissu cellulaire plus ou moins abondant. Quant à la disposition qu'ils affectent dans l'intimité de l'organe : suivant les uns , ils se réunissent à leurs extrémités , pour former des lobules, de petits grains, et l'aspect de la glande est favorable à cette opinion ; les autres veulent qu'il y ait des cellules intermédiaires aux deux vaisseaux afférent et efférent qui forment l'élément principal de la glande, et c'est dans ces cellules que serait déposé le sang contenant les matériaux de la sécrétion , et que les vaisseaux sécréteurs viendraient ensuite faire et puiser l'humeur sécrétée ; mais on ne saurait démontrer exactement que les choses se passent ainsi , et il n'y a d'incontestable que l'abouchement du système vasculaire sanguin et du système vasculaire sécréteur.

L'économie humaine renferme un certain nombre de glandes ; on compte les *glandes salivaires* qui font la salive ; le *foie* et le *pancréas* qui fabriquent la bile et le suc pancréatique ; les *reins* qui sécrètent l'urine ; les *testicules* qui font le sperme, et les *glandes mammaires* qui font le lait. Quelques-

uns regardent aussi comme une glande *l'ovaire*,
qui fournirait chez la femme l'œuf et la substance
particulière par laquelle elle concourt à la génération.

SECTION II.

SÉCRÉTION DES HUMEURS RÉCRÉMENTITIELLES.

Les humeurs récrémentitielles sont fabriquées par
des organes exhalans qui les versent dans des cavités
intérieures, n'ayant aucune communication au
dehors. Elles servent d'abord à la partie sur laquelle elles sont versées, et elles concourent ensuite à
la formation de la lymphe et du sang veineux. Elles
sont le produit de cinq espèces de sécrétion dont
nous allons faire un examen rapide.

-. 1° *Sécrétion des sucs séreux.* Ces sucs sont dus aux
plus simples des organes sécréteurs, aux organes
exhalans. Les membranes qui les produisent sont
appelées *membranes séreuses*, elles tapissent toutes
les grandes cavités de notre corps ainsi que leurs
dépendances. *L'arachnoïde*, dans le crâne et le *canal vertébral*; la *plèvre*, dans la poitrine; le *péricarde*, qui enveloppe le cœur; le *péritoine*, qui
tapisse tout le bas-ventre; et la *tunique vaginale*,
qui enveloppe le testicule et qui est une dépendance
du péritoine, sont autant de membranes qui fabriquent les sucs séreux. Elles enveloppent les organes
comme le ferait un bonnet double, de sorte que la
moitié de leur surface externe s'applique sur les viscères, et l'autre moitié sur les parois des cavités;
leur surface interne étant ainsi contiguë à elle-
même : au reste, c'est dans celle-ci que s'épanchent
les fluides séreux. La texture de ces membranes est
très mince, elles sont transparentes et leur fond est
celluleux; c'est dans leur trame que les artères, de-

venues capillaires, se continuent avec les vaisseaux sécréteurs exhalans.

Les *sucs séreux* ressemblent beaucoup au sérum du sang. Dans l'état naturel, ils sont absorbés aussitôt que leur usage est rempli; mais lorsque, par une cause quelconque, cet équilibre de l'exhalation et de l'absorption se trouve détruit, leur amas constitue cette classe de maladies si fréquentes connues sous le nom d'hydropisies.

1° *Sécrétion de la synovie.* La synovie est une humeur grasse versée dans l'intérieur de toutes les articulations mobiles, où elle enduit la surface des os et facilite leur mouvement. Bichat a démontré que cette humeur était versée sur les surfaces articulaires, par une membrane particulière, ayant une grande analogie avec les membranes séreuses, et à laquelle il donne le nom de *membrane synoviale.* La synovie est donc formée par des membranes synoviales, de la même manière que les sucs séreux par les membranes séreuses. Cette humeur est diaphane, incolore, très visqueuse, peu odorante, et a présenté à l'analyse sur cent parties, 80,40 eau, 4,62 albumine, 11,86 matière fibreuse, 1,75 muriate de soude, 0,71 soude, 0,70 phosphate de chaux. Cette humeur, comme les sucs séreux, forme quelquefois, par son amas, des hydropisies articulaires.

3° *Sécrétions opérées par le tissu cellulaire.* Ce solide organique, qui remplit tous les vides que nos organes laissent entre eux, sécrète deux humeurs particulières qui sont, la *sérosité* cellulaire et la *graisse.*

La première ressemble aux sucs séreux, elle se présente en forme de fumée, s'exhalant de l'intérieur ouvert de tout animal récemment tué. Lorsque son absorption est empêchée par quelque cause, il se forme des infiltrations qui, en devenant générales, prennent le nom d'*anasarque*, maladie très fréquente chez les vieillards et chez les individus d'un tempérament lymphatique.

La graisse est également un produit du tissu cellulaire. Les anatomistes ne paraissent pas encore bien d'accord sur la manière dont s'opère sa sécrétion. Bichat a admis un ordre de vaisseaux exhalans, chargés de la fabriquer ; tandis que Malpighi voulait que le tissu cellulaire fût le siège de follicules graisseux. Les recherches de W. Hunter et de A. Monro, ont donné beaucoup de poids à cette dernière opinion, qui est aujourd'hui celle d'un grand nombre d'anatomistes. Selon eux, le tissu graisseux, qu'ils appellent *tissu adipeux*, serait de deux sortes : le tissu *adipeux commun*, et celui des os, qui prend le nom de *médullaire*. L'un et l'autre se composent d'une multitude de vésicules agglomérées, réunies en grains plus volumineux, qui à leur tour, forment de petites masses arrondies, séparées par des sillons plus ou moins profonds. Ces derniers ont d'une ligne à un demi pouce de diamètre. Les grains sont plus petits encore : les vésicules ne se voient qu'au microscope ; Monro estime leur diamètre à un six centième ou à un huit centième de pouce. Ces vésicules ne semblent pas communiquer entre elles ; lorsqu'on les incise, la graisse ne s'écoule que de celles qui ont été ouvertes. Sur le vivant, ce fluide n'obéit pas à la pression, ni aux lois de la pesanteur. Au reste, les parois de ces vésicules sont excessivement minces ; leur transparence laisse apercevoir la couleur jaunâtre de la graisse ; on ne peut se faire une idée de la membrane qui les constitue, qu'en incisant cette membrane et en voyant la graisse s'en écouler. Elles semblent formées de la même substance que le tissu cellulaire, mais dans un état différent. Le tissu adipeux reçoit des vaisseaux sanguins ; la disposition

de ces vaisseaux a été très bien représentée par Mas-
cagni. Ils sont logés dans les intervalles des espèces
de lobes qu'offre le tissu ; leurs rameaux se ploient
entre les grains adipeux ; leurs dernières ramifications entre les vésicules elles-mêmes. Ils pénètrent
ces différentes parties par un point peu étendu de
leur surface, ce qui fait paraître chacune d'elles
comme suspendue à un pédicule vasculaire. On ne
connaît point de vaisseaux lymphatiques ni de nerfs
dans le tissu adipeux. (*Béclard*).

Ainsi la graisse serait sécrétée et déposée dans des
vésicules. Mais que deviennent les petits organes
sécréteurs, dans l'état de maigreur qui, à la suite
des maladies, succède à un grand embompoint ? Il
faut donc admettre qu'ils sont absorbés avec la
graisse qu'ils contiennent, et qu'ils se reforment
ensuite quand cette humeur vient de nouveau se
déposer dans le tissu cellulaire. Pour lever cette difficulté, W. Hunter assure que dans l'état de maigreur, le tissu cellulaire conserve un aspect particulier qu'il doit aux vésicules affaissées dont il est
rempli.

Quoi qu'il en soit de la manière dont se fabrique
la graisse, cette espèce d'huile animale varie suivant les sexes, les individus, les âges, les tempéramens, etc. Abondante dans certaines parties du corps
elle manque dans d'autres. Elle est jaune, inodore,
se coagulant à la température de 25 à 15 degrés, elle
est composée, selon M. Chevreul, de deux élémens
auxquels ce chimiste a donné les noms d'*oléine* et
de *stéarine*.

La graisse prédomine chez les individus faibles.
Sa plus importante destination est, sans doute, de
fournir aux besoins du corps, dans ces circonstances
difficiles où nos organes sont empêchés de puiser au
dehors des matériaux de nutrition, et elle peut être
regardée alors comme l'un des principes constitutifs

les plus riches de la lymphe et du sang veineux. La graisse contribue aussi à conserver au corps la température qui lui est propre; déposée à l'extrémité des doigts, elle sert de point d'appui à la peau, dans l'exercice du tact.

La *moëlle* est une espèce de graisse qui se dépose dans le canal dés os longs; on explique sa formation de la même manière que celle de la graisse, dont elle ne diffère que par une plus grande fluidité. En admettant des vésicules médullaires, on conçoit mieux comment la moëlle est suspendue, sans couler dans les cellules nombreuses du tissu spongieux qui remplit les canaux osseux. Ses usages paraissent être relatifs à la nutrition des os. Presque insensible dans l'état de santé, le tissu médullaire jouit d'une grande sensibilité dans les maladies dont les os sont le siège.

4° Nous verrons, en décrivant l'organe de la vue, que le globe de l'œil contient plusieurs humeurs dont on est loin de connaître le mode de formation. Jusqu'à ces derniers temps, on avait pensé qu'elles étaient dues à des membranes séreuses; mais M. Ribes a établi, dans un beau travail, consigné dans le *Dictionnaire des Sciences Médicales*, que ces humeurs étaient le produit de ces petits replis membraneux, connus sous le nom de *procès ciliaires*, que cet habile anatomiste considère comme un assemblage de vaisseaux sécréteurs.

Il existe aussi dans l'intérieur de l'oreille une liqueur spéciale, appelée *Lymphe de Cotugno*, du nom de l'anatomiste italien qui l'a découverte et qui paraît être le véhicule des oscillations sonores; elle est produite, sans doute, par la membrane qui tapisse la cavité où elle est contenue.

Telles sont les diverses humeurs récrémentitielles que l'on trouve dans le corps de l'homme. Nous parlerons, en son lieu de celles que contient l'œuf hu-

main et la *vésicule ombilicale*. Nous ne disons rien de ces autres humeurs qui, selon certains physiologistes, seraient sécrétées par la surface interne de tous les systèmes vasculaires, et qui auraient pour usage de lubrifier ces conduits et de les défendre du contact des fluides qui y circulent? L'existence d'une humeur semblable n'est pas assez prouvée, pour que nous croyions utile de nous en occuper.

SECTION III.

SÉCRÉTIONS EXCRÉMENTITIELLES.

Cette section comprendra la sécrétion urinaire, celles de la peau et des membranes muqueuses, celle de la salive, du suc pancréatique, de la bile ; nous parlerons de la fabrication du sperme, du lait et des menstrues, au chapitre où il sera question de la fonction de génération, de l'histoire de laquelle ces sécrétions ne sauraient être distraites.

ARTICLE PREMIER.

Sécrétion urinaire.

Le mécanisme de cette sécrétion est trop compliqué, pour que nous puissions nous dispenser de jeter un coup-d'œil rapide sur la disposition anatomique des organes multipliés qui l'effectuent.

Remarquons d'abord ici une différence bien frappante. Dans les sécrétions que nous venons d'examiner, le vaisseau excréteur n'était point séparé du vaisseau afférent. Ici, au contraire, non-seulement nous trouvons un organe intermédiaire entre ces deux systèmes élémentaires constitutifs de tout appareil sécréteur, mais encore il existe un appareil spécial des plus compliqués, dont l'unique fonction

est de pousser au-dehors l'humeur sécrétée excrémentitielle.

La fabrication de l'urine est confiée à deux
glandes d'un certain volume, ayant une forme
oblongue assez semblable à celle d'une fève de ha-
ricot, et portant le nom de *reins*. Ces glandes, situées
sur les deux côtés de la colonne vertébrale, dans
l'abdomen, ont une couleur rouge foncée et une
consistance assez ferme ; leur milieu présente une scis-
sure dirigée du côté de la colonne vertébrale, et
donnant passage aux vaisseaux qui vont se distribuer
dans leur substance. Leur parenchyme est composé
ainsi qu'il suit :

Au niveau des reins l'artère *aorte* projette à angle droit une artère très grosse qui aborde directement chaque *rein*, dans le tissu duquel elle se
ramifie à l'infini. Aux endroits où se termine l'*artère rénale* et conséquemment dans la substance
intime de l'organe, naissent les radicules d'un canal
excréteur, dont les rameaux successivement réunis,
viennent aboutir à une même cavité, qui a reçu le
nom de *bassinet*. Là naissent aussi des vaisseaux
lymphatiques, et des radicules veineuses, ayant
pour office de retirer le résidu du sang qui a ali-
menté la sécrétion. Enfin, des nerfs de plusieurs
sortes, formant un réseau autour de l'artère rénale,
la suivent dans ses ramifications.

Ces divers élémens liés ensemble par une trame
cellulaire, constituent le parenchyme des reins, qui
présente à l'inspection trois substances bien distinctes. La première, située à l'extérieur et appelée
corticale, offre moins de consistance que les deux
autres, et semble formée par les ramifications de
l'artère rénale. La moyenne, moins rouge, n'est qu'un
assemblage de petits tubes rassemblés en faisceaux,
ayant l'apparence de petits cônes dont le sommet
regarde le *bassinet*. La dernière ou l'interne porte

le nom de *mamillaire*, parce qu'elle est formée par la réunion des sommets des tubes de la substance moyenne qu'on nomme *mamelons*, et dont le nombre varie, depuis cinq jusqu'à dix-huit. Ces mamelons viennent s'aboucher dans des calices qui se réunissent, à leur tour, pour former le *bassinet*. Tel est l'organe sécréteur de l'urine. Voyons ce qui compose l'appareil excréteur de cette humeur.

Du fond de chaque bassinet, naissent sous la forme d'entonnoirs, deux tuyaux de la grosseur d'une plume à écrire, qui, en se rapprochant dans leur trajet assez long, viennent s'ouvrir, par un orifice étroit à l'intérieur d'une poche, située dans l'excavation du bassin.

Cette poche musculo-membraneuse est la *vessie*, dont la capacité, variable à beaucoup d'égards, peut cependant contenir dans l'adulte de six à huit onces de liquide. La forme de cet organe, quand il est distendu, est ovoïde, conique. On y distingue deux parties principales: 1° le *bas-fond*, où viennent s'emboucher les *urétères*; il est tourné vers la partie postérieure du bassin, 2° le *col* situé à la partie antérieure; il a la forme d'un goulot assez large, se rétrécit peu à peu et donne naissance au canal de l'*urètre*. La vessie est fixée, en partie, par le péritoine qui la recouvre en arrière, en partie par les replis de cette membrane séreuse, fortifiés par les artères ombilicales qui sont oblitérées. Ce réservoir est composé de deux membranes principales; la première, musculeuse, est très épaisse dans quelques endroits, où elle forme des colonnes charnues, très mince dans d'autres, où venant à manquer quelquefois tout-à-fait, elle présente des cellules très marquées : la seconde est une membrane muqueuse qui tapisse aussi les *reins*, les *urétères* et le *canal de l'urètre*.

C'est par l'*urètre* que l'urine est rejetée de la vessie. Chez l'homme ce canal a une étendue de dix à douze pouces; il est moins long chez la femme. Il naît du col de la vessie, et se termine à l'extrémité de la verge, où il amène aussi le fluide spermatique, dans l'acte générateur. Sa portion la plus large est à son origine où elle prend le nom de *prostatique*; c'est dans cette partie, dont la longueur est de quinze à dix-huit lignes, que viennent s'ouvrir les conduits particuliers du sperme. La portion prostatique se continue avec la *membraneuse*, qui est longue d'un pouce et qui est plus étroite que les autres. Enfin, le canal de l'urètre s'achève par la portion *spongieuse* qui en forme les trois quarts, et qui est entièrement logée dans la verge, où elle se termine dans ce qu'on appelle le *gland*. Nous aurons, ailleurs, l'occasion d'entrer dans de plus amples détails, sur tout ce qui a rapport à la verge qui, comprenant la dernière partie du canal de l'urètre, complète le nombre des organes employés à sécréter et à excréter l'urine. Disons maintenant comment a lieu la fonction.

Le rein en est l'organe sécrétoire, et c'est dans sa substance *corticale*, qui est la plus extérieure, que s'opère la fabrication de l'urine; en effet, dans cette substance, se terminent les ramifications de l'artère rénale, et l'urine s'y fait remarquer, lorsque cette partie du rein se trouve blessée. Cette humeur filtre ensuite par la substance tubuleuse, et coule goutte à goutte dans le bassinet, d'où elle descend par les uretères dans la vessie. L'urine ne sort de ce réservoir qu'après y avoir demeuré quelque temps, et tout dans l'organe est disposé de manière à y faciliter son séjour; car, d'un côté, elle ne peut point remonter dans les uretères, d'abord, parce que les lois de la gravitation s'y opposent; ensuite parce que ces canaux, avant de s'ouvrir dans l'intérieur de l'organe, rampent, l'espace d'un demi-pouce entre ses membranes, et n'y pénètrent que

6.

par une ouverture oblique très étroite, et recouverte en outre d'un repli de la membrane muqueuse, repli que l'urine est obligée de soulever
pour tomber dans son réservoir. Cela est si vrai,
que des injections, poussées avec force par le canal
de l'urètre dans la vessie, n'ont jamais pénétré
dans les urétères. D'un autre côté, l'urine ne peut
pas, non plus, couler par le canal de l'urètre, car,
non-seulement le fond de la vessie est situé plus bas
que son col, mais encore ce col est fermé par des
fibres circulaires qui l'entourent, de sorte qu'il
faut un effort volontaire, pour effectuer l'excrétion.

L'urine s'accumule donc dans la vessie, où, soit
par son abondance, soit par l'âcreté qu'elle y contracte, elle détermine le besoin de l'excréter.

Alors la vessie se contracte, c'est-à-dire qu'elle
diminue ses diamètres dans tous les sens : cette contraction a lieu par le raccourcissement des fibres
qui composent la membrane musculaire, dont nous
avons vu que cette poche était en partie formée ;
ainsi est surmonté l'obstacle que les fibres du col
opposaient à la sortie de l'urine. Comme cette excrétion est soumise à la volonté, la vessie est, pour
l'ordinaire, aidée, dans ses efforts, par l'action des
muscles du bas-ventre, qui en comprimant les viscères contenus dans cette cavité, agissent sur elle
d'une manière médiate.

Dans cette action, le canal de l'urètre n'est
pas tout-à-fait passif, et, lorsque l'excrétion touche à
sa fin, divers muscles qui l'entourent poussent le reste
du fluide et rétablissent par leur contraction l'occlusion de la vessie. Il était d'autant plus nécessaire
qu'un réservoir spécial fût ménagé pour l'urine,
que cette humeur, filtrée goutte à goutte à travers
les reins, nous eût, par son émission continuelle,
assujétis à une incommodité dégoûtante. C'est ici
le lieu de parler de la nature de ce fluide et de

rechercher à quoi peut être utile son excrétion.

L'urine est un liquide jaune, d'une saveur salée, d'une pesanteur spécifique, un peu supérieure à celle de l'eau. L'analyse qu'en a faite M. Berzelius y a démontré, sur mille parties : eau 935,00; urée 30,10 ; sulfate de potasse 3,71 ; sulfate de soude 3,16 ; phosphate de soude 2,54 ; sel marin 4,45 ; phosphate d'ammoniaque 1,65; hydrochlorate d'ammoniaque 1,50 ; acide lactique libre, lactate d'ammoniaque, matière animale soluble dans l'alcool, et qui accompagne ordinairement les lactates, matière animale insoluble dans l'alcool, mais qu'on ne peut séparer de la matière précédente, 17,14 ; phosphate terreux, avec un vestige de chaux, 1,00 ; acide urique 1,00, mucus de la vessie 0,32 ; enfin silice 0,03. On voit, par cette analyse, combien est compliquée la composition de l'urine. Quelques-uns de ces principes se séparent assez facilement, et on sait qu'il suffit de laisser quelques heures cette humeur en repos, pour qu'il se dépose, sur les parois du vase, un sédiment jaunâtre, qui est de l'acide urique. Il faut peu de temps aussi pour que l'urée se décompose et pour qu'il se forme de l'ammoniaque. Les élémens qui constituent l'urine se désunissent quelquefois avec tant de facilité dans la vessie, dans les urétères, et même dans les reins, qu'ils cèdent à des combinaisons nouvelles et donnent lieu à la formation de calculs, d'où résultent des maladies terribles, telles que la *gravelle* et la *pierre*. Et qu'on n'aille pas croire qu'il faille le concours d'un grand nombre de circonstances, pour donner naissance à ces concrétions ; il est aujourd'hui bien démontré qu'il existe, entre les principes constituans de cette humeur, quinze combinaisons possibles, dont chacune en particulier a été réalisée plus ou moins fréquemment.

De toutes les humeurs sécrétées l'urine est la plus abondante : sa quantité peut être évaluée, de trois à quatre livres par jour. Du reste, elle est variable sous tous les rapports, elle est surtout soumise aux influences de l'âge, du sexe, de la constitution, des climats et des saisons. En général, elle est toujours solidaire des autres sécrétions excrémentitielles : Ainsi elle est rare, quand celles-ci sont abondantes, qu'il y a hydropisie, anasarque, etc. Son apparence et sa composition sont différentes dans les diverses périodes des maladies. La sécrétion de l'urine est aussi modifiée par les alimens et par certaines substances ; les asperges, la thérébentine lui communiquent une odeur particulière ; la rhubarbe, la garance changent sa couleur, etc.....

La rapidité avec laquelle les boissons, dont l'abondance influe toujours sur la quantité de l'urine, viennent se rendre dans la vessie, avait fait soupçonner qu'il existait un canal direct de l'estomac à la vessie. On ne pouvait pas concevoir que les liquides ingérés fissent avec tant de promptitude le long trajet de la circulation ; mais c'est en vain qu'on a recherché le canal présumé. Il faut donc reconnaître que les boissons ne parviennent aux reins que par la voie de la circulation ; et la facilité de la sécrétion, la grosseur de l'artère rénale, qui distribue dans le rein la huitième partie du sang, son trajet très court, enfin la rapidité de la circulation motivent suffisamment cette opinion ; toutefois quelques physiologistes, trouvant le trajet encore trop long, ont admis que les veines étaient les seuls agens de l'absorption des boissons. Nous avons dit ailleurs ce que nous pensions de cette opinion par laquelle on refuse aux *chylifères* une part qui, d'après la destination spéciale de ces vaisseaux, semble devoir être considérable dans la fonction d'absorption.

L'urine n'est, sans contredit, qu'une humeur décomposante; elle donne à l'économie le moyen de
se débarrasser des matières étrangères, et des débris
de la nutrition.

ARTICLE II.

*Humeurs qui ne sont rejetées qu'après avoir rempli divers
usages dans l'économie.*

Les humeurs dont nous allons parler sont évidemment destinées, avant leur excrétion, à remplir, un usage particulier, à l'égard des parties sur
lesquelles elles sont versées; elles ne constituent une
déperdition pour le corps, qu'en raison de l'emploi
auquel elles ont été appliquées; sous ce rapport
elles ne doivent être regardées que comme acces-
soirement décomposantes.

Ces humeurs, quant à leurs usages, peuvent
être rapportées à quatre divisions. 1° Elles linifient
les parties sur lesquelles elles sont versées, et leur
conservent leur liant; 2° elles aident à la digestion;
3° elles concourent à la génération; 4° elles entretiennent la température propre du corps.

§ I. *Humeurs linifiantes.*

De ce genre sont : l'humeur *sébacée*, les *mucus*,
et les *larmes*.

1° L'humeur sébacée est une graisse sécrétée par
des follicules situés sous la peau, principalement
aux endroits où cette membrane fait des plis et est
exposée à plus de frottemens, ainsi qu'aux endroits
où elle est recouverte de poils. Cette humeur se répand sur l'épiderme et sur les poils dont elle entretient
la souplesse et le poli. Mêlée aux corpuscules extérieurs, elle constitue la matière grasse dont nos vê-

temens s'imprégnent. L'humeur sébacée fortement odorante chez le nègre et chez certains individus qui exhalent une odeur de bouc, est en plus ou moins grande quantité, plus ou moins fluide, plus ou moins colorée, selon les divers endroits de la peau dans lesquels elle se répand. Jaune et abondante, dans l'oreille, elle y prend le nom de *cérumen ;* aux paupières elle est la *chassie.* Sa quantité est aussi plus grande aux aines, aux aisselles, et à la peau du crâne ; sa supression est d'autant plus dangereuse que, comme humeur excrémentitielle, elle dépure le sang des matières étrangères qui lui sont mêlées, et concourt ainsi à la décomposition. Il est évident dès-lors que c'est sur sa production, que doivent être basées les règles de cosmétique à suivre , et que les substances appliquées sur la peau, devront avoir des qualités différentes, selon que cette membrane sera ou trop souple ou trop sèche ; c'est-à-dire, selon que l'humeur sébacée sera trop abondante ou trop rare.

2° *Sécrétions muqueuses.* Elles sont également opérées par des follicules qui se trouvent en plus ou moins grand nombre, dans l'épaisseur des membranes muqueuses ; leurs produits portent le nom de *mucus.* Ils diffèrent peu entr'eux, dans quelque partie qu'on les examine, excepté pour les usages secondaires qu'ils remplissent à l'égard des membranes à la surface desquelles ils sont versés. C'est ainsi que le *mucus nasal,* après avoir entretenu la membrane olfactive dans l'état d'humidité nécessaire à sa fonction, favorise le sens de l'odorat, en appliquant sur cette membrane, la molécule odorante.

On conçoit de quelle utilité doit être, dans l'économie, cette sécrétion qui a lieu sur des surfaces continuellement en contact avec des corps étrangers, puisqu'elle sert à favoriser le glissement de ces derniers, dans la bouche, l'œsophage, l'estomac et les intestins, et empêche l'action exsiccative de l'air, sur la muqueuse des bronches.

L'excrétion des mucus ne suit pas immédiatement sa sécrétion, mais ce n'est que lorsque ces humeurs sont en certaines quantités sur les membranes, que le besoin de les expulser se manifeste. Le mucus nasal est chassé au moyen d'une forte expiration qu'on appelle le *moucher*. Lorsque ce mucus est surabondant, l'air poussé avec vitesse par les fosses nasales, l'en détache et l'expulse. Il en est de même du *cracher*, avec la seule différence que l'air est alors poussé par la bouche, afin d'entraîner avec lui les mucosités du larynx et des bronches.

La quantité des mucus est variable selon une foule de circonstances; l'inflammation des membranes muqueuses augmente beaucoup leur sécrétion. On sait combien est abondant le mucus nasal dans cette affection, si fréquente, que le vulgaire désigne sous le nom si impropre de *rhume de cerveau*, et qui n'est qu'une irritation de la muqueuse olfactive, irritation que les médecins ont appelée *coryza*. Dans les rhumes proprement dits, l'expectoration est d'autant plus considérable que la muqueuse bronchique a été plus profondément enflammée.

3° *Sécrétion des larmes.* Nous dirons ce qui est relatif à cette sécrétion, quand nous décrirons l'organe de la vue.

§ II. *Sécrétions dont les produits servent à la Digestion.*

De ce genre sont : la *sécrétion salivaire*, la *sécrétion pancréatique*, et la *sécrétion biliaire*.

1° *Salive.* Trois glandes situées de chaque côté de la bouche, et portant les noms de *parotides sublinguales* et *maxillaires*, sécrètent cette humeur dont nous avons expliqué les usages, au chapitre de la digestion. Nous nous bornerons à indiquer ici son analyse. M. Berzelius a trouvé qu'elle contenait, sur mille parties, savoir : eau 992,9 ; matière animale particulière 2,9 ; mucus 1,4 ; muriate de potasse et de soude 1,7. (Voy. page 36.)

2° *Suc pancréatique.* Cette sécrétion ne semble différer de la précédente que par le lieu qu'elle occupe, et la matière sur laquelle elle agit, la salive étant fabriquée à l'entrée de la bouche, et versée sur les alimens avant qu'ils soient élaborés, et le suc pancréatique étant sécrété dans le bas-ventre et versé dans le duodenum, sur le bol alimentaire, lorsqu'il a déjà subi, non-seulement une préparation, mais encore une transformation. (V. p. 48.)

3° *Sécrétion de la bile.* Nous traiterons ici avec quelque détail, de la fabrication de la bile, non-seulement parce que ce fluide est d'une grande importance dans la chylification des alimens, et que son organe est un des plus volumineux du corps, mais encore parce que l'anomalie circulatoire dont il est le siège a donné lieu à des débats qui ne sont point encore terminés, et qui méritent quelqu'attention de notre part. Pour être plus clair dans l'exposition de la sécrétion biliaire, décrivons d'abord son appareil, nous ferons ensuite connaître son mécanisme.

A. *Considérations anatomiques sur l'appareil biliaire.* Cet appareil se compose d'une glande, le *foie* et d'un conduit excréteur, le *canal hépatique,* qui en retire le produit, pour le porter dans un réservoir appelé *vésicule biliaire,* par l'intermédiaire du *canal cystique,* ou directement, au moyen du *canal cholédoque,* dans le *duodenum,* où il sert à la digestion.

(*a*). Le *foie* est la plus volumineuse de toutes les glandes. Elle remplit, chez l'homme, tout le côté

droit du bas ventre, où elle est située immédiatement sous le diaphragme. Son tissu d'une couleur
brune rougeâtre, est très dense, très pesant, très
facile à déchirer. Le foie se divise en trois portions,
qu'on désigne sous les noms de *lobe droit, lobe
gauche* et *lobe de spigel,* ce dernier situé entre les
deux autres. Comme toutes les glandes, le foie a pour
élémens ; 1° un système vasculaire sanguin, que nous
allons voir être de deux sortes, (l'artère hépatique
et la veine porte), apportant les matériaux de la
sécrétion ; 2° un autre système vasculaire faisant et
emportant le fluide sécrété ; 3° plus, les principes
constituans de toute partie vivante , savoir : des
vaisseaux sanguins nutritifs, des vaisseaux lymphatiques, des nerfs et du tissu cellulaire liant entre
elles toutes ces parties, de manière à en former un
parenchyme dont l'apparence poreuse, granulée ,
permet de distinguer aisément les communications
des vaisseaux qui entrent dans sa composition intime. Le foie est enveloppé par une membrane
extérieure fibreuse, appelée *capsule de Glisson,* et
qui, bien qu'assez mince , ne laisse pas que d'être
apparente dans les endroits où elle existe seule ,
c'est-à-dire, partout où le foie n'est pas recouvert
par l'enveloppe commune à tous les viscères du
bas ventre, le *péritoine.*

(*b*). Des radicules très déliées naissent dans la profondeur de l'organe, se réunissent peu-à-peu et viennent former un tronc commun. Ce tronc commun est
le *canal hépatique ,* ayant un diamètre d'une ligne
et demie sur une longueur d'un à deux pouces.

(*c*). La *vésicule biliaire* est une petite poche
pyriforme , membraneuse, située à la face inférieure du foie , et destinée à tenir en dépôt une
portion de bile ; son intérieur est garni d'une
foule de petites aspérités qu'on avait prises pour des
follicules.

(*d*). Le *canal cystique* prend naissance au col de la vésicule biliaire : il est garni de plusieurs valvules. Sa longueur est à-peu-près égale à celle du *canal hépatique*, auquel il se réunit, en formant avec lui un angle très aigu.

(*e*). De leur jonction résulte le *canal cholédoque*, qui, après avoir parcouru un trajet de trois pouces à trois pouces et demi de long, vient, de concert avec le canal pancréatique, auquel il s'abouche quelquefois, s'engager obliquement dans les deux tuniques du duodénum, entre lesquelles il rampe avant de s'ouvrir dans son intérieur.

Quelques physiologistes (et ce sont ceux qui veulent que le sang de la veine-porte fournisse les matériaux de la bile), ajoutent encore à cet appareil biliaire un organe particulier, appelé *la rate*. La rate fournit la moitié du sang, qui pénètre dans le foie par la *veine-porte*. Ce viscère est assez gros : il est également situé dans le bas-ventre, du côté opposé à celui du foie au-dessus du rein gauche. Longue de quatre pouces et demi, sur une épaisseur de deux pouces et demi, sa masse pèse huit onces. La rate est d'une couleur noirâtre, d'une consistance mollasse, spongieuse ; ses usages sont ignorés : les plus judicieux pensent que c'est un ganglion sanguin. Elle est formée, 1° de l'artère *splénique*, qui se ramifie dans le tissu de cet organe, qu'elle semble constituer exclusivement; 2° de la veine *splénique*, qui va s'aboucher avec la veine-porte, dont elle forme la moitié. (Il est à remarquer que ces deux vaisseaux, l'artère et la veine spléniques, ne sont point ici disposés de la même manière que dans les organes glanduleux ; en effet, les injections, poussées dans l'artère, pénètrent avec difficulté dans les radicules de la veine); 3° de vaisseaux lymphatiques, qui ne paraissent pas pénétrer dans l'intimité de l'organe ; 4° de nerfs ; 5° de tissu cellulaire,

lien de to.is ces principes ; 6º d'une membrane
extérieure, qui plonge dans l'intérieur de l'organe,
fournit une gaîne à l'artère et à la veine spléniques, et isole ainsi ces vaisseaux du tissu propre
de la rate ; 7º enfin on regarde aussi comme partie
intégrante de la rate un sang particulier, qui n'est ni
celui de la veine, ni celui de l'artère spléniques. Il
est stagnant dans l'organe, se trouve contenu dans un
système capillaire intermédiaire à l'artère et à la
veine, et on l'obtient en exprimant le tissu très compressible de cet organe. Du reste, la sensibilité de
la rate est si obtuse, qu'on peut la couper sans
douleur chez les chiens, et que ces animaux se la
rongent impunément.

Tels sont les organes qu'on regarde comme chargés de la sécrétion biliaire : il n'y a de doute à cet
égard que pour la rate, car il n'est pas directement
prouvé, qu'elle joue, dans la fonction, le rôle qu'on
a voulu lui attribuer.

B. *Mécanisme de la sécrétion biliaire.* Il est
certain que c'est le foie qui est l'organe sécréteur. Mais les matériaux lui sont-ils amenés par
l'artère hépatique, ou bien par la veine-porte?
Pour résoudre cette question, il faudrait connaître
les usages de la rate, et ces usages ne sont pas encore
bien déterminés. D'après l'opinion qui fait de la
rate un ganglion sanguin, ce ganglion exercerait une
action élaboratrice sur le sang, de même que les
ganglions lymphatiques en exercent une sur la lymphe. Il est vrai que le sang de la veine splénique est
différent de celui des autres veines, qu'il est plus
aqueux, plus albumineux, plus noir, plus onctueux et moins coagulable; mais pour quelles fins
ce ganglion élaborerait-il le sang? Serait-ce pour
la fabrication du sang artériel, ou bien pour la fabrication de la bile? Dans ce cas, l'absence de la
rate devrait amener quelques changemens dans les

sécrétions du foie. C'est pour éclaircir ce point de la question, que M. Dupuytren a pratiqué l'extirpation de cet organe sur quarante chiens à-la-fois; mais il n'en est résulté aucune lumière. On a vu seulement que cet organe n'était pas essentiel à la vie ; car les animaux qui ont pu supporter l'opération ont été guéris au bout de vingt jours, et n'ont ensuite rien présenté d'extraordinaire dans leurs fonctions nutritives, si ce n'est, pendant les premiers jours, un appétit vorace, qu'on pouvait d'autant mieux attribuer au régime auquel on les avait soumis, pour éloigner tous les accidens qui eussent pu entraver la guérison, que cet appétit est promptement revenu à son état naturel.

La plupart des physiologistes n'en ont pas moins admis que la rate faisait subir au sang une préparation nécessaire à la fabrication de la bile. Ainsi se trouverait en partie résolue la première question, savoir : lequel des deux vaisseaux, de la veine-porte ou de l'artère hépatique fournit les matériaux de la sécrétion. Ils veulent en effet que la bile soit faite aux dépens du sang de la *veine-porte ;* mais les raisons qu'ils donnent ne constituent point une démonstration rigoureuse : il en est même, que l'on pourrait invoquer en faveur de l'opinion qui fait provenir la bile du sang de l'artère hépatique. La question est donc encore indécise. M. Magendie seul, tranchant la difficulté pense que la bile est formée par ces deux ordres de vaisseaux à-la-fois.

L'obscurité qui enveloppe le mécanisme de la sécrétion biliaire s'étend aussi à quelques points de son excrétion. La bile, parvenue, soit par l'action contractile des sécréteurs, soit par les mouvemens de la respiration, jusqu'au canal hépatique, coule-t-elle d'une manière non interrompue, dans le duodénum (ce que semble prouver la présence continuelle d'une certaine quantité de cette humeur dans le tube alimentaire), et dans ce cas comment se rend-elle du foie dans la vésicule du fiel hors le temps de la digestion, et comment aussi cette vésicule se vide-t-elle, lorsque cette fonction s'exécute? Ou bien la bile ne coule-t-elle dans le canal alimentaire que pendant la chylification, et, alors comment détruire les faits qui prouvent que la bile coule sans interruption dans cet organe, ainsi que M. Magendie l'a expérimenté sur des chiens où il a vu cette humeur sourdre de l'orifice de ce canal, deux fois par minute environ, intervalle nécessaire sans doute pour que la sécrétion ait lieu? Du reste, les partisans de l'une et de l'autre opinion admettent que la bile va se mettre en dépôt dans la vésicule biliaire, et qu'ensuite cette vésicule se vide au moment de la chylification. En séjournant dans ce réservoir, cette humeur s'épaissit et forme quelquefois des calculs appelés biliaires.

Nous avons parlé ailleurs des usages de la bile; il ne nous reste plus qu'à donner sa composition. La bile de l'homme contient, d'après M. Thénard, sur 1100 parties, 1000 d'eau, 42 d'albumine, 41 de substance résineuse, 2 à 10 de matière jaune, 5 à 6 de soude libre, 4 à 5 de phosphate, d'hydroclorate et de sulfate de soude, de phosphate de chaux et d'oxide de fer. Plus récemment on y a découvert une certaine quantité de *pi cromel*.

§ III. *Sécrétions excrémentitielles génitales.*

Ces sécrétions sont au nombre de trois, savoir : la sécrétion du sperme, la sécrétion du lait, et la sécrétion des menstrues. Comme elles appartiennent à la génération, c'est en traitant de cette fonction que nous les décrirons.

§ IV. *Sécrétions excrémentitielles ayant pour objet l'entretien de la température du corps.*

Ces sécrétions, qui agissent en absorbant le calorique prédominant, sont de deux sortes : les unes sont produites à la peau où elles forment la *perspiration cutanée* et *la sueur ;* les autres sont produites à la surface des membranes muqueuses et constituent les *perspirations muqueuses.*

1° (*a*) *Perspiration cutanée ,* appelée aussi *transpiration insensible.* Dans l'état de santé, elle est l'excrétion la plus abondante, et celle qui soulage le plus. Son but, dans l'économie , est de dépurer le sang, de concourir ainsi à la décomposition et de servir en même temps à l'entretien de la température du corps. C'est un *halitus,* un fluide vaporeux très visible dans certain cas , comme lorsqu'on applique une partie de la peau à la surface d'une glace ou de tout autre corps bien poli ; quelquefois même , en hiver principalement, on la voit se dégager en fumée.

La *perspiration cutanée* forme donc autour du corps une sorte d'atmosphère particulière que l'air dissout et que les vêtemens absorbent. Elle est produite par les nombreux vaisseaux exhalans qui entrent dans la composition de la peau et qui aboutissant à sa surface externe immédiatement au-dessous du derme, la rejettent d'une manière continue, par un mécanisme commun à toutes les exhalations.

On a fait beaucoup de recherches dans le but d'évaluer la quantité de la *perspiration cutanée :* Sanctorius, à Venise, s'établit pendant trente ans dans une balance, pesant avec exactitude, d'un côté toute la nourriture qu'il prenait, et de l'autre, le produit de ses excrétions sensibles; les com-

parant ensuite entr'elles, lorsque son corps était
revenu à un poids qu'il avait primitivement noté,
il considérait comme transpiration insensible tout
ce qui manquait aux excrétions pour égaler les in-
gestions. Il crut voir de la sorte que la transpiration insensible constituait à elle seule les cinq hui-
tièmes de nos pertes. Dodart en France, Robinson
en Ecosse, Gorter en Hollande, Linnings dans la
Caroline méridionale, expérimentant sur les mêmes
bases, obtinrent tous, des résultats différens, et il
devait en être ainsi non - seulement parce que
le procédé employé était tout-à-fait défectueux,
puisque l'on ne tenait point compte de l'air respiré,
mais encore parce que cette fonction, comme toutes
les autres, varie à l'infini par l'effet de mille circonstances dont on chercherait en vain à apprécier
rigoureusement l'influence sur la peau.

Toutefois, ces expériences furent utiles en ce
qu'elles servirent à faire connaître d'une manière
générale les variations que la perspiration cutanée présente selon les âges, les climats et les saisons. Ainsi l'on reconnut que dans la vieillesse l'u-
rine prédominait, que dans l'enfance c'était la *perspiration cutanée;* que pendant les mois chauds, la
perspiration est à l'urine dans le rapport de cinq à
trois; dans les mois froids de deux à trois : avril,
mai, octobre, novembre, décembre, donnèrent
des rapports égaux entre ces deux excrétions. Lavoisier et Séguin, qui expérimentèrent les derniers
sur cette matière, reconnurent que la plus forte
quantité de transpiration, est de trente-deux grains
par minute; trois onces, deux gros quarante-huit
grains par heure; cinq livres par jour. La moindre
quantité est de onze grains par minute; une livre
onze onces quatre gros par jour. Elle est à son *minimum* pendant la digestion, et à son *maximum*
après l'accomplissement de cette fonction : les mau-

vaises digestions diminuent la transpiration : le poids du corps est plus grand pendant quelques jours ; mais à mesure que la santé se rétablit, il revient à son état primitif. Les expériences de Lavoisier et de Séguin furent plus précises, en ce qu'elles conduisirent à séparer la perspiration cutanée de la perspiration pulmonaire ; ce qui n'avait pas été fait avant eux.

Il était pourtant aisé de prévoir que, quelque rigoureux que fussent les calculs, il ne serait jamais possible d'apprécier, avec quelque certitude, la quantité positive de la transpiration insensible , parce que rien n'est plus variable que cette sécrétion : l'âge , le sexe , les tempéramens, les climats, les saisons et les idiosyncrasies la modifient singulièrement. Ainsi elle est abondante et acidule chez l'enfant, médiocre et musquée chez le pubère, âcre et rare chez le vieillard ; elle est en plus grande quantité dans l'homme que dans la femme , chez qui elle est acidule , à l'époque des règles.

Comme la sécrétion de l'urine , celle de la transpiration a pour objet spécial d'accomplir la décomposition du corps. Si l'on considère , d'un côté , que la transpiration est l'excrétion la plus abondante dans l'état de santé , qu'elle est la plus ordinaire aux gens forts ; que d'un autre côté, la peau , qui en est le siège , reçoit les influences les plus grandes et du dehors par la température , et du dedans par les sympathies qui l'unissent avec les divers organes, on concevra aisément que son trouble doit être regardé comme la cause fréquente d'un grand nombre de maladies.

Il est probable que la transpiration insensible varie aussi sous le rapport de la qualité de sa matière. On sait que les sels qu'elle contient sont d'autant plus abondans, que leur urine est moins chargée d'acide phosphorique. Delà la nécessité d'étriller les animaux domestiques pour détacher ces sels de la peau , sur laquelle ils s'arrêtent ; dans l'état sauvage , ils savent s'en délivrer eux-mêmes. Ces sels étant moins abondans chez l'homme , le linge blanc et des bains, par intervalles, suffisent pour les enlever.

(b). La *sueur* n'est que la transpiration dans un état d'exaltation. L'accélération de la circulation en est toujours la cause prochaine. Donc tout ce qui tend à précipiter la circulation générale, comme la course, et toute espèce d'efforts, contribuera à produire la sueur. Il en est de même de l'excitation de la peau soit directe , soit sympathique ; comme un air chaud , l'application du feu, les frictions, etc. Les lieux où la sueur se montre le plus ordinairement sont les mains, les pieds, les aisselles, les aines , le front. La sueur est d'autant plus facile qu'on est plus jeune ; cette excrétion , comme toutes les autres, est spécialement subordonnée aux idiosyncrasies ; aussi, tandis que tel individu sue avec une grande facilité, tel autre ne peut jamais suer.

La sueur est bien évidemment destinée à aider à la décomposition du corps en épurant le sang , mais ce n'est point son seul usage, et nous avons vu, au chapitre de la respiration , que ce phénomène avait également pour but d'entretenir le corps dans sa température spéciale. La sueur que la moindre excitation peut produire est une preuve de l'extrême sensibilité de la peau : elle est d'un secours fréquent dans le traitement des maladies où elle fournit au médecin un grand moyen de dérivation.

2° *Perspirations muqueuses.* Il existe entre les membranes muqueuses et la peau de très grandes analogies , tant sous le rapport de leur texture que sous celui de leurs sécrétions. Toutes ces membranes perspirent aussi, sous forme d'*halitus* ou de vapeur, une matière dont la composition chimique est la même que celle de la transpiration cutanée ; cette perspiration est susceptible d'augmentation sous l'influence de divers excitans; elle prend alors la forme d'un liquide plus ou moins consistant. Il est très probable que chaque membrane muqueuse est le siège d'une perspiration différente. Celle qui a le plus fixé l'attention, est la perspiration pulmonaire, dont Lavoisier et Séguin ont cherché à apprécier les produits, comme ils l'ont fait pour la perspiration cutanée.

Ici finit l'histoire des sécrétions et avec elle celle des fonctions nutritives. Les phénomènes qui nous restent à étudier, sont d'un ordre plus relevé. Jusqu'ici la vie, telle que nous l'avons vue, est toute intérieure : elle se borne à l'accroissement et au décroissement du corps. Dans l'histoire des fonctions de relation , nous verrons l'homme se multiplier, si on peut le dire, en s'appropriant, en quelque sorte tous les objets extérieurs, pour les faire servir, non plus au développement de son corps, mais bien à celui de son intelligence et à l'agrandissement de l'empire qu'il exerce sur le globe.

VIE

DE L'INDIVIDU.

FONCTIONS RELATIVES.

DES FONCTIONS DE RELATION

Au nombre des phénomènes qui distinguent le *végétal* de l'*animal*, se trouvent la *sensibilité*, la *locomotivité* ou faculté de se mouvoir et la *voix*.

Chez le *végétal*, la nature seule et sans aucune espèce de concours effectue, les rapports des autres êtres qui sont nécessaires à sa nutrition et à sa reproduction, en sorte que c'est irrésistiblement et sans conscience de ce qu'il fait, que le *végétal* absorbe dans le sol, auquel il est fixé, les matériaux nutritifs qui sont à sa portée. C'est aussi sans aucune perception et d'une manière également irrésistible que la réproduction s'effectue chez lui; souvent même c'est un agent étranger qui saisit la poussière séminale, fabriquée par les étamines et la porte sur le pistil qu'elle doit féconder.

L'animal, au contraire, parcourant le globe en dominateur, choisit à son gré les alimens dont il doit se nourrir; et quand il en sent le besoin, se rapproche de son semblable qui, par la différence de sexe doit concourir à l'acte conservateur de l'espèce.

Mais la *volonté* dont il jouit est entièrement soumise à la *sensibilité*, car l'animal ne peut vouloir un objet dont il n'a pas la *conscience*, et cette *conscience* peut seulement résulter de l'impression que cet objet a faite sur lui. Se connaître lui-même et connaître les êtres avec lesquels il doit se créer des rapports, est donc la conséquence immédiate de la nonfixation de l'animal à un lieu déterminé sur la terre.

S'il a fallu que l'*animal* sentît les rapports pour les vouloir, il n'a pas moins été indispensable qu'il se mût pour les effectuer, d'où la *sensibilité* et la *locomotivité*, par lesquelles, d'un côté, il sent ses besoins et perçoit les impressions que les corps extérieurs font sur lui, tandis que de l'autre il se meut dans le milieu qu'il habite et se rapproche ou s'éloigne des autres êtres suivant qu'il lui convient.

La *sensibilité* et la *locomotivité*, fonctions des plus importantes, président à tous les actes nécessaires de l'économie. Elles ont d'autant plus d'influence sur la production de ces actes que l'individu est plus élevé sur l'échelle de l'animalité. Il est même un degré où la *locomotivité* n'effectue point à elle seule les rapports des êtres. Les animaux peuvent alors correspondre sans mettre en jeu les organes de la locomotion. La *voix*, fonction nouvelle, leur est donnée pour communiquer entr'eux sans la participation de toute autre espèce d'organes, même celui de la vue, l'air remplissant en quelque sorte, l'office de la lumière et fournissant des moyens précieux de manifester les plus légères impressions.

CHAPITRE PREMIER.

DES SENSATIONS.

LE système nerveux est l'agent spécial de la sensibilité, c'est donc par l'étude des organes qu'il constitue que nous devons commencer l'étude des sensations.

Le système nerveux se divise en deux grandes sections, dont l'une embrasse tout ce qui a rapport à la vie nutritive, et l'autre, tout ce qui se rattache à la vie de relation. Ce dernier est la source de la sensibilité proprement dite, il anime les organes des sens, de la locomotion et de la voix; tandis que le second dispense aux viscères qui accomplissent la nutrition cette sensibilité obscure, non perceptible qui les excite à remplir leurs fonctions.

Nous parlerons d'abord du système nerveux de la vie nutritive, parce qu'ayant commencé par étudier les phénomènes que cette vie manifeste, nous n'aurons plus à y revenir, quand nous nous serons rendu compte de l'influence des nerfs dont elle dépend.

SECTION I.

SYSTÈME NERVEUX DE LA VIE DE NUTRITION.

Etendu sur les deux côtés de la colonne vertébrale, depuis le bassin jusqu'à l'extrémité supérieure du tronc, le système nerveux de la vie nutritive qu'on appelle aussi *nerf grand sympathique*, se présente sous la forme de deux cordons interceptés dans leur longueur par plusieurs renflemens, auxquels on a donné le nom de *ganglions*. Ces renflemens sont remarquables, d'une part, par les filets qui s'en détachent, pour se porter vers les organes de la vie de nutrition, comme le cœur, le foie, l'estomac, les organes urinaires et génitaux, etc., et de l'autre, par de nouveaux filets qui, aboutissant directement au canal creusé dans la colonne vertébrale, se confondent avec la *moëlle épinière*, qui, comme nous le verrons, constitue l'un des principaux moteurs des phénomènes de relation.

Cette disposition a donné lieu à deux manières de considérer les fonctions du *grand sympathique*. Selon les uns, de même que toute autre sensibilité, l'influence nerveuse qui régit les fonctions viscérales, dériverait de l'encéphale : les rameaux qui se rendent de la *moëlle épinière* aux *ganglions*, ne seraient alors que les conducteurs de cette influence, ou si on le préfère, les racines du *grand sympathique*; tandis que les *ganglions* auraient pour usage de la modifier, et de lui faire prendre les caractères spéciaux qu'elle manifeste dans les organes nutritifs. D'après une opinion contraire, chaque *ganglion* serait un centre nerveux particulier, capable de fabriquer un agent nerveux spécial, et de le distribuer aux organes; dans cette hypothèse, les filets nerveux qui se rendent du *grand sympathique* à la moëlle épinière, ne sont que de simples agens de communication et de correspondance.

Ce qu'il y a de certain, c'est que, malgré cette correspondance, les organes de la vie nutritive sont soustraits à l'empire de la volonté. Il est vrai de dire aussi, que si une disposition semblable donne lieu à des influences réciproques, ces influences inaperçues dans l'état de santé, ne se manifestent que pendant les maladies , et déterminent alors la perception de la douleur dans des parties qui ne jouissaient que de la sensibilité organique.

Toutefois les viscères , qui ont pour objet la nutrition , ne sont pas tous exclusivement soumis à l'influence du grand sympathique. Le diaphragme , la vessie et le rectum , etc. , forment une grande exception à cette loi qui régit les autres organes , puisqu'ils reçoivent à-la-fois, des filets sympathiques, et des filets cérébraux. Aussi l'influence cérébrale a-t-elle sur leur action quelque pouvoir , de même que sur la respiration , et sur l'excrétion de l'urine , fonctions qui ne sont volontaires que jusqu'à un certain point : la volonté s'opposant à l'action de ces organes , ne tarde pas à être vaincue , et jamais elle ne résiste, sans que l'économie entière souffre plus ou moins de cette résistance.

Il est aisé de voir que, si les deux systèmes nerveux sont isolés, et indépendans l'un de l'autre, dans quelques-uns de leurs actes, ils sont étroitement liés dans d'autres ; tant il est vrai de dire , que la nature n'a jamais enfreint cette loi de l'unité , qui ressort de ses ouvrages les plus compliqués, comme de ses ouvrages les plus simples, loi de perfection dont l'observation, dans les ouvrages de l'homme, fonde le caractère distinctif du génie.

Bornons ici notre examen du système nerveux de la vie de nutrition. Nous avons exposé, à cet égard , ce que la science présente de plus avéré , ou de plus probable ; des recherches ultérieures à celles que nous venons de signaler , n'ont rien produit de positif , et il y a tout lieu de croire, qu'en ce point , comme en plusieurs autres de la physiologie , il est beaucoup de choses qui ne seront pas de long-temps éclaircies.

SECTION II.

SYSTÈME NERVEUX DE LA VIE DE RELATION.

Le système nerveux de la vie de relation , comprend , 1° une masse centrale , (*l'encéphale*), qui est l'aboutissant des sensations , le point de départ des volitions , et en outre l'organe de l'*intelligence* ; 2° des cordons appelés *nerfs ,* partant de ce centre , pour se distribuer dans les organes soumis à la volonté, et limités à la périphérie du corps, d'où , en se mettant en rapport avec les objets extérieurs , ils constituent ce qu'on appelle les *sens.*

ARTICLE PREMIER.

De l'Encéphale.

On désigne sous l e nom d'*encéphale* , quatre parties du système nerveux très différentes entr'elles par leur volume , leur situation, leur texture, leur forme et leurs usages. Trois sont logées dans le crâne , ce sont , 1° le *cerveau* qui en tient la plus grande place , et qui est situé à la partie antérieure ; 2° le *cervelet* beaucoup moins considérable, occupant la partie postérieure ; 3° la *protubérance cérébrale* , située à la base , entre le cerveau et le cervelet qu'elle réunit l'un à l'autre ; 4° enfin , la *moëlle épinière* logée dans un canal creusé dans toute l'étendue de la colonne vertébrale.

Rien de plus compliqué que l'organisation du centre nerveux de la vie de relation ; et les anatomistes ne s'accordent pas plus, sur le mode de formation des diverses parties qui le composent , que les physiologistes , sur la nature des fonctions qu'ils lui attribuent.

Il serait fastidieux de décrire en détail, les nombreux organes qu'il forme, il nous suffira d'en donner les traits les plus caractéristiques, et les moins contestables ; pour y parvenir nous suivrons une marche tout-à-fait opposée à celle adoptée généralement : nous commencerons par la *moëlle épinière*, que quelques anatomistes ont regardée comme formant les autres parties, par le développement de son extrémité dans le crâne. Cette manière de procéder ne nous engage point à reconnaître comme fondé un pareil sentiment, sur l'évolution de l'encéphale ; seulement elle nous paraît la plus propre à faire comprendre ce que nous avons à dire.

La *moëlle épinière*, occupe toute la longueur du canal vertébral, depuis la tête jusqu'au bassin. Elle a la forme d'un gros cordon, divisé par un double sillon en deux moitiés latérales, donnant naissance par des renflemens parallèles, à un grand nombre de paires de nerfs, qui vont se distribuer dans les muscles, organes spéciaux des mouvemens. Son extrémité inférieure, se termine par un renflement ovalaire, qui va se cacher en s'amincissant au milieu des nerfs nombreux qu'elle fournit, pour les régions des lombes, et pour la partie postérieure du bassin.

L'extrémité supérieure de la moëlle, se prolonge dans le crâne, où elle prend le nom de *moëlle allongée* ; là elle fournit plusieurs faisceaux parallèles, dont deux sont *antérieurs*, deux *postérieurs*, et deux *moyens*.

Les *faisceaux moyens* renforcés par deux éminences, que leur configuration assez semblable à celle d'une olive, a fait nommer *olivaires*, se prolongent un peu, et vont former quatre tubercules, qu'on a désignés sous le nom de *quadri-jumeaux*.

Ces tubercules, que les anciens appelaient, en les prenant deux à deux, les uns *nates*, les autres *testes*,

sont séparés par deux sillons cruciformes , à l'en-
tre-croisement desquels répond la *glande pinéale* ,
petit corps grisâtre , dont la nature est inconnue.
Cette glande reçoit un assez grand nombre de vaisseaux ; souvent dans l'adulte , elle renferme plusieurs petits calculs très durs , transparens , comme
siliceux , très variables pour le nombre et pour la
disposition. La glande pinéale est presque entièrement isolée de l'encéphale , auquel elle tient seulement par deux petits cordons de substance cérébrale. C'est dans ce corps pierreux que Descartes
plaçait le siège de l'âme.

Après s'être entre-croisés, les *faisceaux antérieurs*
réunis à quelques fibres des faisceaux moyens,
s'épanouissent en rayonnant , forment les deux hémisphères dont se compose le *cerveau proprement
dit* , et viennent se rejoindre sur la ligne *médiane* ,
s'étalant en une lame mince qu'on a appelée *corps
calleux*, où *Lapeyronie* et quelques autres d'après lui,
avaient assigné à l'âme une nouvelle demeure. Mais
avant d'aller plus loin, arrêtons-nous un peu sur l'organisation de cette partie importante de l'*encéphale*.

Considéré à sa face supérieure , le cerveau se
présente sous une forme ovalaire , et se divise selon
son grand diamètre , d'avant en arrière , en deux
parties égales , nommées à tort *hémisphères* , puisqu'elles ne forment qu'un quart d'ovoïde. La base
du sillon profond qui les sépare , est formée par le
corps calleux. Leur surface extérieure est remarquable par un grand nombre d'éminences , appelées
circonvolutions , séparées par des enfoncemens ir-
réguliers , qui figurent des zig-zag , et qui ont reçu
le nom *d'anfractuosités.* Lorsque, dans quelques cas
de maladie, dans les hydropisies de la tête et dans
certaines apoplexies , par exemple, la cavité existant dans chaque hémisphère , et à laquelle on a
donné le nom de *ventricule,* se trouve distendue par

un liquide, toutes ces saillies et ces enfoncemens, se déplissent, disparaissent peu-à-peu, et finissent quelquefois par s'égaliser à l'extérieur. C'est dans la vapeur halitueuse qui humecte les *ventricules*, que le siège de l'âme a été placé par Sœmmering, et par quelques autres allemands.

La surface inférieure du cerveau, présente aussi sur la ligne médiane, une fente qui est la terminaison du grand sillon, passant entre les hémisphères, et qui est également bornée par la partie antérieure du *corps calleux :* les anfractuosités et les circonvolutions y sont beaucoup moins prononcées qu'à la face supérieure.

Ici se trouve la *protubérance cérébrale*, qui est unie à la base du cerveau, par deux prolongemens antérieurs. Derrière et devant cette partie de l'encéphale, dont il sera question plus bas, existent plusieurs objets sur lesquels s'est fixée l'attention des anatomistes, dont les observations à cet égard n'ont conduit à aucun résultat satisfaisant. Au nombre de ces objets, on voit en devant un prolongement mou, rougeâtre, assez épais à son origine, et se rétrécissant pour aller fournir une attache à un corps arrondi, oblong, gris à l'extérieur, jaunâtre en dedans, auquel on a donné le nom de *glande pituitaire*. Ce corps renferme aussi des graviers, plus rarement cependant que la *glande pinéale*. Comme cette dernière, la *glande pituitaire*, tient aussi au cerveau par un prolongement de substance cérébrale.

Nous n'avons encore porté nos regards que sur les objets qui apparaissent à l'extérieur du cerveau, si nous pénétrons dans son intérieur, nous y voyons une configuration toute singulière, et des parties si distinctes, que les anatomistes ont cru devoir leur donner des noms particuliers. Ainsi, pour ne parler que des ventricules de chaque hémisphère, on y a découvert six objets différens. Comme il nous semble inutile de les décrire , nous ne nous y arrêterons point : il est plus intéressant pour nous de poursuivre le développement de la moëlle allongée.

Faisons connaître les deux *faisceaux postérieurs :* ces faisceaux se comportent à l'instar des *antérieurs ;* ils se dirigent en arrière , et s'épanouissent dans la partie postérieure du crâne , où ils vont d'abord former le *cervelet ,* puis se prolongeant encore , d'une part , ils se réunissent sur la ligne médiane , sous la moëlle allongée , qu'ils embrassent à la manière d'une portion d'anneau , pour constituer la *protubérance cérébrale ,* qui a reçu pour cette raison la dénomination d'*annulaire ,* tandis que d'autre part , ils viennent s'unir aux *tubercules quadrijumeaux.* Disons un mot de ces deux dernières parties de l'*encéphale.*

Le *cervelet ,* offre moins du tiers du volume du cerveau ; il est beaucoup plus large qu'élevé , toute sa surface présente un assemblage de lames grises , placées de champ les unes contre les autres , concentriques et régulières. La base du cervelet est remarquable par un enfoncement profond qui loge la moëlle allongée , avec laquelle il est dans un rapport immédiat.

Les deux hémisphères qui forment le cervelet ne sont point aussi apparens à l'extérieur, parcequ'ils ne sont point séparés par un sillon profond , comme ceux du cerveau. Mais si l'on coupe le cervelet transversalement , on voit que la substance médullaire forme deux centres , dont la disposition assez semblable au tronc et aux branches d'un arbre , a donné lieu à la dénomination d'*arbre de vie ,* qui lui est affecté ; du reste , le cervelet se continue en devant, soit avec le cerveau , soit avec la moëlle, par l'intermédiaire de la *protubérance annulaire.*

Cette dernière partie de l'encéphale, qui est aussi la moins volumineuse, a une consistance plus grande que le cerveau et le cervelet, avec lesquels elle a des connexions intimes, au moyen de forts prolongemens. Sa forme est quadrilatère, son épaisseur égale à-peu-près sa largeur. Toutes ces circonstances font présumer aujourd'hui, que s'il existe réellement dans l'encéphale un point central, auquel toutes les autres parties du système nerveux viennent correspondre, à coup-sûr, c'est dans la protubérance cérébrale, qu'on doit le chercher. « Dans l'homme, dit M. Béclard, l'encéphale, ou quelqu'une de ses parties, la moëlle allongée, là, où elle est embrassée par le *pont de varole,* (protubérance cérébrale), est certainement un centre auquel les fonctions de toutes les autres parties du système nerveux sont plus ou moins soumises. A la vérité, dans quelques-unes de ses fonctions, la moëlle spinale (épinière), peut aussi être considérée comme un centre peu dépendant, il en est de même des ganglions, il en est de même enfin des nerfs; car, aucune partie du système n'est réduite au rôle tout-à-fait passif de conducteur. Cette indépendance des nerfs, l'indépendance plus grande des ganglions, plus grande encore de la moëlle, sont d'ailleurs, d'autant plus marquées, qu'il s'agit de telle ou telle fonction, qu'on les observe dans tel ou tel animal, et que, dans l'homme même, on les observe à des époques plus ou moins avancées du développement». (*Anat. génér.*).

ARTICLE SECOND.

Des Nerfs.

Les nerfs sont des cordons blanchâtres, qui prennent naissance aux diverses parties de l'encéphale,

7..

et qui vont se distribuer à la peau , aux organes des sens , aux muscles et aux vaisseaux. C'est par leur intermédiaire que les impressions venant des corps extérieurs , sont transmises à l'encéphale; c'est aussi par eux que la volonté se distribue aux organes de la locomotion. On peut donc les regarder comme les agens de la sensibilité , et des mouvemens , et Cullen a pu dire , jusqu'à un certain point , que les muscles n'étaient que *les extrémités mouvantes des nerfs.*

Les nerfs sont généralement cylindriques , leur surface présente des rides transversales , qui dépendent de l'allongement qu'ils éprouvent dans divers mouvemens ; leur mode de terminaison aux organes où ils se distribuent , est fort obscur ; les uns pensent qu'ils s'identifient avec la substance de ces derniers , les autres disent , que ne pouvant être répandu dans tout l'organe à-la-fois , chacun d'eux est entouré d'une atmosphère nerveuse , dans laquelle il étend son action , à-peu-près comme cela se voit dans les phénomènes électriques (1).

C'est dans les organes des sens , qu'on rencontre le plus de nerfs et les plus gros. La vision et l'audition s'opèrent, comme nous le verrons , au moyen d'épanouissemens membraneux entièrement formés de substance nerveuse. Après les sens viennent la peau , où le nombre des nerfs est considérable , surtout aux mains et aux lèvres; les membranes muqueuses ; les muscles extérieurs , puis les intérieurs ; les artères ; les veines , où ils sont plus rares ; enfin les vaisseaux lymphatiques , où leur existence n'est pas bien démontrée. Il est douteux que les autres parties , comme le tissu cellulaire , les membranes séreuses, les cartilages , les os , etc. ,

---

(1) Béclard, Reil.

soient pénétrés par des nerfs. Toutefois, la sensibilité que ces divers tissus développent dans certains cas de maladie, pourrait faire croire qu'ils n'en sont point dépourvus, mais que la mollesse et la ténuité de ceux qu'ils admettent les dérobent à nos yeux.

La sensibilité est développée dans les nerfs à un si haut degré, que leur irritation produit des douleurs atroces, et détermine des contractions convulsives dans les muscles.

Leurs fonctions étant de conduire le sentiment et le mouvement, on a cherché s'il n'existait pas des nerfs particuliers pour chacune de ces actions ; on n'a pas tardé à reconnaître qu'il y avait effectivement des nerfs exclusivement *sensoriaux*, des nerfs *moteurs* et d'autres *mixtes*, comme tous ceux de la moëlle épinière, qui se distribuent en même temps à la peau et aux muscles. Ce double usage usage des nerfs spinaux avait conduit à supposer qu'ils étaient composés de filets sensoriaux et de filets moteurs distincts ; en effet les expériences de plusieurs anatomistes, et notamment de M. Béclard, ont clairement démontré que la racine postérieure des nerfs spinaux est sensoriale, et que la racine antérieure est motrice.

On distingue les nerfs d'après leur origine, selon qu'ils naissent immédiatement du *cerveau*, de la *protubérance cérébrale* ou *annulaire*, et de la *moëlle*, soit *allongée*, soit *épinière*.

Le cerveau n'en fournit que deux, qui sont exclusivement sensoriaux : ce sont les *olfactifs*, qui se portent dans les fosses nasales, où ils vont constituer l'odorat ; et les *optiques*, qui percent le sommet des orbites, pour former l'organe de la vue.

La *protubérance annulaire* fournit six troncs principaux, qui se distribuent, les uns aux muscles des yeux, les autres à la peau du visage. Un seul, le *nerf auditif*, exclusivement sensorial, va ramper dans l'oreille, pour y effectuer l'audition.

La *moëlle allongée* donne naissance à cinq nerfs seulement, parmi lesquels nous distinguerons le *nerf vague*, qui, se portant dans la poitrine et dans le bas-ventre, rencontre des filets *sympathiques* avec lesquels il s'unit, et établit ainsi une communication nouvelle entre la vie de relation et la vie de nutrition. Le nerf du goût tire aussi son origine de la moëlle allongée.

Enfin Bichat ne compte, dans la *moëlle épinière*, que dix-huit troncs nerveux, qui se distribuent à-la-fois à la peau, pour y constituer le toucher, et aux muscles, pour leur faire exécuter les mouvemens.

Le système nerveux est formé de deux substances, l'une blanche, appelée *médullaire*, formant un tout continu ; l'autre grise, plus molle, appelée *corticale*, parce que, dans beaucoup d'endroits, elle enveloppe la précédente. Cette disposition respective est loin d'être uniforme ; car, si, dans les hémisphères, c'est la substance grise qui recouvre la blanche, dans la *moëlle allongée*, la *moëlle épinière* et dans quelques autres parties de l'encéphale, c'est la substance médullaire qui est située à l'extérieur. L'une et l'autre de ces deux substances sont traversées par un nombre infini de vaisseaux qui, laissant échapper le sang qu'ils contiennent, lorsqu'on coupe une tranche de masse encéphalique, répandent sur la surface de la tranche un grand nombre de stries rougeâtres. Les stries sont moins nombreuses dans la substance blanche que dans la grise, ce qui prouve que l'une est plus vasculaire que l'autre. Les nerfs sont exclusivement formés de *substance blanche*. En comparant le cerveau de l'homme à celui des divers animaux, on a cru remarquer que la quantité de la substance grise augmente dans la même proportion que le nombre des *circonvolutions* diminue.

M. Gall regarde la substance grise comme la substance matrice des nerfs , comme une couche fertile dans laquelle ils sont enracinés, et d'où dépendent leur nutrition et leur accroissement. Si l'opinion de M. Gall est qu'il y a une véritable production ou végétation , on ne peut douter qu'il ne soit dans l'erreur ; car d'abord aucune partie n'est le produit de l'autre , toutes sont déposées par les vaisseaux , chacune à leur place, et il est ensuite reconnu que la substance blanche apparaît avant la grise, soit dans l'embryon humain , soit dans tout le règne animal. Si M. Gall n'a voulu parler que d'une implantation , il a eu raison. On doit regarder la substance grise comme un centre d'activité, comme fortifiant l'action des parties blanches qui y sont enracinées, en tant surtout qu'elle produit cet effet par la grande quantité de sang artériel qui la parcourt (*Béclard*).

L'analyse de la substance nerveuse , faite par Vauquelin , a donné sur 100 parties , eau 80,00 ; matière grasse blanche 4,53 ; matière grasse rougeâtre 0,70 ; albumine 7,00 ; osmazôme 1,12 ; phosphore 1,50 ; acides , sels et souffre 5,15.

Avant de nous livrer à l'étude des phénomènes ui naissent de l'encéphale, jetons un coup-d'œil sur les moyens que la nature a employés , pour que toutes ses parties fussent préservées des lésions extérieures. Nous complèterons ainsi des détails anatomiques dont l'aridité ne saurait être compensée que par leur utilité pour faire comprendre les diverses opinions émises sur les fonctions du système nerveux de la vie de relation.

La plus grande partie de la masse encéphalique est contenue dans le crâne ; la moëlle épinière est logée dans le canal vertébral. Les vaisseaux san-

guins qui se rendent au cerveau ne pénètrent point
dans sa substance d'une manière brusque et immédiate, comme cela a lieu dans les autres organes.
Les artères qui y entrent, et les veines qui en sortent, présentent à sa surface un lacis de vaisseaux
capillaires extrêmement tenus, qui forme au cerveau une première enveloppe, nommée *pie-mère*.
Cette espèce de membrane s'enfonce dans les anfractuosités et dans toutes les cavités, s'appliquant
immédiatement à la substance cérébrale.

L'encéphale, ainsi recouvert dans tous ses points,
par ses vaisseaux propres, est lubrefié, dans toute
sa surface extérieure, par la sérosité que sécrète
l'*arachnoïde*, véritable membrane séreuse qui enveloppe la totalité des organes nerveux contenus
dans le crâne, sans néanmoins s'enfoncer dans les
anfractuosités, comme la pie-mère. Comme toutes
ces membranes séreuses, l'arachnoïde se réfléchit
sur elle-même, et enveloppe le cerveau sans le
contenir. Elle a pour usage de l'isoler des parties
voisines, et de faciliter son expansion et son abaissement alternatifs, causés par les battemens des
gros vaisseaux situés à la base du crâne.

La consistance du cerveau est si délicate, que le
moindre choc, en ébranlant ses parties, eût pu dé-
ranger leur action : aussi la nature a-t-elle pris le soin
de les défendre, même contre les lésions qui auraient
pu résulter de leur pression mutuelle. Pour cela une
membrane, d'une part s'appliquant immédiatement
aux parois osseuses du crâne, de l'autre se réfléchissant sur l'arachnoïde, s'enfonce dans les sillons que
forment les deux hémisphères du cerveau et du
cervelet, et dans les intervalles que laissent entre
eux les diverses parties de l'encéphale. Cette membrane, appelée *dure-mère*, se moule exactement
sur elles, et les force par sa résistance, à conserver
leur forme propre, non-seulement en empêchant

entre elles, tout contact immédiat, mais en prévenant aussi tout affaissement. C'est par ce moyen que la partie postérieure des hémisphères cérébraux ne pèse point sur le cervelet qui se trouve protégé contre leur poids, par une tente très solide, formée par la dure-mère, sur laquelle s'appuie le cerveau. La dure-mère sert aussi à loger et contenir, dans ses replis, les gros vaisseaux qui viennent se rendre dans le crâne, et qui se subdivisent, comme nous l'avons dit, avant de pénétrer dans la substance cérébrale, tant la nature a pris de précautions, pour garantir, même des plus légers accidens, un organe à l'action duquel appartiennent les plus étonnans phénomènes.

Mais rien n'était plus propre à protéger l'encéphale, que la boête osseuse dans laquelle il est contenu. Le crâne, en effet, par son épaisseur, sa forme arrondie, et ses nombreuses articulations, est capable de résister à de très grands efforts ; ces qualités sont éminemment propres à neutraliser, dans le plus grand nombre de cas, l'effet qu'eût produit sur le cerveau, toute pression ou percussion violentes. Un choc reçu par une partie quelconque de cette voute, vient se briser en rayonnant dans les sutures qui unissent les os nombreux concourant à sa formation. Ces os sont encore recouverts par la peau, qui, à la tête, a reçu le nom de *cuir chevelu*, non seulement, parce qu'elle est garnie de cheveux, nouveaux moyens protecteurs, mais encore parcequ'elle est plus dense et plus résistante que dans le reste du corps. Les cheveux étant mauvais conducteurs du fluide électrique (1), mettent la tête dans une espèce d'isolement, d'où il résulte, que le cerveau reçoit une influence moins marquée de la part de ce fluide.

------

(1) Magendie.

Rien de plus rare, qu'une lésion de la moëlle épinière, ce qui prouve que la nature a pris pour la défendre encore plus de précautions, que pour défendre le cerveau. Cette prévoyance était d'autant plus nécessaire, que la texture plus délicate de la moëlle épinière, n'eût pas permis le moindre ébranlement, la moindre compression, sans que ses fonctions fussent tout-à-coup perverties. Outre les os nombreux dont se compose la colonne vertébrale, plusieurs couches musculaires viennent la recouvrir, et empêcher par leur épaisseur l'effet toujours funeste des violences extérieures. La lésion la plus légère de la moëlle détermine la paralysie de tous les muscles auxquels se distribuent les nerfs, provenant de la portion de moëlle inférieure à l'endroit blessé, et l'on sait qu'il suffit d'une simple piqûre dans sa partie cervicale, pour frapper de mort un animal, quel qu'il soit. La dure-mère se prolonge aussi dans le canal vertébral, et fournit à la moëlle épinière une nouvelle enveloppe protectrice.

Les nerfs situés constamment dans la profondeur des parties, étaient trop éloignés de la surface extérieure pour avoir besoin d'être protégés. Une membrane propre, appelée *neurilème*, les garantit cependant contre la pression des parties entre lesquelles ils marchent, et lorsqu'ils traversent quelque muscle, leur passage est toujours garni d'un anneau tendineux qui empêche cet organe de les comprimer dans ses contractions. De sorte, que ce n'est qu'à la surface de la peau qu'ils sont exposés au contact des corps extérieurs; mais là ce contact était nécessaire pour effectuer les sensations, encore est-il modéré par la couche *d'épiderme* qui les recouvre.

ARTICLE TROISIÈME.

De l'Innervation. — Fonctions cérébrales.

L'innervation est un nom collectif qui sert à désigner toutes les fonctions du système nerveux. Tous les phénomènes de la vie, sont soumis d'une manière plus ou moins directe à son empire. C'est par son intermédiaire que sont manifestées les opérations mentales les plus élevées. On ne sait rien sur la manière dont elle est produite ; cependant, on croit généralement, que le système nerveux est l'organe formateur et conducteur d'un agent impondérable, analogue à l'agent électrique, ou galvanique ; telle est l'opinion de Reil, Aldini, de M. de Humboldt, et sur tout de M. Cuvier. Cet agent explique en effet, tous les phénomènes de l'innervation. On conçoit ainsi l'analogie qui existe entre l'action nerveuse engourdissante, des poissons électriques et les phénomènes galvaniques d'une part, et l'action nerveuse ordinaire, de l'autre. On comprend comment il est possible de déterminer des phénomènes galvaniques, avec des nerfs et des muscles seuls ; comment on peut déterminer des contractions musculaires, l'action chimifiante de l'estomac, l'action respiratoire du poumon, etc. en remplaçant l'influence nerveuse, par l'action galvanique.

Rolando, considérant cette opinion comme très vraisemblable, a cherché la source de l'agent nerveux de la contraction dans le cervelet qui, à raison de ses lames, lui a paru devoir agir à la manière d'une pile de Volta. Il a prétendu également, que la sensation était effectuée par un mouvement moléculaire de la pulpe nerveuse (1).

Si cette manière d'être de l'innervation, était

_____

(1) La substance du cerveau paraît pénétrée d'une grande quan-

bien démontrée, elle fournirait la base la plus solide au magnétisme, car en admettant qu'elle est
analogue au fluide électrique, on serait obligé de
reconnaître qu'elle peut passer d'un individu à un
autre, et c'est là ce que prétendent les partisans du
magnétisme.

L'innervation s'affaiblit par le travail des sens et
de l'encéphale,et sur tout par la douleur. Le repos,
l'alimentation et le sommeil la réparent. M. Béclard, pense que son énergie est relative à la massse
du système nerveux tout entier, et de ses parties,
et surtout à la masse de la substance grise qui
est la plus vasculaire. Elle persiste quelque temps
après la mort, dans les nerfs, et dans les muscles.

Mais il convient de parler d'une manière plus
précise, des phénomènes de l'innervation, et de
traiter des fonctions qui résultent de l'action des
diverses parties de l'encéphale.

Dans l'étude des fonctions nutritives, nous avons
pu apprécier directement l'action des organes affectés à leur production ; ainsi nous avons senti les
battemens du cœur, aperçu le mouvement péristaltique de l'estomac et des intestins, etc. Les
fonctions cérébrales ne nous sont manifestées que
par leur résultat, car il n'a été donné à aucun de

---

tité de fluide électrique mis en jeu. L'œil est formé, comme on
sait, par un épanouissement de la substance médullaire, or, il
n'est pas douteux que cet organe ne soit chargé habituellement
de fluide électrique, comme le prouvent ces espèces de traits de lumière qui pétillent dans le globe de l'œil, et qui sont surtout très
brillans chez les personnes qui ont baucoup de vivacité. Ce qui
prouve que ce brillant est vraiment un phénomène d'électricité,
c'est que, comme l'a remarqué Galien, les animaux dont les yeux
jettent des étincelles dans l'obscurité de la nuit, comme le lion,
le léopard et beaucoup d'autres, ne doivent cette propriété qu'au
mouvement rapide de rotation qu'ils impriment au globe de l'œil.

(GRIMAUD, *Leçons de Physiologie.*)

nos sens , de saisir le mécanisme si délicat qui les
effectue. Cela posé , voici ce que l'on remarque :
si la communication entre l'encéphale et une partie
sensible et mouvante , se trouve interrompue par
une cause quelconque , soit par la division du nerf
conducteur de la sensation et de la volition , soit par
une maladie , soit enfin par l'application d'une substance qui aurait la propriété de détruire l'action
nerveuse ; d'un côté , l'encéphale n'éprouve aucune
sensation dans cette partie , de l'autre , la volonté
est impuissante à y produire des mouvemens.

La sensation est nulle aussi , lorsque l'encéphale
est plongé dans le sommeil, engourdi par l'opium ,
ou qu'une lésion quelconque a empêché son action ,
quelle que soit d'ailleurs , l'intégrité de la partie qui
reçoit l'impression , et celle du nerf chargé de la
transmettre. On sait encore que l'attention fait paraître très intenses des sensations qui sont le résultat d'impressions faibles ; et il est même des cas,
comme dans les rêves , où les sensations sont produites sans aucune cause déterminante , sans aucune impression réelle. Les mêmes raisons font aussi
rapporter le siège de la volition à l'encéphale : l'état
de convulsion résultant dans un plus ou moins grand
nombre de muscles , d'une irritation quelconque
de cet organe , n'établissent-elles point ce fait jusqu'à l'évidence ? Il est donc incontestable , que
l'encéphale est l'organe qui perçoit toutes les sen-
-sations , et le point de départ de tous les mouvemens volontaires.

Quelle est, maintenant, la partie de l'encéphale
qui perçoit les sensations , et qui exécute les volitions ? Les expériences les plus récentes , faites
par les docteurs Rolando et Flourens , établissent
d'une manière certaine, que ce sont les *hémisphères
cérébraux* , jusqu'au lieu où nous avons vu les
tubercules quadri-jumeaux adhérer à la *moëlle al-*

longée ; car , lorsqu'il y a interruption de communication entre ces parties et le reste du corps , il n'existe point de perception , et toute irritation au-dessus de ce point , ne détermine pas de contractions convulsives.

Le cerveau est aussi l'organe matériel de l'intelligence , c'est à son action qu'il faut attribuer la manifestation des actes intellectuels et moraux. En effet , 1°. Il est prouvé , par des observations nombreuses de maladies , et par beaucoup d'expériences faites sur les animaux vivans , que le moral est perverti , si cet organe est altéré d'une manière directe ou sympathique ; ce qui n'a pas lieu dans les affections les plus graves des autres parties du corps , comme on le voit pour les maladies mortelles du cœur , de l'estomac , et du poumon , où les fonctions intellectuelles s'exécutent d'une manière si libre , que le malade assiste réellement à sa destruction. 2°. La capacité intellectuelle d'un individu est toujours en rapport avec le développement de son encéphale , et l'on sait à cet égard , combien est grande la différence , entre le petit cerveau de l'idiot et l'encéphale volumineux de l'homme de génie (1). 3°. Il y a toujours coïncidence entre les divers degrés du développement de cet organe et l'intelligence. Ainsi l'intelligence s'accroît dans le premier âge , à mesure que le cerveau se développe ; elle s'affaiblit dans le dernier , en raison de l'affaissement de cet organe. 4°. Comme tous les autres organes , l'encéphale est modifié par le

---

(1) Cette vérité avait frappé les anciens : on peut s'en convaincre par ce qu'il nous reste de leurs sculptures. La tête de Jupiter Capitolin se distingue par un front large et élevé , tandis que celle du gladiateur est remarquable par sa petitesse et la dépression de la même partie.

régime , le climat , les institutions , etc... Ces modifications en amènent toujours de pareilles dans les phénomènes intellectuels et moraux , de sorte que l'on peut expliquer les différences nationales , par le développement varié que les influences diverses ont fait subir aux cerveaux individuels des peuples. 5°. Enfin , l'anatomie et la physiologie comparées, ont démontré que si parmi les animaux , il y a des différences dans leurs facultés instinctives , ces différences sont toujours en raison du développement de leur système nerveux encéphalique ; de sorte, que s'il était possible de constater exactement les différences qui existent entre l'encéphale des animaux de chaque échelle , et celui de l'homme , on pourrait préciser la condition matérielle , qui constitue en lui l'humanité. C'est ainsi que la sphère relative , la psychologie de chaque être , est déterminée d'avance par le degré de développement que la nature a assigné à son système nerveux ; et il faut bien qu'il en soit ainsi , car autrement , où trouver les bases de la législation et de la morale ?

De tous ces faits, et de beaucoup d'autres que nous négligeons de rassembler ici, il résulte évidemment que le cerveau seul, est l'organe matériel affecté à la production des actes intellectuels et moraux.

Cette opinion, généralement admise, a subi néanmoins quelque modifications, et Bichat entr'autres, a voulu assigner le siège des facultés affectives, au système nerveux de la vie nutritive, se fondant principalement sur ce que les phénomènes des passions se rapportent aux organes de cette vie, ainsi que cela a lieu, par exemple, dans une émotion subite où le cœur et l'estomac éprouvent une gêne et une constriction relatives à la vivacité de cette émotion. Mais, comme le dit très bien M. Adelon, il a pris ici l'effet pour la cause; sans doute, le cœur presse ses battemens dans la colère, mais les jambes ne manquent-elles pas dans la peur? et si l'on rapporte la colère au cœur, il faudrait donc rapporter aussi la peur aux jambes.

M. Broussais, tout en reconnaissant que les passions affectives ont leur siége dans l'encéphale, s'est rapproché néanmoins de la manière de voir de Bichat, en disant que l'instinct et les passions ont leur source dans les besoins des organes. « Il n'y a « point de passions, dit-il, sans une foule de sen- « sations rapportées aux viscères; et toutes ces sen- « sations sont fondées sur nos besoins, c'est-à-dire « sur notre instinct. » (Phys. pag. 166). Or, voici comment il explique la production des sensations à l'occasion des besoins. « Un aliment se présente au « sens de la vue, de l'ouïe, de l'odorat; si l'esto- « mac en a besoin, la perception est agréable, et le « desir de s'approprier l'aliment se développe avec « énergie; si l'estomac est rempli, ou bien s'il est « malade, la perception est désagréable, l'aliment « inspire de la répugnance, et le centre de percep- « tion (le cerveau) détermine, ou tend à détermi- « ner des mouvemens propres à l'éloigner. Mais, « continue-t-il, pour que ce jugement ait lieu, il « est indispensable que l'impression perçue par les « sens externes, et transmise par les nerfs au centre « de relation (le cerveau), soit à l'instant réfléchie « par celui-ci dans les viscères, et ce n'est pas seu- « lement, ajoute-t-il, dans les viscères que ces im- « pressions intéressent qu'elles sont réfléchies, mais « encore dans tous les viscères à-la-fois. »

Pour faire sentir toute l'insuffisance d'une pareille théorie, il suffit de l'appliquer à un exemple, comme l'a fait le docteur Miquel.

« Une pomme frappe ma vue : l'impression faite sur ma rétine est transmise au centre de relation (le cerveau); celui-ci ne sachant que faire de cette impression, puisqu'elle n'a encore pour lui aucune valeur, la renvoie, par le moyens des nerfs, dans tous les viscères à-la-fois. Le poumon n'y fait aucune attention ; le cœur ne la connaît pas ; le foie ne répond rien ; la rate pas plus que le foie ; les organes génitaux sont muets ; les intestins se soulèvent à peine ; mais l'estomac reconnaît la pomme et crie au cerveau, elle est pour moi ; alors, seulement, le cerveau la reconnaît lui-même, et ordonne à la main de s'en saisir, à la mâchoire de la triturer, et aux muscles du pharynx de l'avaler. Mettez un livre à la place de la pomme ; quel est le viscère qui le demandera pour lui ? » (1) On sent bien que nous ne suivrons pas plus loin M. Broussais dans ses idées sur les *passions*, fondées par lui sur des besoins ainsi analysés.

· Au reste, cette idée de chercher, dans les organes nutritifs, des fondemens au moral, n'est pas neuve, et Cabanis l'avait déjà développée avec un grand talent dans son bel ouvrage des *Rapports du Physique et du Moral*. Reconnaissant l'impossibilité d'expliquer tous les phénomènes du moral, uniquement avec les impressions des sens, et voulant conformément à l'opinion généralement admise, que le cerveau ne pût engendrer les actes moraux sans des impressions antécédentes, il avait reconnu une seconde classe d'impressions sous le titre d'*impressions internes*, occasionnées par l'action des organes intérieurs, laquelle action devenait ainsi une nouvelle source des matériaux du moral. Mais avec un pareil principe, on ne voit pas pourquoi les animaux, qui ont des organes intérieurs et des sens internes, comme l'homme, n'auraient point

______

(1) *Lettres à un médecin de province*, ou *Exposition critique de la doctrine méd. de M. Broussais*, par A. Miquel, Paris, 1825.

comme lui un *moral*. Ensuite, ces impressions suffisent-elles pour expliquer tous les actes intellectuels? Non, car il est bien certain que la production de ces actes a quelquefois lieu, sans impressions
antécédentes. Tout ce que Cabanis a dit à cet égard,
ne regarde et ne peut regarder que les effets du
tempérament sur le moral, et l'on aurait tort de
vouloir, comme il l'a fait, mettre cette influence
au rang des conditions organiques fondamentales du
moral. Mais il est temps d'arriver à une question
qui a beaucoup occupé les esprits, dans ces derniers
temps surtout, où des découvertes anatomiques ont
fait croire un instant qu'elle ne tarderait point à
être complètement résolue.

Est-ce le cerveau tout entier qui agit dans la
manifestation des actes de l'intelligence et du moral, ou bien chacun de ces actes a-t-il dans cet organe une partie affectée à sa production?

La solution de cette question en suppose nécessairement une autre subsidiaire, qu'on n'a point encore
pu et qu'on ne pourra jamais résoudre. C'est celle de
savoir quelles sont les actions générales auxquelles se
livre le cerveau, quel est le jeu de ses parties, pour
produire les beaux phénomènes de l'entendement?

En supposant que ce soit un mouvement. On demandera toujours quelle différence il y a entre le
mouvement moléculaire, duquel naît le *souvenir*, et
celui qui effectue la *perception?* Et si l'innervation
est due, comme on tend à le croire aujourd'hui, à
un fluide nerveux, analogue aux fluides électrique
et galvanique, où sont nos moyens de connaître
l'essence de ce fluide, dans le cerveau plutôt que
dans la matière inorganique? D'ailleurs nous avons
vu, en étudiant la digestion, la respiration, etc...,
que le dernier acte de ces fonctions toutes matérielles, l'acte organique et vital, qui en accomplit
le but, était insaisissable par nos sens; à plus forte

raison le mécanisme des opérations les plus sublimes de l'organisation, celui des actes de l'intelligence nous sera-t-il inconnu?

En effet, qu'à-t-on aperçu, lorsque le cerveau, accidentellement mis à nu, a permis de l'observer pendant qu'il remplit ses fonctions? Rien, absolument rien, car on ne comptera pas pour quelque chose, l'injection légère de son tissu, qu'on a, sans raison, attribuée à une forte contention d'esprit, tandis qu'elle n'était, sans doute, que le résultat de l'irritation communiquée à la substance de l'encéphale par la lésion qui avait intéressé ses enveloppes. On peut donc affirmer avec certitude qu'on ne pourra jamais connaître en quoi consiste l'action qui accomplit les phénomènes de l'entendement; et, cette question restant insoluble, sur quoi fondera-t-on celle de la pluralité des organes dans l'encéphale?

Dominé par cette idée, qu'il y a dans le cerveau autant d'organes que de facultés dans l'entendement, idée admise sur plusieurs raisons qui, comme nous le dirons plus bas, sont loin de constituer une démonstration, M. Gall conçut la possibilité de déterminer les unes et les autres. On voit déjà d'après ce que nous avons dit ci-dessus, combien il lui eût été inutile, pour parvenir à son but, de chercher à spécifier les caractères anatomiques de chacun de ces organes présumés, afin de remonter directement aux facultés que, dans son hypothèse, il était forcé de leur attribuer. Dès qu'il eut reconnu qu'une pareille route était impraticable, il se rejeta sur les facultés, pour en venir delà aux organes; ainsi l'anatomie ne lui étant d'aucun secours, ce fut à la métaphysique qu'il voulut emprunter ses premières bases.

Mais, de ce côté, que de difficultés nouvelles à vaincre; les métaphysiciens n'étaient point d'accord entre eux sur le nombre et les caractères des

facultés de l'entendement; aussi, quand il voulut
déterminer les organes de la *mémoire*, du *jugement*
et de *l'imagination*, etc., facultés admises par la
plupart des philosophes, ses recherches furent-elles
toujours sans résultats?

Le physiologiste allemand fut donc réduit à se
créer une métaphysique nouvelle, à l'aide de laquelle il pût parvenir à la solution du problème qu'il
s'était proposé. Pour ne pas échouer dans cette ten-
tative, il n'eût fallu rien moins qu'une de ces inspirations qui semblent être l'instinct du génie. En effet,
que pouvait ici l'observation qui, regardée avec raison comme la base solide de toutes les sciences, avait
été jusqu'alors constamment impuissante dans la
métaphysique. Dans cet état d'hésitation et de per-
plexité qui précède toujours les travaux hasardeux,
et qui, quelquefois, est un avant-coureur, même
un présage des grandes découvertes, M. Gall se dirigea tout-à-coup vers les idées les plus vulgaires.

On dit assez généralement d'un homme qui cul-
tive la poésie avec succès : *Cet homme est né poète.*
M. Gall prit l'aptitude à la poésie, pour une faculté
distincte, et reconnut dans ce même homme,
l'existence d'un organe séparé, destiné à l'accomplissement de cette faculté. Tel fut son point de
départ.

Mais, dans cette route nouvelle, M. Gall n'a
d'autre guide que lui-même, et il est d'autant
plus exposé à s'égarer, que, s'il se détourne un seul
instant de son but, il lui sera impossible de se retrouver sur ce terrein mouvant et non encore battu.
Suivons ce savant dans ses excursions; il croit voir
bientôt que la tête du poète présente des différences
sensibles avec celle des hommes ordinaires, et après
un grand nombre de recherches sur des crânes et
des plâtres d'une origine certaine, il pense avoir
reconnu la condition organique essentielle qui fait

le poète. Mêmes recherches sur le musicien, sur le mathématicien etc., même résultat, c'est-à-dire que M. Gall distingue la configuration de la tête du musicien, du mathématicien, etc....., et ainsi de suite, prenant toujours pour des facultés, les dispositions prédominantes des individus, et attribuant à chacune de ces prétendues facultés une place bien marquée dans l'encéphale.

En continuant de la sorte, il admet un nombre assez considérable de facultés correspondantes chacune à une organisation différente de l'encéphale, et voici comment il les désigne:

1° Instincts de la *propagation*, 2° de l'*amour maternel*, 3° de l'*amitié*, 4° de la *défense de soi-même*, 5° du *meurtre*, 6° de la *rixe*, 7° de la *propriété*, 8° de l'*orgueil*, 9° de la *vanité*, 10° de la *circonspection*, 11° de l'*éducabilité*, 12° des *localités*;

Les sens, 13° des *personnes*, 14° des *mots*, 15° des *couleurs*, 16° des *tons*, 17° des *nombres*;

Les facultés, 18° du *langage artificiel*, 19° de la *mécanique*, 20° de la *sagacité comparative*, 21° de l'*esprit métaphysique*, 22° de l'*esprit de saillie*, 23° du *talent poétique*, 24° de l'*imitation*, 25° de la *fermeté*;

Enfin les sentimens, 26° de la *bonté*, 27° de l'*instinct religieux*.

Ces facultés, tout nombreuses qu'elles sont, ne suffisent pourtant pas pour expliquer l'entendement: aussi M. Spurzheim, disciple et collaborateur de M. Gall, en a-t-il admis plusieurs autres, qui sont:

Les instincts, 1° de *séjour*, 2° de l'*ordre*, 3° du *temps*, 4° de la *justice*, 5° de l'*espérance*, 6° de la *surnaturalité*;

Les sens, 7° de l'*individualité*, 8° de l'*étendue*,

8.

9° de la *configuration*, 10° de la *consistance,* 11° de la *pesanteur*.

D'après ces deux phrénologistes, il y aurait donc trente-huit facultés distinctes dans l'entendement humain, et partant trente-huit organes correspondans dans l'encéphale de l'homme.

Pour les organes, jusqu'à présent, il n'y a guère que MM. Gall et Spurzheim, qui, les aient aperçus ; encore en est-il quelques-uns que, de leur propre aveu, ils n'ont pu voir que des yeux de la foi ou de la prévention. Les enthousiastes, partisans nés de tous les systèmes, n'ont pu voir dans le cerveau qu'une masse homogène, où la distinction physique des systèmes nerveux qu'on lui a supposés, n'est point apparente, les différences de volume sur lesquelles cette distinction repose, n'étant que bien peu marquées, et, par conséquent, toujours contestables. Or, s'il en est ainsi du cerveau lui-même, je m'explique, si le cerveau, mis à nu, ne présente pas les caractères tranchans qui doivent servir à y distinguer les organes qu'il réunit, comment ces organes seront-ils plus apparens, à travers la voûte épaisse du crâne, séparée du cerveau par une membrane fibreuse et recouverte en-dehors par le cuir chevelu ? On voit que nous ne comptons point ici les couches musculaires, plus ou moins prononcées, selon les individus, ni les sinus frontaux dont le développement est aussi plus ou moins considérable. Il serait étrange que ce qui ne doit être qu'un obstacle à cette distinction des systèmes nerveux, pût servir, au contraire, à l'établir. C'est cependant une possibilité semblable, que l'on prétend avoir constatée, puisque des mots ont été inventés pour désigner la science spéculative, destinée à fixer, à la simple inspection de l'extérieur de la tête, la sphère psychologique de chaque individu : tels sont, en effet, les fondemens, tel est

lé but de la cranïoscopie. Mais déjà ce mot, comme
la science qu'il désigne, sont allés grossir l'histoire et
le vocabulaire des erreurs scientifiques, toujours si
pardonnables; quelquefois même respectables, lorsqu'elles peuvent devenir utiles par une approxima-
tion de la vérité.

Au reste, de l'aveu même de M. Gall, la cra-
nioscopie est la partie faible de son système; voyons
au moins s'il a été plus heureux dans l'appréciation
des facultés nombreuses qu'il admet dans l'entendement, en d'autres termes, si son système métaphysique est préférable aux systèmes de ses devanciers.

Nous ne discuterons point ici la réalité de chacune des facultés reconnues par M. Gall, il ne nous
serait pas difficile de démontrer que, bien loin
d'être primitives, elles ne sont la plupart que des
modifications de facultés plus générales, au nombre
desquelles se trouve, en première ligne, la *sensibilité*. Nous ferons seulement remarquer que la
plus essentielle de toutes, la plus apparente dans
nos actes intellectuels et moraux, celle de l'unité
qui produit ces actes, unité reconnue par les anatomistes et les physiologistes, qui ont tous cherché
le siège du *sensorium commune*, n'a point, dans le
système de M. Gall, d'organe distinct dans l'encéphale. La volonté, le jugement, la mémoire, etc.,
n'ont pas non plus de siège à part : à la vérité
M. Gall dit que ce sont des propriétés des différens organes cérébraux, dont chacun a sa volonté spéciale, son jugement spécial ; mais qui ne
voit ici que l'organe dont la volonté sera la plus
forte, dominera tous les autres et les entraînera
constamment dans des aberrations inévitables : dès-
lors plus de libre arbitre, tout devient nécessaire,
irrésistible. C'est en vain que, plus tard, reconnaissant la force d'une objection semblable, M. Gall
et quelques autres phrénologistes ont imaginé un

organe de la concentration des idées : il est certain que cet organe, se trouvant soumis aux mêmes conditions que les autres, remplira sa destination tant qu'il leur sera supérieur ; mais, si, comme il arrive très souvent, un autre organe vient à l'emporter, il est évident que l'on retombe dans la difficulté que l'on se proposait d'éviter.

Cette raison démontre suffisamment la futilité de tout système cranioscopique et phrénologique ; de quelque manière que l'on classe les fonctions intellectuelles, ou, si l'on veut, les fonctions cérébrales, il faudra toujours recourir à un *moi* qui est actif dans ces fonctions et qui, ainsi que le prouve la nature de ses actes, ne participe en rien aux qualités du cerveau.

M. Gall a, le premier, enseigné aux anatomistes le seul moyen de bien connaître l'organisation cérébrale : il a prouvé combien était défectueuse, pour étudier le cerveau, cette méthode de dissection, généralement adoptée depuis Vésale, et qui consiste à faire des coupes horizontales, verticales ou obliques ; il a fait voir qu'on détruisait ainsi tantôt les parties du cerveau, tantôt leurs connexions diverses, et, persuadé qu'on n'a pas tout fait, quand on a critiqué avec succès les travaux des autres, et qu'il y a plus de mérite à édifier qu'à détruire, il a décrit et pratiqué, avec, beaucoup d'art et de succès, la véritable manière de développer le cerveau, de le *déplisser* (car c'est le mot), pour parvenir à la connaissance certaine des parties dont il se compose. Mais encore ici tout le monde n'a point été de son avis, comme le prouvent les travaux de M. Flourens, d'une part, et, de l'autre, le nouveau mode de déplissement annoncé par M. Laurencet, mode tout-à-fait opposé à celui adopté par M. Gall, et qui, d'après les assertions de M. Laurençet, doit saper jusque dans ses fondemens le système anatomique du physiolo-

giste allemand. Toutefois, il est vrai de dire que,
si la méthode de dissection de M. Gall n'est point
parfaite, il a, du moins, la gloire d'avoir le premier suivi une bonne direction. Il est des découvertes qui ne s'accomplissent point par un seul
homme ; le génie trouve, la persévérance et l'observation achèvent.

La seule chose qui, en définitive, résulte des
travaux de tous les physiologistes sur le système
nerveux, c'est 1° que l'encéphale est le rendez-vous
de toutes les sensations, le point de départ de toutes
les volitions et l'organe *matériel* unique de l'intelligence ; 2° que l'on a de fortes raisons de présumer
que les hémisphères cérébraux sont la seule partie
de l'encéphale affectée à l'intelligence, sans que
l'on ait aucun moyen de connaître *à priori* quelle
est l'action intime à laquelle se livre cet organe
dans la production des divers actes moraux.

Nous voici parvenus aux confins de la physiologie ;
au-delà sont les domaines de la métaphysique.
Voyons quels secours elle offre pour compléter nos
connaissances de l'organisme humain. Une telle
excursion ne sera point un hors-d'œuvre : dans
l'analyse de tous les actes de la vie, nous ne pouvons point rester étrangers à ceux de l'entendement
qui constituent la plus belle prérogative de notre
espèce. Si nous ouvrons les livres de métaphysique,
nous voyons que tout roule sur la sensation ou sur
l'âme. Sait-on, au moins, comment l'une s'effectue,
et quelle est la nature de l'autre ? Examinons :

1° *Sensation. Des objets frappent nos sens,* dit
Locke, *il en résulte en nous une modification ; la
conscience de cette modification est la sensation.*
D'après un sentiment semblable, Condillac pense
que l'ébranlement de nos organes par des causes
quelconques produit simplement l'impression. *Ce
que nous en éprouvons,* dit-il, *constitue la sensa-*

tion, Enfin M. Destutt-Tracy reconnaît que la sensibilité est *cette propriété de notre être, en vertu de laquelle nous recevons des impressions de beaucoup d'espèces, et nous en avons la conscience.*

De toutes ces définitions de la sensibilité et de la sensation, il résulte évidemment que, pour qu'il y ait sensation il faut 1° qu'un ébranlement quelconque soit imprimé à une partie vivante par un agent extérieur; 2° que la modification que cette partie a subie, soit transmise à un centre positif par un appareil et d'une manière appropriés; 5° que cette modification soit sentie par le centre positif. Recherchant par quel mécanisme s'effectuent ces conditions de la sensation, nous trouvons que, relativement à la première, il est évident que la plupart de nos organes sont susceptibles de recevoir l'impression les uns plus, les autres moins : il suffit pour cela du rapport immédiat de notre corps avec un agent extérieur. Pour ce qui est de la seconde, l'action de transmission, nous avons dit qu'elle était effectuée par les nerfs tendus entre le centre sensitif et tous les points de l'économie, mais qu'on ne savait rien de certain sur la manière dont cette transmission avait lieu, le long des nerfs.

Quant à la troisième, non-seulement nous ne pouvons pas dire comment elle a lieu; mais encore il nous est impossible de préciser le point où elle s'effectue. La raison nous dit que, puisque les nerfs transmettent l'impression, la sensation qui en est le résultat ne peut avoir lieu qu'au point central, à l'aboutissant général des nerfs, c'est-à-dire au cerveau; et, si l'on veut savoir dans quel point de cet organe, on voit, en le resserrant de proche en proche, que, selon les uns, c'est dans la *protubérance annulaire*, et, selon M. Gall, à l'endroit où la *protubérance* s'unit à la *moëlle*

allongée. Mais il est aisé de voir que , si la protubérance ou la moëlle allongée reçoivent l'impression , ces parties n'effectuent point la sensation.
Il est douteux d'abord qu'elles gardent cette impression, et , en ce qui concerne le cerveau lui-
même , on sait que M. Gall fait fabriquer la sensation par l'une ou l'autre partie de cet organe ,
suivant les qualités de l'impression reçue. Ensuite
il est incontestable que , quel que soit , dans
l'encéphale , le point qu'on regarde comme central, ce point ne sera jamais capable d'effectuer
la sensation.

Dans toute sensation , de quelque nature qu'elle
soit , il y a un *moi* qui se connaît, qui se sent , qui
se juge sentant de telle ou telle manière; or, ce
moi ne sera jamais le cerveau ni aucune de ses
parties. En effet :

1° Par quel privilège cet organe aurait-il une conscience qu'aucun des autres ne possède personne? Car
n'a encore prétendu que le foie se sentît fabriquant
la bile, pas plus que l'estomac digérant les alimens,
que les reins sécrétant l'urine , etc..... A cet égard ,
une molécule albumineuse n'est pas plus puissante
qu'une molécule fibrineuse.

2° En supposant que le cerveau ou un point
quelconque de la substance fût la même chose que le
moi, le *moi* serait, dans ce cas, *étendu* et *divisible;* car le
moi , qui est le cerveau, qui est de la matière , doit
nécessairement participer aux qualités essentielles
de la matière, qui sont l'*étendue* et la *divisibilité;*
mais le *moi* reçoit les impressions , il les compare ,
il les juge, choses incompatibles avec la matière.
En effet, dans notre hypothèse , une impression
arrivant, le *moi* la reçoit ; en d'autres termes, elle
correspond à l'un des points du *moi ;* une autre
impression survient , le *moi* la reçoit aussi, c'est à-
dire qu'il la laisse encore correspondre à l'un de

8..

ses points. Maintenant, de deux choses l'une, les points du *moi* sont distincts, ou bien ils ne le sont pas. Dans le premier cas, il ne peut pas y avoir comparaison ; dans le second, les impressions seront confondues. Il faut donc admettre, pour le *moi*, un centre qui ne soit point étendu, qui ne soit point divisible, dans lequel les impressions puissent à-la-fois être pesées, comparées et jugées. Il faut donc absolument reconnaître que le *moi* n'est ni le cerveau, ni aucune de ses parties.

Ainsi ce n'est point directement à la physiologie organique et purement matérielle, telle qu'on l'a faite, qu'il faut demander des lumières, pour nous éclairer sur l'entendement, puisque cet entendement, qu'on ne peut rapporter qu'au *moi*, n'est point le résultat immédiat de nos organes. Tous les idéologues, qui se sont appuyés sur la physiologie, ont erré plus ou moins, et tourné dans un cercle vicieux inévitable. Leur doctrine, sans base solide, ne pouvait avoir pour résultat que des systèmes plus ou moins faux., selon qu'ils s'éloignaient ou se rapprochaient de ces lois de l'organisation, si peu connues, même aujourd'hui, quoi qu'en dise la physiologie expérimentale.

Notre intention n'est point de discuter ici les opinions particulières de Locke et de Condillac. Nous dirons seulement un mot de l'idéologie de M. Destutt de Tracy, qui a professé leurs principes et qui n'a différé d'eux que par la forme et les développemens nouveaux qu'il a su leur donner.

Sans s'occuper de chercher si le *moi* pensant est distinct du corps, ce qui n'eût pas été inutile à reconnaître, cet idéologue ramène tous les actes de l'intelligence à la faculté de sentir. Montaigne avait dit long-temps auparavant : *Toute cognoissance s'achemine en nous par les sens, et se résout en eux..... Science n'est que sentiment.* Mais cette manière de voir est essentiellement erronée : il ne sera jamais possible de ramener la *volonté* à la *sensation*. L'une et l'autre sont bien différentes. Le *moi*, passif quelquefois dans la *sensation*, ne l'est jamais dans la *volonté*. En rapportant ainsi tout à la sensation, des esprits faux ont étrangement abusé du langage ; quelques-uns sont allés jusqu'à prétendre que les mots *sensation*, *réflexion*, *jugement*, *mémoire*, etc. sont absolument synonymes. Si une pareille opinion est ridicule, que dirons-nous de ceux qui affirment que *penser c'est digérer les propriétés des objets*? Peut-on, en si peu de mots, accumuler un plus grand nombre d'absurdités.

Ainsi déjà, pour ce qui est de la métaphysique, la première base sur laquelle on a voulu la fonder, la sensation, manque de solidité et ne suffit pas, d'ailleurs, pour expliquer les phénomènes de l'intelligence.

Reste à savoir si ceux qui ont bâti leurs systèmes sur l'*âme* ont été plus heureux.

2° *Ame.* Nos lecteurs ne s'attendent point que nous fassions ici une dissertation sur la nature et les qualités de l'âme. Un pareil sujet n'appartient point à la physiologie ; une autre science, une science surhumaine, a seule le droit de s'occuper de ces objets élevés que Dieu a dérobés à notre intelligence, et il n'y a que la théologie, fondée sur la révélation divine, qui puisse suppléer ici à l'insuffisance de nos moyens. Cette vérité ressortira spécialement des recherches auxquelles nous allons nous livrer. On a vu que, pour expliquer la sensation, il était nécessaire de recourir à un centre positif, et nous avons démontré mathématiquement que ce centre ne peut être ni le cerveau ni aucune de ses parties ; ce centre, avons-nous dit, est le *moi*.

Nous ignorons quelle est sa nature ; nous savons seulement qu'il n'est point matériel, et il est aisé

de se convaincre que nous ne pénétrerons pas plus
avant. En effet, l'essence des choses qui sortent de
nos mains nous est-elle mieux connue ? Le fabricant de papier sait que la toile usée qu'il emploie
est faite avec une substance végétale : à ce fait se
borne sa science, et, s'il veut apprendre de quoi
se compose le végétal, le botaniste lui répond en
énumérant les rapports les plus marqués et les plus
constans, que le végétal entretient avec les autres
êtres naturels, organisés ou non organisés. Il est
donc vrai de dire que nous ne connaissons les corps
extérieurs que par les rapports qu'ils ont entre eux
ou avec nous, et qu'à cela seul se réduit tout ce
que nous en pouvons savoir de positif. C'est ainsi
qu'en comparant nos actes intellectuels avec notre
corps, nous avons acquis la conviction qu'en
lui la matière seule serait incapable de les produire, et qu'il faut reconnaître l'existence d'une
autre portion de nous-mêmes que nos sens sont
inhabiles à nous démontrer ; mais, à défaut de
terme moyen, et d'objet de comparaison dont la
nature, analogue à celle du *moi*, permette de con-
férer et de noter des différences, c'est à la notion
unique de sa réalité, que nous sommes bornés,
sans avoir en nous aucun moyen d'aller au-delà.

On peut maintenant concevoir à quel point il
est possible de raisonner sur les opérations du *moi* et
quelle foi il faut accorder à des systèmes métaphysiques, fondés sur une possibilité aussi précaire.
Un coup-d'œil rapide sur la doctrine des spiritua-
listes éclairera suffisamment les motifs du jugement
peu favorable que nous allons en porter.

Aristote avait dit: *Nihil est in intellectu, quod
non priùs fuerit in sensu. Nisi intellectus ipse*, ajoute
Leibnitz, et il jette ainsi les fondemens du spiritua-
lisme. En effet, c'est à Leibnitz que remonte l'école
allemande actuelle; c'est sur les principes établis

par le rival de Newton , que reposent les systèmes
métaphysiques de Kant et de ses disciples , mais
aussi que d'hypothèses inadmissibles , que d'inexac-
titudes à relever, que d'erreurs à combattre, depuis
les deux *âmes* dont Leibnitz avait cherché à déterminer les attributs , jusqu'aux rêveries du trans-
cendentalisme. Toutefois, moins exclusif que Leibnitz , qui voulait que la pensée ne fût jamais la
conséquence de l'action des sens , le philosophe de
Kœnisberg admet deux sources à nos idées , les
objets extérieurs et les facultés de l'âme. « Il est
« naturel, dit une femme célèbre, d'être séduit par
« la solution facile du plus grand des problêmes ;
« mais cette apparente simplicité n'existe que dans
« la méthode , l'objet auquel on prétend l'appli-
« quer , n'en reste pas moins d'une immensité in-
« connue, et l'énigme de nous mêmes dévore comme
« le sphynx les milliers de systèmes qui prétendent
« à la gloire d'en avoir deviné le mot. »

Ces paroles de madame de Staël peuvent s'appliquer également au livre de M. Laromiguière , dont
la doctrine est aussi claire qu'elle paraît exacte ;
mais ces précieuses qualités n'empêchent pas d'autres
métaphysiciens d'expliquer aussi bien l'intelligence,
de la même manière que Platon , à quelques légères
différences près.

La métaphysique est donc , comme on l'a très
bien dit une mer sans rivage. Aucun de ses nombreux systèmes ne satisfait parfaitement : ils se
combattent l'un l'autre , et leur étude approfondie
laisse dans une incertitude fatigante.

Ceux qui prennent pour base la sensation marchent appuyés sur les vérités physiologiques ; mais ,
comme l'histoire de l'entendement humain n'en renferme qu'un très petit nombre , ce secours venant
bientôt à leur manquer, ils s'égarent dans des conséquences d'autant plus effrayantes, qu'elles découlent

plus facilement de leurs principes. Tout système , pour avoir quelque solidité, demande de larges bases, et la physiologie du cerveau est trop hypothétique pour qu'on puisse édifier sur le peu de faits positifs dont elle est enrichie. Il semblerait que la route qui mène du connu à l'inconnu , si favorable au progrès des autres sciences , est impraticable pour la métaphysique.

Ceux qui ont pris pour point de départ l'existence du *moi*, en raisonnant sur ses propriétés inconnues , sont tombés dans un excès opposé. L'idéalisme absolu est une doctrine foncièrement erronée , dont le moindre défaut est de considérer les abstractions comme des réalités , et les existences réelles comme non-avenues.

Ainsi , tandis que les systèmes de Locke et de Condillac retrécissent l'esprit et refroidissent le cœur, ceux de Leibnitz et de ses disciples , quoique plus nobles et plus consolans , égarent notre raison, tout en voulant en agrandir la source. L'esprit humain est donc incapable de connaître les causes premières. Jouir des œuvres de la nature 'et les admirer; tel est le rôle que l'homme semble irrévocablement destiné à remplir dans l'univers : il ne lui a point été donné de s'en constituer le juge. Comment les corps extérieurs ne lui échapperaient-ils pas quand la raison de sa propre existence est pour lui un problème?

Et voilà la métaphysiqne : deux vérités , une foule d'erreurs , tel est son domaine , tels sont ses titres , pour se mettre au rang des sciences.

Mais il est temps de quitter les régions inaccessibles de la pensée où tous nos pas sont marqués par des erreurs , et, puisque nous ne pouvons définir la sensation en elle-même ni aucun de ses résultats , étudions-la dans ses rapports avec nos organes.

ARTICLE QUATRIÈME.

Des sens.

Nous avons vu que toute sensation exige pour son accomplissement trois actes essentiels, savoir : 1°. l'impression, 2° la transmission de cette impression au centre, 3° la perception de l'impression par ce même centre : ce n'est que le mécanisme du premier de ces actes, qu'il nous sera donné de connaître jusqu'à un certain point, c'est-à-dire l'action d'impression, ou, en d'autres termes, l'application des corps extérieurs à nos organes.

Or, cette application est différente selon la diversité des objets qui nous impressionnent.

Tantôt ils se mettent en contact presque immédiat avec nos nerfs, comme dans le sens du toucher, de la gustation, de l'olfaction ; d'autres fois, il existe un appareil assez compliqué, qui s'interpose entre le nerf et le sujet de l'impression, comme cela a lieu pour le sens de l'ouïe et de la vue.

Quelques physiologistes et Cabanis surtout ont pensé que tous les sens pouvaient se réduire au tact dont ils ne seraient alors que des modifications. Cette opinion s'accorde parfaitement avec les procédés ordinaires de la nature, qui, dans toutes ses œuvres, avec de petits moyens, produit de grands effets : elle est plus probable, surtout que le sentiment de Buffon et de quelques autres, qui croient qu'il existe depuis six jusqu'à huit sens, et qui prétendent même que nous pourrions en avoir davantage, au grand profit de notre intelligence et de la plénitude de notre vie. « *Que sçait-on si le genre humain faict quelque sottise, à faute de quelque sens, et que, par ce défaut, la plupart du visage des choses nous soit caché ? Que sait-on si les difficultés que nous trouvons en plusieurs ouvrages de nature viennent delà ? Et si plusieurs effets des animaux , qui excèdent notre capacité , sont produits par la faute de quelque sens que nous ayons à dire ? Et si aulcuns d'entre eux ont une vie plus pleine par ce moyen et entière que la nôtre.* (MONTAIGNE.)

> C'est dommage , Garo , que tu n'es point entré
> Au conseil de celui que prêche ton curé.
>
> LAFONTAINE.

Il nous suffit d'avoir les moyens de connaître tout ce que les corps peuvent avoir en eux de qualités utiles pour nous, et les cinq sens que nous possédons atteignent parfaitement un pareil but; laissons donc de côté ces discussions hypothétiques qui , tout bizarres qu'elles sont, n'ont pas même le mérite futile de contenter une impatiente curiosité. Tel est le propre de la vanité humaine : peu satisfaite des réalités bornées qui l'entourent , elle s'emporte dans la sphère des possibilités où les illusions dont elle se nourrit se changent bientôt en chimères.

Mais venons-en au mécanisme des sens, et, pour aller du simple au composé, commençons par l'étude du toucher.

§ Ier *Des Sens.*

Le *toucher,* ou le tact , car ces deux mots sont synonymes , quoiqu'on ait voulu les distinguer, est une fonction de la peau. Il a lieu sur toute sa surface, toutefois plus ou moins parfaitement dans chacune de ses parties, selon la configuration plus ou moins favorable qu'elles présentent. C'est ainsi que le tact, obscur à la plante des pieds et au talon , est parfait à la main, où il s'exerce le plus ordinairement.

Le sens du toucher est le plus général, et il n'est aucun être doué de la vie qui n'en jouisse conformément à ses besoins. Les oiseaux ne forment point une exception, car les plumes dont ils sont recouverts, ne les empêchent pas de sentir jusqu'aux moindres variations atmosphériques. L'oiseau de mer, déployant ses ailes, décrivant de longs circuits sur les flots, montant et descendant avec les vagues, aux approches d'un orage, est regardé par le navigateur comme le messager des vents et des tempêtes.

Avant de parler des usages du tact ou du toucher, il convient de décrire l'organe qui en est le siège ; or cet organe c'est la peau.

Anatomie de la peau. La peau est formée de deux parties principales selon les uns, de trois selon d'autres. Ces parties sont : le *derme,* situé profondément, contigu aux organes que la peau recouvre ; l'*épiderme,* situé à l'extérieur, contigu au derme selon le sentiment des premiers ; les seconds prétendent qu'il en est séparé par une autre partie que Malpighi a désignée sous le nom de *réseau muqueux.*

1° *Derme.* Il constitue presque toute l'épaisseur de la peau, sa nature est fibro-cellulaire ; des nerfs, de nombreux vaisseaux artériels, veineux, absorbans, percent cette membrane et viennent se terminer à sa surface pour y effectuer les fonctions d'exhalation et d'absorption, dont nous avons vu que la peau était le siège.

Ces divers organes, en traversant le derme, se groupent en petits pinceaux, et forment ainsi de petites saillies ou éminences parfaitement visibles à la langue, très distinctes à la paume des mains et à la pulpe des doigts, où elles sont disposées en lignes concentriques. Ces éminences, qu'on appelle *papilles, bourgeons,* consistent évidemment en une saillie du derme pénétrée par beaucoup de filets nerveux et de ramuscules vasculaires ; elles sont douées d'une très grande expansibilité.

L'épaisseur du derme varie depuis un quart de ligne jusqu'à une ligne et demie. Elle est moindre aux paupières, aux mamelles, aux organes de la copulation, très prononcée au contraire à la paume des mains et à la plante des pieds; le derme est blanc et doué d'une demi-transparence qui laisse voir, à travers la peau, la couleur du sang qui circule dans les veines sous-jacentes. Il jouit d'une grande force de contractilité, qui se remarque surtout dans ce phénomène si fréquent, connu sous le nom vulgaire de *chair de poule*, phénomène qui a lieu lorsque la peau est saisie d'un froid subit. Le cuir n'est autre chose que le derme, soumis à des préparations qui le durcissent et le rendent susceptible de se conserver en résistant à la putréfaction.

2° *Epiderme.* C'est le feuillet intérieur de la peau, il forme, à sa surface, une couche mince, une sorte de vernis sec et défensif. Cette partie se sépare du reste de la peau, par la macération, la putréfaction, etc. ; l'action de la chaleur et des vésicatoires déterminent aussi cette séparation.

Les uns veulent que l'épiderme soit un composé d'écailles imbriquées; les autres veulent qu'il consiste dans une membrane plane et continue. « L'observation la plus attentive et les opérations anatomiques les plus délicates, dit M. Béclard, l'un des meilleurs juges en cette matière, ne font apercevoir dans l'épiderme qu'une couche homogène, dont la surface adhérente se confond insensiblement avec les parties sous-jacentes, et qui est dépourvue de tissu cellulaire, de vaisseaux et de nerfs. »

L'épaisseur de l'épiderme forme la cinquième ou la sixième partie de celle de la peau ; il est certaines parties, comme la paume de la main et la plante des pieds, où il est plus épais que partout

ailleurs ; du reste, cela varie selon le genre de travail
de l'individu sur lequel on l'observe. L'épiderme
est moins élastique que le derme, il est transparent
et d'une couleur légèrement grisâtre. Exposé au
feu, il brûle comme une lame de corne, en répan-
dant une odeur analogue ; il ne jouit d'aucune espèce de sensibilité, quoiqu'il se reproduise avec une
activité étonnante. Son mode de formation a occupé
la plupart des anatomistes ; les uns ont dit que c'était
la surface extérieure du derme ou des papilles en-
durcies ; les autres ont voulu qu'il fût l'effet d'une
exsudation ou excrétion du derme. Telle est l'opinion de M. Chaussier qui, avec les anciens, le regarde comme le produit de la coagulation d'un suc
albumineux que sécrète le derme. Il a souvent fait
voir dans ses cours, qu'en coulant et laissant se
coaguler en feuillets très minces un suc albumineux,
on faisait, en quelque sorte, un véritable épiderme
artificiel. Quoi qu'il en soit, l'épiderme se détruit à
l'extérieur à mesure qu'il est produit à la surface
interne.

3º *Réseau muqueux* de Malpighi. L'existence de
cette partie de la peau a été niée par plusieurs anatomistes, sous prétexte qu'elle ne peut point, comme
le derme et l'épiderme, être isolée par la dissection ;
mais plusieurs circonstances la démontrent. Elle se
présente en effet sous l'apparence d'une couche muqueuse que l'on voit sur l'épiderme ou sur le derme,
lorsque, par quelque circonstance, soit pendant la
vie, soit dans l'état de mort, ces deux parties sont
séparées l'une de l'autre. Cette couche muqueuse, intermédiaire au derme et à l'épiderme, couvre les
papilles et remplit leurs intervalles. Le peu d'épaisseur
qu'elle offre au sommet des papilles, a fait croire
qu'elle était percée, et c'est pour cela qu'elle a été
comparée à un réseau dont elle a reçu le nom. Ce
réseau est très visible chez le nègre, et dans les

taches noires des blancs. Il est difficile de se faire une idée bien exacte de sa nature, on croit assez que c'est un tissu cellulaire à demi organisé, il forme une espèce de vernis humide qui revêt la surface papillaire et vasculaire du derme. Il est le siège de la couleur, celui des productions cornées, écailleuses, que l'on voit sur la peau des animaux et dans quelques parties de celle de l'homme.

La matière colorante de la peau existe dans les hommes de toutes les races, excepté les Albinos; le réseau muqueux, qui en est le siège, est plus foncé et plus épais dans la race nègre; chez les blancs il est tellement mince que l'on a pu douter de son existence. Il est très probable que sa coloration plus ou moins apparente fonde chez eux le caractère distinctif des individus blonds ou bazanés.

On est parvenu à séparer la partie colorante de la peau; elle se résout en une sorte de mucosité, qui teint l'eau et laisse déposer au fond du vase une poudre brune impalpable. On pense assez généralement aujourd'hui qu'elle est sans cesse renouvelée par une déposition et une résorption continuelles. La peau du nègre, plongée dans une eau imprégnée de vapeur de chlore, devient blanche, et reprend, en très peu de jours, sa couleur noire dans toute son intensité. C'est le carbone qui forme la base du pigment de la peau.

L'usage de la couleur du pigment, dans les races colorées, paraît être de défendre la peau contre l'effet rubéfiant des rayons du soleil; on sait avec quelle facilité la chaleur détermine la vésication de la peau des albinos, tandis que celle des nègres résiste souvent aux épispastiques les plus énergiques. Ces faits et quelques autres dépendans de l'état de maladie, semblent prouver que la couleur de la peau tient à une condition de structure de cette membrane, et tendent à faire penser que,

dans l'espèce humaine comme dans les autres espèces d'animaux, il existe plusieurs races.

La couleur de la peau est en raison du développement des autres parties du corps; dans toutes les
races elle est d'un blanc rosé à l'époque de la naissance, ce n'est qu'après et peu-à-peu, qu'elle acquiert la couleur propre à chacune. On commence
ordinairement à l'apercevoir le troisième jour;
elle paraît alors autour des ongles, des mamelons,
des yeux, de l'anus et des organes de la copulation;
le septième jour la coloration est étendue partout,
excepté aux régions palmaire et plantaire, qui restent blanchâtres. Pendant la première année la couleur est peu intense, elle augmente ensuite et persiste pendant la plus grande partie de la vie, pour
diminuer dans la vieillesse.

Cette coïncidence du développement du pigment avec celui de beaucoup d'autres parties, qui
n'apparaissent qu'après la naissance, ne prouve-
t-elle pas, jusqu'à l'évidence, que c'est une condition organique de l'individu, et non pas un effet
de l'influence du soleil. C'est parce qu'il devait
habiter sous un ciel brûlant, que le nègre a reçu
de la nature les moyens de se garantir de son
ardeur.

Nous ne nous arrêterons point à décrire ici les
dépendances de la peau, telles que les ongles et les
poils, regardés jusqu'à ce jour comme des productions de l'épiderme; mais un zoologiste distingué a
émis sur la formation de ces diverses parties, une
opinion assez singulière que nous ne ferons que citer
ici; elle montrera d'ailleurs, en passant, quelle est
la direction imprimée aujourd'hui à l'histoire naturelle, et spécialement à l'anatomie comparée, qui
consiste, non plus à recueillir tous les traits distinctifs des animaux, mais à spécifier quels sont les
organes qui peuvent être considérés comme de vé-

ritables élémens, quelques formes qu'ils affectent d'ailleurs. M. Blainville pense que le poil est le rudiment de toutes les parties constituantes de la peau et même des divers organes des sens, quelque composés qu'ils soient, comme l'œil et l'oreille. Il regarde les plumes, les ongles, les écailles, les cornes et même les dents, comme des poils composés. Nous laissons à nos lecteurs la liberté d'apprécier un pareil sentiment sur l'organisation animale, ce n'est que par un effort violent de notre esprit et même de notre imagination, que nous ne voyons dans l'œil et l'oreille, qu'un poil mieux organisé.

Maintenant que la peau nous est connue dans ses élémens constituans, examinons-la dans son ensemble et arrêtons-nous surtout aux parties les plus propres à effectuer la sensation du tact et du toucher. Elle forme les limites du corps qu'elle recouvre dans son entier; elle est conséquemment toujours exposée au contact des corps étrangers. Elle est douce, souple, élastique, très extensible et assez solide. Son épaisseur est de deux à trois lignes; elle varie en outre, selon les diverses parties du corps; elle est grande au crâne, moindre à la face; elle a beaucoup de finesse aux lèvres, aux paupières, au sein, au pénis, au scrotum. La peau, à la partie postérieure du tronc, est assez généralement deux fois plus épaisse qu'à la partie antérieure. Il en est de même de son adhérence aux parties sous-jacentes. Elle est surtout très fixe à la paume de la main, à la plante des pieds, et au nez. La différence qui existe dans la sensibilité de ses diverses parties, fait penser que les nerfs n'y sont pas également répandus. L'anatomie fait voir que ceux de la main, où le toucher est supérieur à toute autre région de la peau, sont plus gros que ceux des autres portions de cette membrane. Pour le système vasculaire, il est bien évident qu'il est des parties où les vaisseaux sanguins sont plus abondans, comme aux joues, où l'expansibilité dont ils jouissent, modifie singulièrement la coloration du visage en y attirant le sang, comme dans les affections de l'âme et dans les passions. Enfin, comme toutes les autres parties de l'organisation, la peau présente des différences selon les âges, les sexes, les tempéramens et les habitudes. Rude et comme racornie chez le campagnard, elle est au contraire souple et très sensible chez le citadin; molle, douce, fine, impressionnable, dépourvue de poils chez la femme; elle est ferme, résistante et plus garnie dans l'homme.

Mais nulle part la peau n'est, mieux qu'à la main, disposée pour effectuer la sensation du tact ou du toucher, et il convient de nous arrêter un peu sur la forme qu'elle affecte dans cette partie qu'il est de notre objet de décrire ici.

La main est formée de vingt-sept os disposés entre eux de la manière la plus propre à jouir d'une grande mobilité. On y distingue le *carpe*, le *métacarpe* et les doigts.

Le *carpe* qui forme le poignet, est articulé avec l'avant-bras; huit os, disposés sur deux rangées, entrent dans sa composition. Ces deux rangées exécutent, entre elles, des mouvemens analogues à ceux du carpe sur l'avant-bras et qui consistent dans des flexions dans tous les sens.

Le *métacarpe* forme la paume de la main, les cinq os qui le composent se meuvent sur le carpe avec lequel ils s'articulent, s'écartent et se rapprochent les uns des autres, et font varier le degré de concavité de la paume de la main, qu'ils proportionnent ainsi au volume et aux contours des corps qu'elle embrasse.

Les *doigts* terminent inférieurement la main. Leur

division en plusieurs pièces mobiles les rend merveilleusement propres à se mouler sur les différens contours des objets. Ils sont au nombre de cinq, ayant chacun trois brisures, excepté le pouce qui n'en a que deux. Ce dernier affecte, à l'égard des autres, une disposition singulière, au moyen de laquelle il peut se mettre en opposition et former, avec chacun d'eux, une véritable pince. Le doigt du milieu est le plus long, les autres vont en diminuant de chaque côté, structure admirable et la plus heureuse possible, pour s'adapter à la périphérie de tous les corps. « Qu'on suppute, dit Buffon, la superficie de la main et des cinq doigts, on la trouvera plus grande à proportion que celle de toute autre partie du corps, parce qu'il n'y en a aucune qui soit autant divisée ; ainsi, elle a d'abord l'avantage de pouvoir présenter aux corps étrangers plus de superficie, ensuite les doigts peuvent s'étendre, se raccourcir, se plier, se séparer, se joindre et s'ajuster à toutes sortes de surfaces ; autre avantage qui suffirait pour rendre cette partie l'organe de ce sentiment exact et précis, qui est nécessaire pour nous donner l'idée de la forme des corps ». Si le naturaliste, que nous venons de citer, a su apprécier avec justesse la bonne conformation de la main, il ne nous semble pas avoir été aussi heureux dans l'hypothèse qu'il a émise sur la plus grande perfection du toucher au moyen d'une main divisée en un plus grand nombre de doigts, dont les fractures eussent été plus nombreuses.

Tous les os, dont nous avons parlé, forment une charpente solide, qui donne à la main la consistance nécessaire pour bien remplir ses fonctions. Les mouvemens infiniment variés qu'ils exécutent les uns sur les autres sont dus à des muscles nombreux, dont les uns au nombre de cinq, sont des-

tinés à mouvoir la main dans sa totalité ; les autres,
en nombre égal, à mouvoir les doigts, soit en masse,
soit isolément ; sans compter que chaque doigt a les
siens propres, dont le nombre est toujours analogue
au degré de mobilité qu'il devait avoir.

Les muscles qui meuvent les doigts, s'arrangent
dans la paume de la main, de manière à former deux
éminences, connues sous les noms de *thénar* et d'*hy-
pothenar*. Ces éminences servent de coussinet à la
peau qui vient les recouvrir, disposition heureuse et
relative surtout aux actes de préhension dont la
main est chargée.

C'est à l'extrémité des doigts que le toucher semble
être le plus délicat ; aussi les papilles nerveuses y
sont-elles plus nombreuses et plus développées ;
elles y sont soutenues par un coussinet de tissu
cellulaire qui s'appuie par sa face postérieure sur
ces productions épidermoïques, sur ces *poils composés* qu'on appelle *ongles*.

La peau est d'ailleurs à la main dans les mêmes
conditions de structure que partout ailleurs, seulement elle est fortement tendue, fortement unie aux
parties sousjacentes, ne présentant aucune autre
ride que les plis occasionnés par les mouvemens
de préhension.

*Mécanisme du tact ou du toucher. — Usages de ce
sens.*

Rien n'est plus simple que le mécanisme de la
sensation qui nous occupe, il suffit que le corps
extérieur se trouve en contact immédiat avec quelqu'une de nos parties. La sensation est d'autant
plus parfaite que la disposition de la peau est plus
analogue à la forme du corps qui effectue l'impression, et que l'épiderme est moins épais : d'où il suit
que la main, comme organe du toucher, nous donne
une notion plus exacte qu'aucune autre partie,

parce qu'elle réunit ces diverses conditions à un très haut degré.

La forme, la consistance, les dimensions et la plupart des qualités générales des corps sont susceptibles d'être appréciées par le toucher : mais la notion que ce sens nous fait acquérir le plus directement, c'est celle de la température des corps. L'air extérieur étant sans cesse en contact immédiat avec quelque point de notre peau, il fait sur elle des impressions diverses, en raison des différens degrés de calorique qu'il contient, ce qui constitue les sensations de chaud et de froid que nous éprouvons continuellement, selon les saisons et les climats.

Nous avons vu, au chapitre de la *Respiration*, que notre corps avait la propriété de dégager du calorique que les corps extérieurs lui enlèvent, en plus ou moins grande quantité, selon les circonstances environnantes. Toutes choses égales d'ailleurs, si l'air extérieur est plus chaud que nos organes, nous devons éprouver une sensation de chaleur; si, au contraire, sa température est inférieure à la nôtre, nous devons éprouver une sensation de froid. Or, dans nos climats, notre température est de trente-deux degrés, tandis que le milieu que nous habitons n'en a que de quinze à dix-huit dans les saisons tempérées, vingt-cinq au plus dans les chaleurs de l'été. Nous devrions donc toujours avoir froid. Mais d'abord, pour échapper à cette sensation, nous avons recours, dans certains cas au feu, et toujours aux vêtemens. De plus notre corps s'est habitué à cette soustraction continuelle de calorique qu'il remplace au même instant, de telle sorte qu'une grande partie du calorique dégagé par nos organes se trouve destiné à faire les frais de la perte que nous fait éprouver l'abaissement constant de la température, dans le milieu que nous habitons. Cela posé, nous sommes atteints d'une sensation de chaleur, toutes les fois que l'air nous soustrait moins de calorique que dans l'état moyen, et d'une sensation de froid lorsqu'il nous en soutire davantage. Ceci prouve que les sensations de froid et de chaud ne sont jamais que relatives, et que le toucher ne peut point nous donner la connaissance véritable de l'état des corps, sous le rapport du calorique spécifique qu'ils contiennent; nous apprenons seulement que tel corps est plus chaud ou plus froid que celui qui nous a impressionnés précédemment, selon qu'il nous a enlevé plus ou moins de calorique. Il suit encore delà qu'un corps nous paraît plus chaud ou plus froid, quoiqu'ayant la même température, selon qu'il est bon ou mauvais conducteur du calorique. C'est ainsi que le bois et le marbre nous donnent des sensations différentes quoiqu'ils se trouvent dans des circonstances parfaitement identiques, quant à leur température spéciale.

La notion de la température nous est acquise par toute la surface de la peau; il n'en est pas de même pour les autres qualités des corps, telles que que leur configuration externe, leurs dimensions, leur consistance; la peau a besoin pour cela d'être disposée d'une manière plutôt que d'une autre, et nous avons vu qu'à la main elle réunissait les conditions les plus heureuses pour cet effet. Cette perfection de la main de l'homme a été remarquée dans tous les temps, et plusieurs philosophes n'avaient point douté de lui attribuer toute la source de notre intelligence, Buffon, lui-même, avait donné au toucher une prépondérance telle, qu'il prétendait que ce sens pouvait, à lui seul, remplacer tous les autres; il nous sera toujours difficile de concevoir, malgré les faits qu'on rapporte, comment un aveugle distinguera les couleurs, et pourquoi la nature qui ne fait rien d'inutile et qui procède toujours par les moyens les plus simples, aurait compliqué

la mécanique de l'homme en lui donnant des organes dont son intelligence eût pu se passer.

Il est peu d'impressions indifférentes toutes les
fois que le *moi* y est attentif. Un sentiment de
plaisir ou de peine les accompagne toujours, circonstance nécessaire dans la condition où l'homme
se trouve, à l'égard des autres corps qu'il a besoin
de connaître, pour effectuer avec eux les rapports
nécessaires à sa conservation individuelle et à son
bien-être. A cet égard, le toucher est un des sens
les plus précieux. Certaines parties sont douées d'une
sensibilité exquise qui est la source des plus grandes
jouissances. Que la main se promène sur une surface arrondie et vivante en embrassant ses contours, la douceur de la peau, son poli, la chaleur
halitueuse qu'elle dégage, la vie que ces circonstances y indiquent, font naître, non pas seulement dans la main, mais dans le corps entier, un
doux frémissement, un sentiment de chaleur plein
de délices; et pourtant, ce toucher n'est encore
que le prélude d'un autre mille fois plus délicat, qui, lorsqu'il s'effectue, appelle dans les
organes où il siège tout ce que l'être possède de
sensibilité et de vie.

Nous ne releverons point ici les erreurs des philosophes et des métaphysiciens qui ont attribué au
toucher le développement des facultés industrielles
des animaux et de l'homme, en sorte que, selon
leur opinion, les êtres seraient d'autant plus intel-
ligens que leur toucher serait plus parfait, mais il
est bien évident que le toucher n'est qu'un moyen
de recevoir des impressions que l'intelligence met
en œuvre, et que par conséquent plus l'intelligence sera grande, plus les résultats du toucher seront étendus. Il suffit, pour s'en convaincre, d'examiner ceux des animaux qui possèdent des organes
du toucher assez bons, comme les singes; sont-ils

pour cela plus capables que d'autres d'aucun travail mécanique ?....

Comme tout ce qui tient à la vie, le toucher et
le tact sont assujétis aux modifications de l'âge.
Chez le vieillard, ce sens est considérablement dété-
rioré ; la graisse ayant disparu, le derme n'est plus
soutenu par elle, il se plisse, devient flasque, et
partant, moins propre à effectuer le toucher, tandis que, d'un autre côté, la sensibilité générale s'est
bien affaiblie. L'habitude et l'exercice donnent à
ce sens une grande perfection ; on sait combien il est
exquis chez les aveugles.

§ II. DU GOUT.

Le toucher était répandu sur toute la périphérie
du corps ; le sens que nous allons étudier est borné
dans une partie distincte, hors de laquelle la sensation ne peut s'effectuer, quelles que soient les
circonstances qui accompagnent l'objet de l'impression.

La sensation du goût, l'action de goûter, la *gustation*, comme l'appellent les physiologistes, nous
fait juger des saveurs. A cet égard, on nomme *sapides* ou *savoureux* les corps qui développent quelqu'impression sur l'organe de la gustation, *insi-
pides* ceux qui n'en produisent aucune. La sapidité,
en un mot, est une manière d'être des corps ; elle
est toujours relative, puisqu'elle n'est jamais appréciable que lorsque le corps est en rapport avec celui
de nos organes destiné à la recevoir et à la juger.
L'on ignore tout-à-fait quelle est la vraie cause de
la sapidité, car ce n'est ni la forme des molécules
constituantes des corps sapides, ni leur force de
combinaison avec l'appareil de la gustation qui
peuvent servir à l'expliquer.

Le nombre des saveurs est immense, sans compter que beaucoup de corps qui n'en ont point par eux-mêmes, deviennent sapides par l'effet des combinaisons dans lesquelles on les fait entrer; et c'est bien ici que la chimie culinaire est vraiment puissante. Cette extrême variété des saveurs, leur excessive mobilité ont rendu inutiles tous les efforts qu'on a faits pour les grouper et les classer selon leurs degrés d'affinités respectives; jusqu'à présent on n'a pu trouver de classification bien fondée préférable à celle qui les partage en *agréables* et en *désagréables*, encore peut-on dire que cette division est arbitraire jusqu'à un certain point, puisque des saveurs agréables pour certaines personnes sont repoussantes pour d'autres.

C'est la langue qui est l'organe principal de la gustation. Les lèvres, le palais, les joues, le voile du palais contribuent bien aussi à effectuer l'impression des corps sapides; mais il est vrai de dire que la langue est essentielle dans la production de la sensation. On a vu cependant des exemples de mutilation de la langue et même d'absence congéniale de cette partie avec persistance du goût; mais aussi dans ces cas, la sensation des corps sapides n'était point aussi parfaite qu'elle l'est dans les circonstances les plus ordinaires.

De même que le toucher, le goût n'a pas de nerf spécial; la plupart des anatomistes pense qu'il est effectué par tous les nerfs qui se rendent aux parties que nous venons de présenter comme le siège de ce sens, or ces nerfs sont assez nombreux.

Le mécanisme de la gustation est loin d'être compliqué; l'application plus ou moins immédiate des particules sapides à la surface de la langue suffit pour l'effectuer; plus le corps est divisé, plus l'impression est complète, parce qu'alors il correspond d'une manière plus exacte et plus intime aux divers points de l'organe. Cette sensation devient plus intense par l'effet de l'attention, et on sait combien il est difficile de distraire un gourmet lorsqu'il goûte quelque substance et qu'il *raisonne,* comme on dit, *ses morceaux.*

Le goût augmente toujours en raison des progrès de l'âge, et c'est le seul sens que le vieillard conserve dans son intégrité; du reste, il est soumis à toutes les variations qu'apportent dans nos fonctions, les maladies, les tempéramens, les idiosyncrasies, etc...... L'habitude le perfectionne; le chimiste, le distillateur, le cuisinier, mettent une rare précision dans les jugemens qu'ils portent sur les saveurs de tous les corps. Il n'y a guère que l'abus des liqueurs fortes, des assaisonnemens et des substances irritantes qui puisse nuire à la gustation, en rendant ses organes insensibles aux saveurs ordinaires; mais encore alors ce sens revient-il bien vite, et n'est-il point du tout aliéné, car, pour le rappeler, il suffit de l'abstinence de ces mets irritans et de l'usage de substances peu sapides.

L'homme paraît être inférieur aux animaux sous le rapport du goût. « L'habitude de vivre en société, dit Grimaud, nous fait compter sur un fonds de connaissances que nous y trouvons acquis, et nous dispense de les acquérir par nous-mêmes; en sorte que le sens du goût, peu exercé, contracte, par ce manque d'exercice, une imperfection d'abord purement individuelle et qui peut, à la longue, devenir un défaut de l'espèce, en se transmettant par voie de génération. Ainsi, les sauvages qui doivent tout tirer d'eux-mêmes, et qui n'ont rien à attendre de leurs semblables, parviennent, par un exercice assidu, à une finesse et à une délicatesse de goût égale, à peu de chose près, à ce que l'on voit dans les animaux. »

Nous terminerons l'histoire du goût par une remarque générale, qui trouve son application dans tous les actes relatifs à la conservation de la vie. La nature, avant de nous commander ce qui nous est utile, nous invite à le faire, par l'attrait du plaisir qu'elle y attache; ce plaisir est d'autant plus intense que le besoin qu'il invite à satisfaire, est plus grand et plus impérieux. Ceci regarde spécialement le goût; dont l'exercice précède toujours la digestion qui est la première des fonctions nutritives. En poursuivant cette idée, on voit que les actes les plus nécessaires de la vie, soit individuelle, soit de l'espèce, sont ceux qui entraînent toujours dans leur accomplissement un plaisir plus grand et mieux senti.

§ III. DE L'ODORAT.

Les odeurs sont des manières d'être des corps que l'odorat est destiné à reconnaître; leur variété n'est pas moins grande que celle des saveurs. Aussi les chimistes ont-ils tenté vainement de les classer. L'air en est le véhicule ordinaire; on prétend cependant qu'il est des substances qui en répandent, même dans le vide. Dans certains corps, ce n'est qu'avec le secours de la chaleur ou du frottement que l'on parvient à dégager les particules odorantes, tandis qu'il en est d'autres qui en dégagent avec une extrême facilité et avec une grande abondance. Une faible parcelle de musc, exposée à l'air libre, suffit pour embaumer une chambre, pendant un temps très long. Ceci prouve également que la matière odorante doit avoir une excessive ténuité.

On avait cru, pendant quelque temps, que l'odeur était un principe particulier inhérent à chaque corps, mais on a eu lieu de se convaincre que ce n'était qu'une émanation, un dégagement des molécules les plus petites, détachées par une cause quelconque et le plus souvent dissoutes dans l'air: telle est la théorie de Fourcroy généralement admise aujourd'hui.

L'appareil de l'odorat est plus compliqué que celui du goût; il réside dans deux cavités, creusées dans l'épaisseur de la face, dont la grandeur se trouve encore augmentée par la saillie que forme le nez. Ces cavités qu'on nomme *fosses nasales*, fournissent ordinairement à l'air la route que parcourt ce fluide pour arriver dans la poitrine; mais il y a tant de sinuosités et de détours dans ce trajet que les parties étrangères avec lesquelles l'air se trouve mêlé et spécialement les odeurs y sont facilement retenues. On trouve en effet, dans les fosses nasales, plusieurs feuillets osseux roulés les uns sur les autres, et divisant le trajet de l'appareil olfactif en trois sillons, distingués en *méats supérieur, moyen* et *inférieur.* Ces méats existent de chaque côté des fosses nasales; ils sont séparés par une cloison qui s'étend d'avant en arrière, selon toute leur longueur. Des cavités creusées dans l'épaisseur de l'os *frontal,* dans un autre os appelé *sphénoïde* occupant le milieu de la base du crâne, dans les deux os de la mâchoire supérieure, et enfin des cellules spacieuses dont est percé l'*ethmoïde* qui forme le sommet ou la voûte des fosses nasales, viennent augmenter l'étendue de l'organe de l'odorat, et présenter aux molécules odorantes des points de contact plus nombreux.

La membrane qui tapisse les fosses nasales, porte le nom de membrane pituitaire, elle s'applique sur tous les feuillets osseux dont elle augmente l'épaisseur, diminuant par ce moyen la largeur des méats et rétrécissant le passage de l'air. La pituitaire est molle et douce au toucher, elle secrète le mucus nasal, humeur très utile dans les fonctions de l'odorat. Les recherches de l'anatomie comparée, ont démontré que la perfection de ce sens coïncide

toujours avec le plus grand développement des cavités nasales et des sinus qui en dépendent. Dans le
chien, les sinus frontaux ont un ampleur considérable. La longueur du groin du cochon n'est pas une
moindre cause de la finesse de l'odorat dont est
doué cet animal immonde et utile.

C'est aux nerfs olfactifs qu'est due la sensation de
l'odorat; ces nerfs naissent directement du cerveau;
leur volume est assez grand; ils offrent cela de remarquable, qu'avant de pénétrer dans les fosses
nasales pour se distribuer dans la membrane pituitaire, ils se divisent en un très grand nombre de
filets, après quoi ils se répandent dans la partie
supérieure des fosses nasales.

Le mécanisme de l'odorat n'est pas moins simple
que celui du goût et même du toucher; comme l'air
est le véhicule des molécules odorantes, il est bien
évident que c'est seulement dans le temps de l'inspiration, c'est-à-dire lorsque l'air entre dans la
poitrine, que la sensation peut être effectuée. On
a dit cependant, que, dans certaines circonstances, et particulièrement dans les maladies du
poumon, les odeurs sont perçues au moment où
l'air s'échappe de la poitrine.

L'impression de l'odorat s'effectue dans la partie
supérieure des fosses nasales. Les faits suivans en
sont la preuve : 1° c'est dans la voûte des fosses nasales que le nerf olfactif se distribue; 2° le nez a une
situation oblique, qui force en quelque sorte l'air à
aller frapper le sommet de la cavité olfactive; 3° les
personnes chez lesquelles il a été enlevé, quelle que
soit la cause, ont perdu aussi l'odorat; 4° celles qui
ont un nez difforme, écrasé, ayant les narines dirigées
en avant, ont l'odorat presque nul; 5° comme l'a
très bien fait voir M. Béclard, on rétablit la faculté
de recevoir les sensations olfactives en adaptant un
nez artificiel aux personnes qui étaient privées de

cet organe; 6° enfin toutes les fois que nous flairons un corps dont nous voulons apprécier exactement l'odeur, nous modifions les inspirations, en les faisant plus courtes et plus fréquentes, de manière à diriger l'air vers la voûte nasale : c'est ainsi que ceux qui prennent du tabac cherchent à pousser cette substance vers la partie supérieure du nez.

Nous avons dit que le mucus nasal secrété par la membrane pituitaire était très utile dans l'accomplissement de la fonction qui nous occupe, ajoutons aussi que les propriétés physiques qu'on lui connaît sont des conditions indispensables dans son action. En effet, si ces qualités sont changées, comme dans le coryza ou rhume de cerveau, qui n'est autre chose que l'inflammation de la membrane olfactive, l'odorat se perd ou il s'exerce d'une manière tout-à-fait incomplète.

Il en est du sens de l'odorat comme de celui du goût; en général, il se perfectionne avec l'âge, à moins que des habitudes destructives ne l'aient émoussé comme cela n'a lieu que trop souvent, par l'usage peu agréable de se remplir, à chaque instant, le nez, de substances irritantes. Buisson avait formé une classe particulière des sens, du *goût* et de l'*odorat* qu'il appelait *sens nutritifs*. Cette classification nous semble hypothétique, surtout quant à l'odorat, car il existe bien des alimens qui, n'ayant point ou presque point d'odeur, ont cependant un bon goût et sont bien nourrissans, tandis que toutes les substances odorantes et même celles qui le sont le plus sont loin d'être nutritives. Tous les sens sont du domaine de l'intelligence, ils fournissent tous des matériaux à l'imagination . «Je ne sais, disait J.-J. Rousseau, si l'on doit féliciter ou plaindre l'homme sage ou peu sensible, qu'un bouquet, sur le sein de sa maîtresse, ne fit palpiter jamais.»

§ IV. DE L'OUÏE.

Ce paragraphe comprendra trois divisions. Dans la première, nous parlerons du son ; dans la seconde, nous décrirons l'oreille , qui est l'organe chargé de le percevoir ; dans la troisième , nous traiterons de la sensation elle-même.

A. *Du son.* Le son est l'effet d'un mouvement qui fait frémir ou vibrer chacune des molécules dont les corps sonores sont composés. L'air est le véhicule du son. Si on suspend une sonnette sous le récipient de la machine pneumatique , et que l'on fasse le vide, on n'entend plus de son , quoiqu'on agite la sonnette. On le perçoit au contraire , si on laisse pénétrer un peu d'air : dans ce cas, l'intensité du son est toujours en raison directe de la quantité de l'air. Le son devient faible à mesure qu'il s'éloigne du corps qui le produit, sans doute parce que le nombre de particules d'air qui doivent être mises en mouvement, pour le propager dans tous les sens, va toujours en augmentant; mais, si la masse d'air dans laquelle le son se propage est contenue dans un cylindre creux , le son conserve à-peu-près toute sa force, ainsi que M. Biot l'a expérimenté. Ce savant se rendit dans un aqueduc de Paris, où se trouvait une foule de tuyaux de fonte, formant ensemble un cylindre creux de neuf cent cinquante-un mètres de long. La voix la plus basse était entendue à cette distance : on distinguait parfaitement les paroles ; les mots , prononcés aussi bas que lorsqu'on parle à l'oreille , étaient appréciés. Un coup de pistolet, tiré à l'ouverture de cette suite de tuyaux, fit entendre à l'autre extrémité une explosion considérable, et l'air fut chassé avec assez de force pour produire un vent impétueux et éteindre une bougie allumée.

On a tiré de cette propriété du son, un parti très avantageux pour la structure des porte-voix ou des cornets destinés à transmettre la voix à de grandes distances. Lorsque le son rencontre un obstacle, il se réfléchit, en faisant, avec la surface de l'obstacle, un angle de réflexion égal à l'angle d'incidence. C'est à cette loi que tient la production de l'Echo, qui a lieu toutes les fois que les corps qui résonnent sont assez éloignés du point de départ du son primitif, pour que ces deux sons, savoir le son primitif ou direct et le son réfléchi arrivent à l'organe dans des temps sensiblement différens ; nous verrons ces lois diverses d'acoustique en rapport avec les parties osseuses et cartilagineuses qui composent l'oreille.

Deux cordes de même substance, de même longueur, tendues également, sont à l'*unisson*, c'est-à-dire qu'elles fournissent, dans le même temps, le même nombre de vibrations, et que les sons produits par chacune d'elles sont parfaitement identiques. Si les deux cordes ne diffèrent que par leur longueur, et qu'à cet égard elles soient dans le rapport de 1 à 2, les vibrations qu'elles fourniront dans un temps donné seront dans le même rapport, et ces deux cordes donneront l'*octave*; dans le rapport de 2 à 3, elles donneront la quinte; la tierce-majeure dans le rapport de 4 à 5, etc.

Si l'on fait sonner un instrument quelconque, non-seulement le son produit alors fait résonner, d'une manière sympathique, tous les corps qui sont à l'unisson, mais aussi tous ceux qui sont, avec lui, dans un rapport harmonique, en sorte que l'on voit frémir toutes les cordes qui sont à l'oc-

tave du son primitif, à l'octave de sa *quinte* et à la double octave de sa *tierce.* Dans un son qui paraît simple, une oreille attentive et exercée saisit facilement plusieurs sons différens.

Moins la corde est tendue, moins elle donne de vibrations, et plus le son est grave : un effet contraire a lieu dans des circonstances opposées. Le nombre de vibrations indispensable pour que le son soit perçu et distinct, est de 5o à 52 par seconde; le son le plus aigu, appréciable à notre oreille, donne, dans le même temps, 7,552 vibrations, le nombre d'*octaves* contenu dans cet intervalle est de 8.

Il est plus difficile qu'il ne paraît au premier abord, de préciser les différences qui distinguent le son du bruit, quelqu'opposés qu'ils soient l'un et l'autre dans leurs effets. « Ne pourrait-on pas conjecturer, dit Rousseau, que le bruit n'est point d'une autre nature que le son; qu'il n'est lui-même que la somme d'une multitude confuse de sons divers, qui se font entendre à-la-fois, et contrarient, en quelque sorte, mutuellement leurs ondulations ? Tous les corps élastiques semblent être plus sonores, à mesure que leur matière est plus homogène, que le degré de cohésion est plus égal partout, et que le corps n'est pas, pour ainsi dire, partagé en une multitude de petites masses, qui, ayant des solidités différentes, résonnent conséquemment à différens tons. Pourquoi le bruit ne serait-il pas du son, puisqu'il en excite? Car tout bruit fait résonner les cordes d'un clavecin, non quelques-unes, comme fait un son, mais toutes ensemble, parce qu'il n'y en a pas une qui ne trouve son unisson ou ses harmoniques. Pourquoi le bruit ne serait-il pas du son, puisqu'avec des sons, on fait du bruit? Touchez à-la-fois toutes les touches d'un clavier, vous produirez une sensation totale, qui ne sera que du bruit, et qui ne prolongera son effet par la résonnance des cordes que comme tout autre bruit qui ferait résonner les mêmes cordes. Pourquoi le bruit ne serait-il pas du son, puisqu'un son trop fort n'est plus qu'un véritable bruit, comme une voix qui crie à pleine tête, et surtout comme le son d'une grosse cloche, qu'on entend dans le clocher même ? Car il est impossible de l'apprécier, si, sortant du clocher, on n'adoucit le son par l'éloignement. Mais, me dira-t-on, d'où vient ce changement d'un son excessif en bruit? C'est que la violence des vibrations rend sensible la résonnance d'un si grand nombre d'harmoniques, que le mélange de tant de sons divers fait alors son effet ordinaire, et n'est plus que du bruit. Ainsi les harmoniques qui résonnent ne sont pas seulement la moitié, le tiers, le quart de toutes les consonnances ; mais la septième partie, la neuvième, la centième et plus encore. Tout cela fait ensemble un effet semblable à celui de toutes les touches d'un clavecin frappées à-la-fois , et voilà comment le son devient bruit. » (*Dict. de Mus.*)

Les différences du bruit et du son nous semblent avoir été très bien appréciées dans ce passage de l'auteur du *Devin du village*, et nous l'avons cité avec d'autant plus d'empressement que nous n'avons trouvé aucun auteur de physiologie qui ait cherché à expliquer le bruit : ils se sont tous bornés à parler du son , comme si l'un frappait moins souvent nos oreilles que l'autre, et comme si la nature ne nous avait donné un organe propre à nous faire percevoir tous les mouvemens vibratiles des corps, que pour goûter les charmes de la musique.

B. *Anatomie de l'oreille.* Les anatomistes divisent l'organe de l'ouïe en trois parties distinctes :

1° oreille externe, 2° oreille moyenne, 3° oreille interne ou labyrinthe:

1° *Oreille interne.* On y remarque le pavillon et le conduit auditif. Le pavillon est cette appendice qui se voit autour et en arrière du conduit auditif. Chez l'homme, il est très évasé et il s'applique, d'une manière presqu'immédiate, sur le côté de la tête qui lui correspond. Il est diversement configuré selon les divers animaux. La taupe et les oiseaux qui ont l'oreille très fine, en sont dépourvus. Chez le chien courant, il est très mou et il tombe au-devant du conduit auditif, qu'il recouvre aussi entièrement. Chez le plus grand nombre des quadrupèdes, il a la forme d'un entonnoir.

On s'est vainement efforcé de spécifier les usages du pavillon. D'un côté, Boerhaave démontre, le compas géométrique à la main, que les éminences que l'on remarque à la face externe de cette appendice forment des courbes dont la nature est telle que, si on tire des lignes droites à un point quelconque de ces courbes, et qu'on tire des lignes de réflexion, qui fassent, avec elles, ou plutôt avec leurs tangentes, un angle égal à ceux que font, avec ces mêmes tangentes, les lignes d'incidence; toutes ces lignes de réflexion viendront ultérieurement se réunir en un seul foyer, qui se trouve dans le conduit auditif; et il conclut delà, que ce conduit auditif est le foyer commun de toutes les courbes qui forment les différentes éminences du pavillon. De l'autre côté, M. Itard prétend que l'*auricule* est absolument inutile dans l'homme, et que l'audition n'est nullement altérée quand on l'enlève. Il s'appuie également de l'anatomie comparée. Les mouvemens très sensibles que plusieurs animaux impriment au pavillon paraissent n'être pas plus utiles que dans l'homme. Un cheval, effrayé d'un objet présenté subitement à sa vue, s'arrête et dresse fortement ses oreilles en avant. Il les dirige en arrière, au contraire, quand il est disposé à mordre ou à ruer. Les chiens, pourvus d'un pavillon mobile, le font bien moins servir à l'audition, qu'à la manifestation de leurs affections. On dirait que la nature a voulu, chez ces animaux, remplacer l'expression *faciale* par les mouvemens dont elle a doué certaines de leurs parties saillantes, telles que les oreilles, et même la queue. On ignore donc entièrement l'usage du pavillon.

Il n'en est pas de même du *conduit auditif*. Ce canal plus large à ses extrémités qu'à sa partie moyenne, long de dix à douze lignes, et courbé dans sa longueur, est bien évidemment destiné à recevoir les ondulations sonores, et à les transmettre dans leur intégrité au nerf qui doit effectuer la sensation. Creusé dans l'épaisseur d'un os si dur, qu'on lui a donné le nom de *rocher*, il est tapissé par un prolongement du fibro-cartilage qui forme le pavillon, par une couche de peau qui se réfléchit sur la membrane du tympan, en formant un cul-de-sac. On y remarque les orifices excréteurs des glandes qui fabriquent le *cérumen*, humeur jaunâtre, ayant la consistance du miel, d'un goût amer, destinée à empêcher les insectes de séjourner dans le *conduit auditif*. L'*épaississement du cérumen* peut déterminer la surdité, comme nous l'avons souvent observé chez des vieillards, accident très aisé à éviter, en ayant soin de l'extraire, à mesure qu'il s'amasse.

2° *Oreille moyenne.* Elle comprend la cavité du tympan et les osselets. Le conduit auditif est interrompu par la *membrane du tympan*, qui en ferme le cul-de-sac, et qui constitue la paroi externe du tympan ou de la caisse. Cette membrane concave à sa face externe est convexe à l'interne qui répond au tympan, et qui adhère, par sa partie la plus saillante, au manche du *marteau*. On voit, dans l'intérieur de la caisse plusieurs parties, dont les principales sont: 1° la *fenêtre ovale*, ouverture qui établit une communication avec l'oreille interne, et qui est en partie fermée par l'*étrier*; 2° la *fenêtre ronde*, faisant également communiquer le tympan avec une autre partie de l'oreille interne; 3° l'orifice triangulaire d'un canal très court, situé au-dessus de l'*enclume*, s'ouvrant dans les *cellules mastoïdiennes*, cavités nombreuses qui communiquent entr'elles; 4° enfin l'ouverture de la *trompe d'Eustache*, conduit long de deux pouces environ, étendu depuis la caisse du tympan jusqu'à la partie supérieure du pharynx, où son orifice évasé et renflé est situé derrière l'ouverture postérieure de la *fosse nasale* correspondante.

Les *osselets* sont au nombre de quatre; le premier ayant la forme d'un *marteau* dont il porte le nom, adhère par son manche à la membrane du tympan, et par sa tête avec l'*enclume*, autre partie osseuse divisée en deux tubercules inégaux, dont l'intérieur s'unit, par son sommet, avec l'os *lenticulaire*. Celui-ci beaucoup plus petit que tous les autres, s'articule avec l'*étrier* qui va boucher, par sa base, la *fenêtre ovale*. De cette manière les *osselets* forment une chaîne unissant la membrane du tympan avec la *fenêtre ronde* qui, comme nous l'avons vu, établit une communication entre l'oreille moyenne et l'*oreille interne*. Ces osselets sont en outre susceptibles de quelques mouvemens, si l'on considère que trois paquets fibreux ayant une apparence musculaire, prennent leur insertion, savoir : deux au *marteau* qui commence la chaîne, et le troisième à l'*étrier* qui la termine.

3° *Oreille interne*, ou *labyrinthe.* — Dans cette partie de l'organe de l'audition se trouve logé le nerf qui effectue la sensation, et qu'on appelle *acoustique.* Le labyrinthe comprend : 1° une cavité osseuse contournée en spirale, disposition qui a mérité à cette cavité le nom de limaçon. Elle est remarquable, par une lame qui parcourt toute sa longueur, qui la divise en deux rampes, l'externe communiquant avec la fenêtre ronde. 2° Trois cavités cylindroïdes, courbées en demi cercle, ayant reçu le nom de *canaux demi circulaires.* 3° Enfin, une cavité centrale à laquelle aboutissent toutes les autres, et que pour cette raison on a appelée *vestibule*, communiquant avec l'oreille moyenne par la *fenêtre ovale,* avec la rampe interne du limaçon, et avec les canaux *demi-circulaires.* Les recherches les plus récentes ont démontré que les cavités de *l'oreille* interne contenaient un liquide particulier appelé *lymphe de Cotugno*, du nom de celui qui en a parlé le premier.

C'est dans ces mêmes cavités qu'est logé le *nerf acoustique.* Né à l'extrémité latérale du ventricule du cervelet, ce nerf vient s'introduire dans le conduit auditif interne, où, après un court trajet, il se divise en deux branches, l'une pour le *limaçon*, l'autre pour le *vestibule* et les *canaux demi-circulaires.* La première branche se divise en un grand nombre de filets très ténus, qui s'engagent dans les ouvertures dont est percée la base du *limaçon*, et qui se ramifient sur la lame qui le traverse. La seconde se divise en trois rameaux dont l'un pénètre dans le vestibule, où, en partie, il s'épanouit sous forme de membrane, et en partie s'enfonce dans deux canaux *demi-circulaires.* Un autre rameau entre dans le vestibule, dans la membrane duquel il se ramifie. Enfin le troisième rameau vient occuper le canal *demi-circulaire* postérieur.

Telle est la description assez compliquée de l'organe de l'ouïe, chez l'homme.

En général, les mammifères ont quatre osselets dans leur appareil auditif, les oiseaux n'en ont qu'un seul.

La plupart des reptiles n'ont pas de membrane du tympan.

Les poissons n'ont, pour tout appareil auditif, que le labyrinthe. Dans les seiches, l'oreille consiste en une simple bourse membraneuse; dans les écrevisses, cette bourse est enfermée dans un cylindre écailleux ouvert des deux bouts dont l'un est fermé par une membrane, et l'autre donne passage aux nerfs.

Il est certain, quoique l'anatomie n'ait point encore pu le démontrer, que les insectes ont un organe de l'ouïe : c'est au moyen du bruit qu'on appelle un essaim fugitif d'abeilles; c'est aux sons de sa musette que Pelisson apprivoisa une araignée, dans son cachot.

Si nous cherchons à découvrir le rôle que joue, dans la production de la sensation, chacune des nombreuses parties qui forment l'oreille de l'homme, nous verrons bientôt que, là-dessus, nous sommes réduits à de pures conjectures.

Nous avons dit qu'on ignorait l'usage du pavillon; à quoi sert la membrane du tympan? Elle ne doit pas être indispensable dans l'audition, puisque l'on a cherché à remédier à la surdité en la perforant. On a reconnu cependant que les personnes chez lesquelles cette membrane était percée, ne pouvaient plus, dans certains cas, entendre la voix basse; elles avaient alors la faculté de faire passer par les oreilles une certaine quantité d'air venant de la bouche, avec assez de force pour éteindre la flamme d'une bougie placée auprès de l'orifice du conduit auditif externe. La chaîne des osselets n'est pas plus essentielle, puisque bien souvent on a trouvé qu'elle n'existait pas en entier chez des individus qui n'étaient point sourds. A la vérité il a été constaté que l'oreille était devenue dure toutes les fois que l'étrier avait été détruit.

Ce n'est pas sans raison qu'on a donné à l'*oreille moyenne* le nom de caisse, car c'est un vrai tambour. La trompe d'Eustache paraît n'avoir d'autre usage que celui de renouveler l'air qui s'y trouve contenu. Cette trompe est, comme dit fort bien M. Itard, l'analogue du trou, sans lequel l'air n'éprouverait aucun mouvement vibratoire dans une caisse militaire. Quant aux diverses parties qui composent l'oreille interne, on ignore complètement la part qu'elles prennent à l'audition. Galien en savait autant, et nous ne sommes pas plus avancés, malgré les recherches anatomiques, dont l'organe de l'ouïe a été l'objet.

C. *Sensation de l'ouïe.* L'ouïe est le plus noble de tous les sens : c'est par son intermédiaire que la parole se transmet à travers les airs, et que les relations les plus intimes s'établissent entre les êtres qui en sont doués. Qu'ils seraient faibles nos moyens de communication, si nous étions réduits à l'expression très souvent obscure et toujours insuffisante du geste ! Mais, indépendamment de l'utilité immense que nous trouvons dans ce sens, qui, comme on l'a très bien remarqué, devient le fondement de toute la puissance et de toute la grandeur de l'homme, par la facilité qu'il lui donne d'entrer en société de pensées avec ses semblables, la nature a encore attaché du plaisir à son exercice.

Quel charme peut être comparé à celui que portent, dans notre âme, les accens mélodieux d'une musique tour-à-tour sérieuse et badine, langoureuse et folâtre, douce et terrible, plaintive et menaçante, excitant la colère, enflammant le courage, comprimant la fureur, calmant la crainte, en un mot, dissipant le chagrin, l'inquiétude et l'ennui : tels sont les effets de cet art merveilleux, dont l'exploitation n'appartient qu'au génie.

Mais si des sons habilement combinés exercent un tel pouvoir sur l'imagination, il n'en est pas de même des bruits violens, ils affaiblissent la sensibilité de l'organe : il est rare que les artilleurs, ceux de mer surtout, où le bruit du canon est plus retentissant, conservent la finesse de l'oreille; souvent ils deviennent entièrement sourds.

L'usage et l'habitude perfectionnent beaucoup l'audition, comme on le voit pour les musiciens. Ce sens est sujet à des anomalies très singulières : on connaît l'exemple de cette femme qui n'entendait le son de la voix que lorsqu'on faisait du bruit autour d'elle, en battant un tambour ou en faisant sonner une cloche. Chez un acteur, les sons de la voix produisaient une sensation confuse qui le faisait continuellement détonner, toutes les fois qu'il voulait chanter dans le haut. Les mêmes sons, tirés d'un instrument, produisaient le même effet, si l'instrument n'était pas éloigné : à une certaine distance, la perception était nette(*Rostan*).

§ V. DE LA VISION.

L'objet de ce sens est la perception de la coloration des corps, et, par conséquent, de la lumière dont les couleurs ne sont que des modifications. Nous devons donc traiter, dans cet article, 1° de la lumière, 2° de l'appareil de la vision, 5° de la théorie de l'impression, et de la sensation elle-même.

A. *Lumière.* Les physiciens regardent la lumière comme un fluide matériel, composé de molécules élastiques se mouvant en droite ligne. Elle émane

des corps lumineux, tels que le soleil, les étoiles fixes,
les corps en ignition, etc.

Le *rayon lumineux* est la ligne droite que parcourt la lumière, pour arriver, de la source qui la
produit, au corps éclairé.

De tous les points des corps lumineux s'élancent
des rayons qui vont toujours en s'écartant, de sorte
que le corps lumineux se trouve au centre d'une
sphère immense de lumière, dont l'intensité diminue en allant vers sa circonférence.

On appelle *milieux* les corps transparens, à travers lesquels les rayons lumineux se meuvent. En
les traversant, la lumière subit, dans sa marche,
un changement qu'on a nommé *réfraction*. La
connaissance des lois de la *réfraction* constitue la
dioptrique.

Tous les corps dont la surface est polie réfléchissent les rayons lumineux qu'ils reçoivent. Les lois de
la *réflexion* sont du domaine de la *catoptrique*.

Mais la surface des corps opaques ne renvoie
pas toujours la lumière telle qu'ils la reçoivent; il
en est qui en absorbent tous les rayons, ou,
du moins, qui n'en réfléchissent que fort peu. Les
corps qui sont dans ce cas sont appelés *noirs*; ceux
qui les renvoient tous ou à-peu-près sont *blancs*;
ceux qui n'en réfléchissent que quelques-uns,
et leur variété est immense, sont *corps colorés*. Il suit de là que la couleur n'est point inhérente aux corps : elle dépend de l'espèce de rayon
lumineux que le corps coloré est apte à réfléchir.
En effet, si l'on reçoit, sur un plan quelconque,
une feuille de papier, par exemple, un faisceau de
rayons lumineux qui aura traversé un prisme de
verre, on verra qu'au lieu de produire une image
blanche, il formera au contraire une image oblongue, dans laquelle on distinguera les sept couleurs
suivantes: 1° rouge, 2° orange, 3° jaune, 4° vert,

5° bleu, 6° indigo, 7° violet : telles sont les sept couleurs primitives dont chaque rayon lumineux se trouve composé. Chacune d'elles est indécomposable : leur réunion porte le nom de *spectre solaire*.

Si un rayon lumineux tombe perpendiculairement à la surface d'un milieu, sa marche ne change point ; mais, si son incidence est oblique, le rayon ne pénètre dans ce milieu, qu'en changeant de direction ; or, cette direction est toujours analogue à la densité des milieux. Le rayon lumineux passe-t-il d'un milieu plus rare dans un milieu plus dense, il se rapproche de la perpendiculaire ; le contraire a lieu dans des circonstances opposées. Mais, si le rayon lumineux, après avoir traversé un milieu dense, rentre dans un milieu égal à celui d'où il est parti, il reprend la direction qu'il avait d'abord, pourvu toutefois que les deux plans inférieur et supérieur du milieu plus dense soient parallèles.

La force de réfringence des corps est en raison de leur densité et de leur combustibilité. De deux corps également denses, le plus combustible sera le plus réfringent.

La forme des corps réfringens modifie la disposition des rayons réfractés les uns par rapport aux autres. Les verres convexes rapprochent les rayons ; les verres concaves les écartent et les dispersent. Plus la convexité est grande, plus le foyer (on appelle ainsi le point où les rayons se réunissent derrière le corps réfringent) est rapproché. Ainsi, avec un verre lenticulaire, qui est convexe des deux côtés, on aura un foyer plus rapproché qu'avec un autre verre dont la surface sera plane.

La plupart des lois de la réfraction que nous venons de mentionner ici, trouveront leur application dans la théorie de la vision, nous renvoyons à la physique ceux qui voudraient connaître sur la lumière tous les détails que nous avons négligés ici, parce qu'ils étaient étrangers à notre objet.

B. *Appareil de la vision.* On a comparé l'œil à une lunette; la ressemblance est manifeste à beaucoup d'égards. Une lunette se compose d'une charpente disposée en cylindre, à laquelle viennent s'adapter, en se plaçant de champ, plusieurs verres réfringens. L'intérieur du cylindre est peint en noir, pour que les rayons lumineux qui peuvent tomber sur ses parois ne soient point réfléchis. Il y a, en outre, une cloison placée de champ et percée d'un trou dans son milieu, à laquelle on a donné le nom de *diaphragme.* Le diaphragme a pour usage de diriger les rayons lumineux sur le foyer du verre.

Ces circonstances diverses se trouvent réunies dans la disposition du globe de l'œil. Sa charpente n'est pas cylindrique; elle a la forme d'une sphère et se compose de trois feuillets.

Le plus extérieur, qui est en même temps le plus épais, porte le nom de *sclérotique.* Cette membrane forme les quatre cinquièmes du globe de l'œil. Elle est opaque; sa partie antérieure offre une ouverture arrondie, d'un diamètre de six lignes environ, destinée à recevoir le premier corps réfringent qui s'enchâssera dans cette ouverture de la même manière à-peu-près que le verre d'une montre dans le cercle qui le contient.

Le second feuillet de la charpente porte le nom de *choroïde;* il tapisse la surface intérieure de la *sclérotique.* La *choroïde* est couverte d'un enduit noirâtre dont l'usage, dans l'œil, est évidemment analogue à celui de la couleur noire dans l'intérieur de la lunette. Cette membrane n'est pas tout-à-fait aussi étendue en avant que la *sclérotique* à laquelle elle est unie. Elle vient se terminer à une ligne et demie environ de son ouverture antérieure ; le grand vide qu'elle laisse est fermé par une cloison diaphragmatique qui porte le nom d'*iris*.

Enfin, le troisième feuillet est la *rétine*, qui ne fait point, à la vérité, partie intégrante de la charpente de l'œil, mais qui s'étale dans l'intérieur de la choroïde, comme si elle en voulait fortifier les parois. La rétine est pulpeuse, très molle, très mince, transparente et formée évidemment de la substance médullaire du cerveau, dont elle est une dépendance. La rétine correspond dans tous ses points à la choroïde. Telle est la charpente de l'œil : voyons maintenant quelles sont la forme et la disposition de ses verres.

En procédant d'avant en arrière, nous trouvons d'abord la *cornée* qui occupe la grande ouverture de la sclérotique ; elle est circulaire, convexe en devant, concave en arrière, et d'un diamètre de sept lignes à sept lignes et demie environ. Elle est transparente et composée de six lames superposées, entre lesquelles un fluide est épanché.

Immédiatement après la cornée vient une humeur limpide, dont la quantité varie de quatre à six grains ; sa ressemblance avec l'eau, lui a fait donner le nom d'*humeur aqueuse*. Elle est retenue, en son lieu, par une membrane très déliée.

Derrière l'*humeur aqueuse*, se trouve le cristallin corps réticulaire, ayant quatre lignes de diamètre et deux d'épaisseur. C'est une lentille, dont la face postérieure est plus convexe que l'antérieure, elle est parfaitement transparente, composée de deux couches, dont l'une extérieure, molle, est facile à enlever, l'autre centrale, plus compacte, est formée de lames concentriques superposées.

Le cristallin repose sur le *corps vitré,* nouveau milieu, dont la figure est sphérique, déprimée et concave en devant, à l'endroit où il correspond avec le cristallin. Sa consistance est gélatineuse. *L'humeur vitrée* qui le forme, est un fluide limpide très soluble dans l'eau, contenu dans les cellules d'une membrane très mince et transparente qui a reçu le nom de membrane *hyaloïde.* Ce corps vitré est embrassé dans tous ses points, excepté à sa partie antérieure, par la *rétine,* il remplit, par conséquent, dans le globe de l'œil, tout l'espace que n'occupent pas les autres milieux.

Entre le cristallin et la cornée transparente, nous avons vu qu'il existe un espace où réside *l'humeur aqueuse.* C'est là que se trouve aussi *l'iris,* cloison vasculaire et nerveuse percée dans son centre d'une ouverture ronde qui s'agrandit et diminue sous l'influence de la lumière, et qu'on nomme *pupille.* L'iris remplit ici d'une manière toute particulière l'usage du diaphragme de la lunette.

Telle est l'organisation complexe du globe de l'œil ; bien d'autres parties entrent encore dans sa composition, mais leur description inutile ici, est entièrement du domaine de l'anatomie transcendante.

L'œil situé à l'extérieur, et à la partie supérieure de la face, est par sa position exposé à de nombreuses altérations. Aussi la nature a-t-elle pris les plus grandes précautions pour l'en garantir. Divers organes disposés autour de celui qui accomplit la vision servent, les uns à entretenir son poli, les autres à le soustraire, soit à l'influence d'une lumière trop vive, soit à l'action de l'air, et à le défendre des atteintes extérieures.

Ces parties que Haller appelait *Tutamina oculi,* sont d'abord les *orbites,* cavités irrégulièrement conoïdes, à la base desquelles le globe de l'œil se trouve

logé. Elles sont assez larges pour permettre des inser-
tions aux muscles destinées à le mouvoir. Leur
sommet, percé d'un trou, pour le passage du *nerf
optique* dont l'épanouissement va former la rétine,
est en outre garni d'une quantité très abondante
de tissu cellulaire qui y forme un coussinet sur
lequel le globe de l'œil repose en arrière. Leur base,
qui est en avant, est coupée obliquement, disposition qui agrandit singulièrement le champ de la
vision, en ce que les mouvemens de la tête ne sont
pas toujours nécessaires pour voir les objets qui se
trouvent à nos côtés. Les cavités orbitaires sont formées par des os très résistans, et le globe de l'œil en
est d'autant mieux protégé que leurs bords s'avan-
cent sur les côtés et à la partie supérieure, pour
constituer des angles saillans qui, par leur relief
consistant, repoussent nécessairement les violences
extérieures.

Pour soustraire les yeux, organes délicats de la
lumière, à la trop grande excitation, la nature a
tendu, devant la partie antérieure de leur globe,
deux voiles mobiles désignés sous le nom de *paupières*.
L'écartement qui les sépare, est pris le plus souvent,
mais sans raison, pour mesure de la grandeur
de l'œil. Leur bord libre est épais, résistant,
garni de poils durs et solides, d'une couleur analogue
à celle des cheveux et dont l'usage est d'empêcher que
des insectes ou d'autres corps légers voltigeant dans
l'atmosphère ne viennent s'insinuer entre le globe
de l'œil et les voiles qui le recouvrent. Les cils de
la paupière supérieure sont recourbés; leur convexité est en bas; les cils de la paupière inférieure
sont disposés en sens inverse. Il résulte de là que
lorsque les paupières sont rapprochées, les cils forment une espèce de grille qui ne laisse passer qu'une
certaine quantité de lumière à-la-fois. Dans l'épaisseur des paupières on trouve aussi des follicules qui

sécrètent une matière onctueuse, dont l'usage principal, selon M. Magendie, est de favoriser les frottemens de ces voiles sur le globe de l'œil. Lorsque cette humeur est abondante, elle constitue la *chassie*.

Au-dessus des paupières, sur le bord supérieur des orbites sont deux éminences recourbées sur elles-mêmes, garnies de poils dirigés de dedans en dehors. La couleur de ces poils est plus ou moins foncée : l'habitant du Midi les a noirs et épais. La grande mobilité dont jouissent les sourcils les rend propres à diminuer l'effet d'une lumière trop vive, en absorbant une partie de ses rayons. C'est pour cela que nous fronçons le sourcil en l'abaissant lorsqu'elle affecte désagréablement nos organes.

La partie interne des paupières est tapissée par la *conjonctive*, membrane muqueuse qui se réfléchit sur le globe de l'œil jusqu'à la circonférence de la *cornée*. Elle unit ce globe aux paupières, mais comme elle a plus d'étendue que les surfaces qu'elle recouvre, il résulte delà qu'elle n'empêche pas les mouvemens de l'œil. Elle sécrète une humeur albumineuse destinée à faciliter son glissement. L'inflammation de cette membrane constitue les ophthalmies.

Mais il entre encore dans les parties protectrices de l'œil un autre appareil compliqué, dont l'usage est assez important relativement au mécanisme de la vision. C'est l'appareil lacrymal.

A la partie supérieure, externe et antérieure de *l'orbite*, se trouve une glande égale en volume à une petite amande et logée dans une fossette que présente la voûte de l'orbite. Elle verse par six ou sept canaux excréteurs, à la surface de la conjonctive une humeur abondante connue sous le nom de *larmes*. Les mouvemens alternatifs des paupières s'emparent de cette liqueur et la répandent par couches d'une égale épaisseur sur le globe de l'œil ; là, une partie s'évapore par le contact de l'air, tandis que le reste est absorbé par les points lacrymaux, ouvertures très étroites, toujours béantes, situées vis-à-vis l'une de l'autre sur le bord libre des deux paupières à une ligne et demie environ de leur union interne. Les points lacrymaux ne sont que les orifices de deux conduits du même nom qui, après s'être réunis, viennent s'ouvrir dans une poche membraneuse et ovalaire, située dans une gouttière qu'on remarque à la région interne de l'orbite. Cette goutière se continue sous le nom de canal nasal avec un prolongement membraneux qui vient se terminer par un orifice très étroit dans la partie inférieure des fosses nasales. Il résulte de cette disposition que l'excédant des larmes qui ont servi à lubrifier l'œil, vient se méler au mucus nasal avec lequel elles sont excrétées.

On a cherché à expliquer l'absorption des larmes par les points lacrymaux, tantôt par une action vitale particulière analogue à une succion, tantôt par la théorie du syphon et des tubes capillaires. Ce qu'il y a de sûr, c'est qu'on en ignore le véritable mécanisme. Telles sont les parties nombreuses qui composent l'appareil de la vue. Il nous reste maintenant à apprécier l'ensemble de leur action et à découvrir comment se fait la vision.

C. Théorie de la vision. La théorie de la vision repose presqu'entièrement sur celle de la lumière : elle s'explique par les lois de la réfraction. Suivons un faisceau lumineux dans son trajet à travers les divers milieux de l'œil.

Les rayons lumineux qui tombent sur la surface de la cornée peuvent seuls servir à la vision ; mais, comme cette membrane est très polie elle en réfléchit quelques-uns qui contribuent à former le brillant de l'œil. En raison de sa forme

convexe et de son peu d'épaisseur, la cornée rapproche les rayons de l'axe du faisceau et accroît
ainsi l'intensité de la lumière qui la traverse.

Le faisceau lumineux se trouve dans l'humeur
aqueuse: ce nouveau milieu étant plus dense que
l'air, les rayons y divergent moins. Si leur éclat
est trop vif, l'iris, en se contractant, diminue la
grandeur de la pupille, et une grande partie des
rayons lumineux tombe sur ce diaphragme, qui
les réfléchit à travers la cornée et vient faire connaître au-dehors sa couleur.

Le cristallin, en raison de sa forme lenticulaire,
rassemble tous les rayons sur un point déterminé
de la rétine, après avoir traversé préalablement le
corps vitré, qui, moins dense que cette lentille, conserve aux rayons lumineux l'effet de réfraction qu'elle
a produit. Relativement au cristallin, M. Magendie
pense que la lumière qui passe près de sa circonférence, est réfractée d'une autre manière que la lumière qui passe par le centre, et que les mouvemens
de resserrement et d'agrandissement de la pupille
doivent avoir sur le mécanisme de la vision une
influence particulière. La densité plus grande, au
centre du cristallin qu'à sa circonférence, rend cette
opinion très vraisemblable.

Quant au *corps vitré*, dont l'effet est presque
nul sur les rayons lumineux, son véritable et son
plus important usage est de faire que la rétine ait
une étendue considérable, et que le champ de la
vision soit ainsi agrandi.

Les rayons lumineux viennent donc figurer dans
l'œil un cône, dont la base correspond à la cornée,
et le sommet à un point de la rétine. Ce point diffère
selon la position que l'objet extérieur affecte à
l'égard de l'œil, de sorte que, les faisceaux lumi-
mineux partant d'un point placé à la hauteur du
centre de l'œil, viendront occuper le centre de la ré-

tine; et que ceux partant d'un point quelconque plus élevé se rendront dans sa partie inférieure, tandis que ceux qui viendront d'en-bas occuperont la partie supérieure de cette membrane.

Il suivrait de là que les cônes lumineux envoyés par tous les points d'un objet, viendraient se croiser dans l'intérieur de l'œil, de manière à former sur la rétine une image renversée de l'objet opposé à l'œil : c'est ce que l'on pense assez généralement, d'après des expériences qui ont été répétées par M. Magendie. Mais pourquoi, les images se peignant à l'inverse sur notre rétine, voyons-nous les objets droits et dans la position qu'ils affectent réellement au-dehors de nous? Voici comment le fameux George Berkley, évêque de Cloyne, explique un pareil phénomène.

« Quoique l'image de l'objet soit effectivement tracée au fond de l'œil dans une situation renversée; cependant l'âme doit naturellement, et sans le secours d'aucune expérience, les redresser, c'est-à-dire voir en haut l'extrémité supérieure, et voir en bas l'extrémité inférieure; et, en effet, ces termes de haut et de bas sont des termes relatifs, et qui n'ont de valeur que par le terme auquel nous les comparons, c'est-à-dire que nous jugeons en haut tout ce qui correspond à la voûte céleste, et en bas tout ce qui répond à la terre. Or, il est bien évident que le ciel se peint dans la partie inférieure du fond de l'œil, et que la terre se peint dans la partie supérieure : dès-lors nous rapportons à la voûte céleste l'extrémité de l'objet qui se peint dans la partie inférieure de l'œil, et nous rapportons à la terre l'extrémité qui se peint dans la partie la plus supérieure, c'est-à-dire que nous établissons naturellement entre ces deux extrémités la relation qu'elles ont, et que nous situons l'objet tel qu'il est réellement. »

La rétine est la partie de l'œil qui reçoit l'impression, pour la transmettre au cerveau par le moyen du nerf optique, dont elle n'est qu'un épanouissement ; la paralysie de cette membrane entraîne toujours la perte totale de la vue. Ce n'est point par un simple contact que la lumière agit sur la rétine : elle pénètre son tissu demi-transparent, et arrive sur la choroïde dont l'enduit noirâtre est chargé d'en absorber les rayons.

Cette opinion sur les usages de la rétine vient d'être combattue dans un mémoire récemment publié par M. Lehot, ingénieur au corps royal des ponts et chaussées, qui prétend que le corps vitré est le lieu des impressions des rayons lumineux, et que, par conséquent, la rétine n'est pas le siège immédiat de la vision. La preuve principale dont il appuie cette assertion, c'est qu'une surface plane ne peut point transmettre la sensation du relief, et qu'il faut pour cela un espace à trois dimensions. Une pareille raison est loin de constituer une démonstration.

D'après ce que nous venons de dire sur le mécanisme de la vision, il est aisé de voir qu'elle ne peut s'effectuer que sous certaines conditions indispensables.

D'abord il faut que l'objet soit éclairé dans une certaine proportion, en-deçà de laquelle il n'ébranle pas suffisamment la rétine ; s'il envoie une trop grande quantité de rayons lumineux, il produit un éblouissement qui empêche tout-à-fait la vision, comme cela arrive lorsque l'on veut fixer le disque du soleil.

La seconde condition, c'est que le passage des rayons lumineux, à travers les divers milieux de l'œil, ne soit point interrompu, comme cela a lieu dans les taies, qui rendent la cornée opaque, ou dans la cataracte, maladie par laquelle la transparence du cristallin est troublée, de même que dans la jaunisse, qui, colorant les humeurs de l'œil en jaune, fait voir au malade une teinte de la même couleur sur tous les objets qui l'entourent.

Il faut encore que chacun des cônes lumineux, que l'objet regardé envoie, réunisse ses rayons précisément sur la rétine. Lorsque le foyer de ces rayons se trouve en-deçà ou bien au-delà, il y a confusion. Les personnes affectées de myopie ont la cornée et le cristallin trop convexes ; la force réfringente de ces milieux étant, par conséquent, plus grande, les rayons de chaque cône se réunissent et se croisent avant de tomber sur la rétine : d'où la nécessité des verres convexes, qui imprimant un certain degré de divergence aux rayons de chaque cône, avant qu'ils ne tombent sur la cornée, les empêchent de se réunir trop tôt vers le fond de l'œil. Mais, si les yeux sont affaissés par la sécheresse des membranes ou la diminution des humeurs, accident ordinaire aux vieillards et aux presbytes ; les rayons de chaque cône n'ayant plus le degré de convergence nécessaire, ne se trouvent pas encore réunis, lorsqu'ils arrivent sur la rétine. Cet inconvénient disparaît par l'usage de verres convexes, qui, donnant aux rayons le degré de convergence qu'ils ne peuvent pas recevoir dans l'œil, les forcent à se réunir exactement sur la rétine.

Beaucoup de myopes finissent par ne plus avoir besoin de verres : le desséchement des membranes et la diminution des humeurs par les progrès de l'âge, effacent la convexité de l'œil et font sur eux un effet contraire à celui qui a lieu chez les personnes dont le globe de l'œil était d'abord bien conformé.

Le point de distance auquel les objets s'aperçoivent distinctement se nomme le *point visuel* : il est plus ou moins éloigné de l'œil, selon le degré de convexité de cet organe ; très rapproché chez les myopes, il est, au contraire, à une assez grande distance de l'œil chez les presbytes. On a voulu expliquer comment il peut se faire que l'œil s'accommode jusqu'à un certain point à des distances autres que celle du point visuel ; on a cru en trouver la raison dans les mouvemens de dilatation et de resserrement de la pupille. En effet, lorsqu'on regarde un objet très éloigné, l'iris se contracte ; et cette ouverture est agrandie ; le contraire a lieu lorsque l'objet est très rapproché. Il résulte delà que, dans les deux cas, la rétine reçoit un nombre de rayons suffisant pour effectuer la vision. Mais, malgré la dilatation de la pupille, il est toujours un degré d'éloignement auquel l'objet ne peut plus être aperçu.

Les recherches qu'on a faites pour évaluer la *portée de la vue*, ont conduit aux résultats suivans : elle est pour les meilleurs yeux de 3456 fois le diamètre de l'objet éclairé par le soleil, de sorte que l'on cesse de voir un objet haut et large d'un pied, lorsqu'il est éloigné de 3456 pieds ; on cesse de voir un homme haut de cinq pieds, lorsqu'il est à la distance de 17,180 pieds, ou d'une lieue et d'un tiers de lieue ; toutefois, ce calcul doit être réduit de beaucoup pour les vues ordinaires.

Il est une dernière circonstance essentielle pour que la vision s'effectue, c'est un juste degré de sensibilité dans la rétine, qui reçoit l'impression des corps, et dans le nerf optique, qui transmet cette impression au cerveau. Lorsque cette sensibilité est trop grande, l'œil supportant difficilement l'impression de la lumière, on ne peut voir les objets que dans un jour très affaibli. Ceux qui sont atteints de cette affection, qui a reçu le nom de *nyctalopie*, jouissent de la faculté de voir, au milieu des ténèbres, la plus petite quantité de rayons étant suffisante pour ébranler leur organe. Lorsque cette sensibilité est obtuse, les malades ne peuvent voir qu'au grand jour, cette affection est très commune dans les pays froids, habituellement couverts de neige ; elle est souvent un symptôme précurseur de la goutte sereine.

L'action des deux yeux est nécessaire pour que la vision soit parfaite : aussi les mouvemens qu'ils exécutent dans leurs orbites sont-ils toujours simultanés. Lorsque, par quelque cause, cette correspondance d'action entre les muscles qui servent à les mouvoir, se trouve détruite, alors, les axes des deux yeux n'étant plus parallèles, l'individu est affecté de *strabisme*, il louche. Une force inégale des muscles de l'œil est une des causes les plus ordinaires de cette affection.

Si nous cherchons maintenant à apprécier les services que la sensation de la vue rend à l'intelligence, nous trouverons que la part qu'elle a dans son développement est assez grande. Toutefois, ce sens est sujet à beaucoup d'erreurs, et, seul, il eût été pour nous d'un bien faible secours, tant il est vrai que tout se lie dans l'homme, et qu'aucune action en lui n'est parfaitement indépendante. *Consentientia omnia.* (*Hipp.*)

Il existe des observations précieuses qui prouvent directement que l'exactitude de nos jugemens sur la distance, la grandeur, la forme, etc. des objets, n'est pas seulement le résultat d'un sens, mais de l'éducation et du concours de tous. L'histoire d'un aveugle-né, opéré par Cheselden, est trop curieuse et trop concluante à cet égard, pour que nous nous dispensions de la citer ici.

« Ce chirurgien illustre, ayant fait l'opération de la cataracte à un aveugle de naissance, âgé de

treize ans, et, ayant réussi à lui donner la vue,
observa la manière dont le développement de ce sens
se fit chez lui. Ce jeune homme, quoiqu'aveugle, ne
l'était pas absolument et entièrement ; comme la cécité provenait d'une cataracte, il était dans le cas
de la plupart des aveugles de cette espèce, qui peuvent toujours distinguer le jour de la nuit; il distinguait même à une forte lumière le noir, le blanc
et le rouge vif, qu'on appelle écarlate. Mais il ne
voyait ni n'entrevoyait en aucune façon la forme
des choses. On ne lui fit l'opération d'abord que sur
l'un des yeux. Lorsqu'il vit pour la première fois,
il était si éloigné de pouvoir juger en aucune façon
des distances, qu'il croyait que tous les objets indif-
féremment touchaient ses yeux (ce fut l'expression
dont il se servit), comme les choses qu'il palpait,
touchaient sa peau. Les objets qui lui étaient le
plus agréables, étaient ceux dont la forme était
unie et la figure régulière, quoiqu'il ne pût encore
former aucun jugement sur leur forme, ni dire
pourquoi ils lui paraissaient plus agréables que les
autres. Il n'avait eu pendant le temps de son aveu-
glement que des idées si faibles des couleurs, qu'il
pouvait distinguer alors à une forte lumière, qu'elles
n'avaient pas laissé des traces suffisantes, pour qu'il
pût les reconnaître; lorsqu'il les vit en effet, il disait
que ces couleurs qu'il voyait n'étaient pas les mêmes
qu'il avait vues autrefois, il ne connaissait la forme
d'aucun objet, et il ne distinguait aucune chose
d'une autre, quelque différentes qu'elles pussent
être de figure ou de grandeur : lorsqu'on lui montrait les choses qu'il connaissait auparavant par le
toucher, il les regardait avec attention, et les observait avec soin pour les reconnaître une autre fois.
Il ne connaissait la forme d'aucun objet, et il ne
distinguait aucune chose d'une autre, quelque différentes qu'elles pussent être de figure ou de gran-

deur : lorsqu'on lui montrait les choses qu'il connaissait auparavant par le toucher, il les regardait avec attention, et les observait avec soin pour les reconnaître une autre fois, mais comme il avait trop d'objets à retenir à-la-fois, il en oubliait la plus grande partie, et dans le commencement qu'il apprenait (comme il disait) à voir et à connaître les objets, il oubliait mille choses pour une qu'il retenait. Il était fort surpris que les objets qu'il avait le plus affectionnés ne fussent pas le plus agréables à ses yeux, et il s'attendait à trouver plus belles les personnes qu'il aimait le mieux. Il se passa plus de deux mois avant qu'il pût reconnaître que les tableaux représentaient des corps solides; jusqu'alors il ne les avait considérés que comme des plans différemment colorés, et des surfaces diversifiées par la variété des couleurs, mais lorsqu'il commença à reconnaître que ces tableaux représentaient des corps solides, il s'attendait à trouver en effet des corps solides en touchant la toile du tableau, et il fut extrêmement étonné, lorsqu'en touchant les parties qui par la lumière et les ombres lui paraissaient rondes et inégales, il les trouva plates et unies comme le reste ; il demandait quel était donc le sens qui le trompait, si c'était la vue ou si c'était le toucher. On lui montra alors un petit portrait de son père qui était dans la boîte de la montre de sa mère, il dit qu'il connaissait bien que c'était la ressemblance de son père ; mais il demandait avec un grand étonnement comment il était possible qu'un visage aussi large pût tenir dans un si petit lieu, que cela lui paraissait aussi impossible, que de faire tenir un boisseau dans une pinte. Dans les commencemens il ne pouvait supporter qu'une très petite lumière ; et il voyait tous les objets extrêmement gros, mais à mesure qu'il voyait les choses plus grosses en effet, il jugeait les premières plus petites : il croyait qu'il n'y avait rien

au-delà des limites de ce qu'il voyait ; il savait bien
que la chambre dans laquelle il était, ne faisait
qu'une partie de la maison, cependant il ne pouvait concevoir comment la maison pouvait paraître
plus grande que sa chambre. Avant qu'on lui eût
fait l'opération, il n'espérait pas un grand plaisir
du nouveau sens qu'on lui promettait, et il n'était
touché que de l'avantage qu'il aurait de pouvoir
apprendre à lire et à écrire ; il disait, par exemple,
qu'il ne pouvait pas avoir plus de plaisir à se pro-
mener dans le jardin, lorsqu'il aurait ce sens, qu'il
n'en avait, parce qu'il se promenait librement et
aisément et qu'il en connaissait tous les endroits ;
il avait même très bien remarqué que son état de
cécité lui avait donné un avantage sur les autres
hommes, avantage qu'il conserva long-temps après
avoir obtenu le sens de la vue et qui était d'aller la
nuit plus aisément et plus sûrement que ceux qui
voient. Mais lorsqu'il eût commencé à se servir de
ce nouveau sens, il était transporté de joie, et il
disait que chaque nouvel objet était un délice nouveau, et que son plaisir était si grand qu'il ne pouvait l'exprimer. Un an après on le mena à Epsom
où la vue est très belle et très étendue, il parut
enchanté de ce spectacle, et il appelait ce paysage
une nouvelle façon de voir. On lui fit la même opération sur l'autre œil plus d'un an après la première,
et elle réussit également ; il vit d'abord de ce second
œil les objets beaucoup plus grands qu'il ne les voyait
de l'autre, mais cependant pas aussi grands qu'il les
avait vus du premier œil, et lorsqu'il regardait le
même objet des deux yeux à-la-fois, il disait que
cet objet lui paraissait plus grand qu'avec son premier œil tout seul ; mais il ne le voyait pas double
ou du moins on ne put pas s'assurer qu'il eût vu
d'abord les objets doubles, lorsqu'on lui eut pro-
curé l'usage de son second œil.

M. Cheselden rapporte quelques autres exemples d'aveugles qui ne se souvenaient pas d'avoir jamais vu, et auxquels il avait fait la même opération, et il assure que lorsqu'ils commençaient à apprendre à voir, ils avaient dit les mêmes choses que le jeune homme dont nous venons de parler, mais à la vérité avec moins de détail, et qu'il avait observé surtout que comme ils n'avaient jamais eu besoin de faire mouvoir leurs yeux pendant le temps de leur cécité, ils étaient fort embarrassés d'abord pour leur donner du mouvement, et pour les diriger sur un objet en particulier, et que ce n'était que peu à peu, par degrés et avec le temps qu'ils apprenaient à conduire leurs yeux, et à les diriger sur les objets qu'ils desiraient de considérer. »

CHAPITRE II.

DÉ LA LOCOMOTION.

On entend par locomotion (*locus*, lieu ; *motus*, mouvement), la fonction compliquée qui a pour but, non-seulement de mouvoir l'animal à sa volonté, mais encore de maintenir ou de fixer certains rapports de ses parties soit entre elles, soit avec le sol ou le milieu qui lui fournit un point d'appui (*Rullier.*)

Par cette fonction, l'animal peut effectuer les actes extérieurs nécessaires à sa conservation ; il assure sa station, il fixe les situations respectives des diverses parties dont il se compose ; il se meut dans le milieu qu'il habite ; il change les rapports extérieurs, selon les circonstances et ses besoins ; il dirige les organes des sens du côté des corps extérieurs dont il veut prendre connaissance ; il attire à lui et s'approprie, à son gré, les substances nécessaires à sa nutrition ; enfin, il se rapproche de son semblable, dont le sexe différent lui est indispensable pour perpétuer son espèce en accomplissant la reproduction. En deux mots s'arrêter , s'éloigner ou s'approcher, attirer, repousser ou retenir, telles sont les actions principales auxquelles on peut rapporter tous les phénomènes de la locomotion.

Il est aisé de voir que cette fonction est entièrement dépendante de la sensibilité dont elle n'est qu'une conséquence. Aussi tous les mouvemens ont-ils pour principe une influence nerveuse? Cela est si vrai, que les mouvemens intérieurs, ceux qui ont pour but les fonctions nutritives, et qui semblent le plus indépendans de l'action cérébrale, parce qu'ils sont soustraits à l'empire de la volonté, ne sauraient s'exécuter si les parties qui en sont le siège n'étaient pourvues de nerfs. Et relativement aux mouvemens extérieurs, il fallait bien qu'il en fût ainsi ; comment les rapports sentis eussent-ils pu être effectués, si la locomotion eût été indépendante des sensations ?

Le mouvement était inutile aux végétaux qui, dépourvus de sensation , trouvent , en outre , rassemblés autour d'eux, les objets dont les rapports sont indispensables à leur conservation. Ainsi, la locomotion fonde un des principaux caractères qui distinguent les végétaux des animaux.

Pour exposer avec clarté ce que nous avons à dire sur la locomotion, nous diviserons ce chapitre en trois sections. La première contiendra un aperçu anatomique des parties qui accomplissent cette fonction ; cette section sera composée de deux articles, dont l'un aura trait aux *muscles* ou organes actifs, et l'autre aux organes passifs qui sont les *os ;* dans la seconde section, nous exposerons les principes de mécanique applicables à la locomotion et à la théorie du mouvement. Dans la troisième, nous décrirons les principaux actes locomoteurs.

SECTION I.

ANATOMIE DES ORGANES DE LA LOCOMOTION.

De ces organes les uns passifs sont les *os ;* les autres actifs sont les *muscles.*

ARTICLE PREMIER.

Des os.

La réunion de tous les *os* entr'eux par les articulations, constitue le squelette, tout symétrique, dont les dimensions et les formes déterminent en grande partie celles du corps entier. Le squelette forme l'axe du corps : la dureté et la rigidité de ses parties, et l'extrême mobilité des articulations qui n'ôte rien à leur solidité, le rendent capable, d'un côté, de protéger les organes intérieurs, de l'autre, de déterminer l'étendue et la direction des mouvemens, en offrant des points d'attache aux muscles.

Le tronc en est la partie principale et centrale; il est formé par la colonne vertébrale, terminée supérieurement par la tête, inférieurement par le bassin. Les diverses parties qui composent la colonne vertébrale, exécutent certains mouvemens les unes sur les autres; mais il est des agens spécialement chargés de la locomotion. Des appendices, appelés *membres*, s'articulent supérieurement et inférieurement avec le tronc. Ces appendices, formés en grande partie par des os longs, sont pourvus d'articulations multipliées et très mobiles, dans lesquelles le nombre des pièces augmente à mesure qu'ils s'éloignent de la colonne vertébrale.

Le nombre des os est très grand; ils sont toujours situés profondément, étant tous recouverts par les muscles et les tégumens.

Les *os longs* occupent les membres, où ils forment des colonnes brisées; leur partie moyenne, le plus ordinairement cylindrique, offre toujours moins de volume que leurs extrémités, qui sont en général renflées. Ils sont pourvus d'une cavité intérieure qui occupe leur longueur et qui n'ôte rien à leur solidité, tout en diminuant leur pesanteur, comme le prouve un théorème démontré par Galilée; savoir que deux colonnes creuses, de même substance, de même pesanteur et de même longueur, ont des forces qui sont entre elles comme le diamètre de leurs excavations intérieures. La substance des *os longs* est diversement arrangée selon les endroits de l'os où on l'examine. A l'extérieur, elle est très dense, et l'œil nu n'y découvre point d'interstices. Soùs cette forme, elle porte le nom de substance *compacte*; elle occupe toujours le milieu des *os longs*, partie qui est évidemment la plus exposée, et qui, par cette raison, devait avoir le plus de solidité; son épaisseur diminue beaucoup vers les extrémités. A l'intérieur, elle affecte une disposition spongieuse, réticulaire; ainsi modifiée, elle forme, à elle seule, la totalité des extrémités des os longs.

Il résulte de là que ces extrémités, pour offrir une égale solidité, ont dû être plus volumineuses que le corps de l'os, d'abord pour offrir une égale solidité, ensuite afin que les surfaces articulaires, qui, dans les os longs, se trouvent à ces mêmes extrémités, aient une étendue convenable à leurs usages. On conçoit, en effet, que si les os s'étaient répondus par de petites superficies, et que leurs points de contact eussent été peu multipliés, leur mode d'union aurait été extrêmement faible; ils n'auraient pu exécuter les mouvemens auxquels ils sont destinés que d'une manière incertaine et mal assurée, et leur dérangement ou leur luxation serait devenue aussi commune qu'elle est rare. D'un autre côté, ces gonflemens articulaires servent encore à écarter les muscles, du centre des mouvemens, ce qui en leur donnant une direction moins oblique, leur fournit le moyen de produire un plus grand effet.

Les *os courts* sont presque entièrement formés de substance spongieuse , ce qui diminue leur pesanteur , en augmentant leurs surfaces ; on les trouve dans les parties où il faut beaucoup plus de solidité que de mobilité , comme aux-pieds et à la colonne vertébrale.

Les *os plats* ayant pour principal usage de former les parois des cavités, ne sont pas étrangers aux mouvemens et aux attitudes , puisqu'ils fournissent aux muscles de nombreux points d'insertion.

La cavité intérieure des os et les mailles de leur substance spongieuse , sont remplies d'une humeur particulière qui a reçu le nom de moëlle : cette humeur, contenant les mêmes principes que la graisse n'en diffère que par sa couleur plus foncée et par un plus grand degré de fluidité. Du reste , ses qualités varient selon l'état d'embonpoint ou de maigreur de l'individu. Camper a remarqué que chez les oiseaux les cavités des os longs contiennent de l'air et non de la moëlle. On ne sait pas encore positivement quels sont les véritables usages de cette humeur.

C'est à leur composition chimique que les os doivent la dureté considérable dont ils sont doués. La dernière analyse qui a été faite des os humains privés d'eau et de graisse, a offert à M. Berzelius les substances suivantes : matière animale , que la décoction réduit en gélatine, 32,17 ; substance animale insoluble, 1,13 ; phosphate de chaux, 51,4 ; carbonate de chaux, 11,30 ; fluate de chaux, 2,0 ; phosphate de magnésie, 1,16 ; soude et muriate de soude, 1,20. On voit que le phosphate de chaux est l'élément prédominant ; vient ensuite la matière animale, c'est ce dont on peut s'assurer aisément par la calcination ; ordinairement cent parties d'os frais se réduisent à soixante.

- L'union des os porte le nom d'*articulation* ; lorsqu'ils sont unis de manière à pouvoir exécuter des mouvemens, l'articulation est mobile; c'est la seule dont nous ayons à nous occuper ici.

Les surfaces articulaires des os ne se touchent pas immédiatemént. Elles sont recouvertes d'une substance élastique, très propre à supporter les plus fortes pressions et à amortir les chocs; elles sont en outre enduites d'une humeur visqueuse destinée à favoriser leur glissement. La substance élastique a pris le nom de *cartilage*, l'humeur lubréfiante porte celui de *synovie*. Présentons sur l'une et l'autre quelques considérations relatives à notre objet. Les *cartilages* sont après les os, les parties les plus dures du corps; ils sont d'un blanc nacre, très élastiques : ils joignent à une grande solidité, de la dureté et de la flexibilité tout-à-la-fois.

Ils revêtent les extrémités articulaires des os et en général toutes les parties de ces organes qui concourent à former les articulations, soit mobiles, soit immobiles. Dans ces dernières, l'étendue et la configuration des cartilages est en tout analogue à celle des surfaces qu'ils revêtent, ce qui les a fait nommer *cartilages de revêtement* ou d'*encroûtement*. Leur épaisseur, ordinairement proportionnée à leur largeur, est plus grande, là où les surfaces font le plus de saillie; ils tiennent aux os d'une manière si intime qu'ils ne peuvent en être séparés sans rupture. Leur compressibilité, leur élasticité amortit les effets de la pression et des chocs, et leur poli facilite les mouvemens. Si on cherche à pénétrer la texture de ces organes, on voit qu'ils sont formés de fibres qui s'élèvent perpendiculairement de la surface des os, à-peu-près comme lés filamens du velours s'élèvent de sa trame.

L'on a vu au chapitre des sécrétions que la synovie était le produit de membranes très minces qui revêtent les articulations ; ces membranes

offrent une disposition variée. Leur nombre est
presque aussi grand que celui des articulations.
Tantôt ce sont des poches vésiculaires, d'autres
fois ce sont des espèces de gaînes qui enveloppent les ligamens articulaires. Mais en général
elles représentent un sac dont les deux extrémités adhèrent intimement aux cartilages qu'elles
revêtent. Leur surface interne est lisse, polie,
contiguë à elle - même, lubréfiée par la synovie, et garnie de villosités et de prolongemens
frangés.

Les membranes synoviales sont minces, molles,
demi-transparentes, blanchâtres, extensibles à un
certain degré. Elles sont garnies à leur extérieur ou
dans leur épaisseur même, de pelotons graisseux
qu'on avait regardés faussement comme les organes
sécréteurs de la synovie, car ils sont presque tous
formés de tissu graisseux. (Pour la synovie, *voy.*
le chapitre des sécrétions).

On donne le nom de *diarthrose* aux articulations
mobiles. Les extrémités des os qui concourent à les
former, se correspondent par des surfaces larges
dont la configuration est réciproque; elles sont en
général, les unes convexes, les autres concaves.
Leurs degrés différens de concavité ou de convexité
leur ont valu des dénominations spéciales. Toutes
ces surfaces sont revêtues de cartilages qui sont eux-
mêmes recouverts de membranes synoviales et hu-
mectés de synovie.

Les moyens d'union des *os* sont des parties
fibreuses qui portent le nom de *ligamens*. Ces organes, d'une densité très forte, ont une forme
capsulaire, ce sont des gaînes cylindroïdes qui
entourent l'articulation, tenant par leurs deux
bouts aux deux os articulés et doublées à l'intérieur
par la membrane synoviale. Ces capsules permettent
des mouvemens dans tous les sens, aux os dont elles

fixent solidement les rapports. On les rencontre presqu'exclusivement aux articulations du *fémur* avec l'*os* des *hanches ;* et de l'os du bras (*humerus*) avec celui de l'épaule (*omoplate*).

D'autréfois les ligamens sont funiculaires, ce sont des cordes arrondies ou des bandes aplaties destinées à permettre des mouvemens en quelques sens, à les empêcher ou à les borner dans d'autres. Ils s'atta-chent par leurs extrémités à des os différens qu'ils réunissent, ils sont toujours en rapport avec la membrane synoviale.

Plus une articulation est mobile, moins elle est solide, et *vice versá.* Delà viennent les fréquens déplacemens des surfaces des os dans les *diarthroses ;* ces articulations exécutent en effet des mouvemens très variés; dans toutes il y a toujours glissement. La rotation est propre à quelques-unes ; tantôt elle s'exerce sur un seul pivot, comme on le voit dans l'articulation à laquelle sont dûs les mouvemens de la tête sur le col ; tantôt il y a deux pivots, comme dans la double articulation des os de l'avant-bras entr'eux. Il y a des mouvemens d'oppo-sition ou angulaires, ce sont ceux où les os for-ment, l'un avec l'autre, des angles plus ou moins ouverts. L'opposition est quelquefois bornée aux mouvemens de flexion et d'extension, comme au coude, au genou, etc. ; d'autrefois elle est vague et peut avoir lieu dans quatre sens principaux , et dans tous les sens intermédiaires, comme on le voit au bras, à la cuisse etc. Toutes les fois qu'il y a opposition vague, l'articulation qui en est le siège jouit du mouvement de circumduction dans lequel l'os qui se meut décrit un cône dont le som-met répond à l'articulation mouvante et la base à l'extrémité opposée de l'os.

Les articulations présentent une foule de diffé-rences dans la configuration qu'affectent les extrémités des os qui les forment, et dans les mouvemens qu'elles exécutent.

Les vertèbres s'articulent par des surfaces superficielles et planiformes, il en est de même des os de la paume de la main et du pied, les ligamens y sont forts et serrés, et les mouvemens obscurs.

L'articulation du coude ressemble à une charnière; l'un des os présente une espèce de poulie et l'autre une surface correspondante; celle du genou offre une disposition à-peu-près semblable; dans ces deux espèces les ligamens sont latéraux et servent surtout à limiter les mouvemens. Lorsque l'impulsion qui a produit le mouvement surmonte la résistance des ligamens, ceux-ci sont distendus, tiraillés, quelquefois rompus; quand le rapport naturel et obligé des surfaces articulaires se trouve changé, les mouvemens sont difficiles et le plus souvent impossibles; c'est ce qui constitue la luxation, accident dont la fréquence est toujours proportionnée au degré de mobilité des articulations. C'est ainsi que l'articulation du bras avec l'épaule où les surfaces articulaires sont peu étendues et donnent lieu par conséquent aux mouvemens les plus multipliés, est le siège du plus grand nombre des luxations qui se rencontrent dans la pratique de l'art de guérir.

ARTICLE SECOND.

Des muscles.

Les *muscles* sont les organes actifs de *la locomotion*; leur aspect général est rougeâtre; ils se composent de fibres sensibles, irritables, susceptibles de contraction et de relâchement. On y distingue une partie charnue, molle, rouge, épaisse, et une autre blanche dont le tissu plus serré prend le nom de *tendon* lorsqu'il a la forme d'une corde, et celui d'*aponévrose* lorsqu'il est étendu en toile.

Les fibres musculaires ne s'insèrent pas directement aux os, dont elles déterminent les mouvemens, mais par l'intermédiaire d'une expansion *aponévrotique* ou *tendineuse*.

A cet effet les *os* sont recouverts dans toute leur étendue, excepté aux surfaces articulaires, d'une enveloppe particulière qui porte le nom de *périoste*. Le périoste est une membrane fibreuse fortement unie à l'os par d'innombrables prolongemens qui pénètrent dans l'épaisseur de son tissu. La surface externe du *périoste* est hérissée de filamens qui se confondent avec le tissu cellulaire environnant, et qui, dans d'autres endroits, se continuent avec les aponévroses et les tendons.

Ceux-ci ont toujours la forme de cordons allongés, arrondis ou aplatis, mais étroits; placés pour la plupart à l'extrémité des muscles, ils s'unissent d'une manière très solide avec leurs fibres, au point même que l'on a prétendu qu'il y avait continuité réelle et identité entre les fibres musculaires et les fibres tendineuses; mais outre que les tendons ne sont point irritables, comme la fibre musculaire, dont ils n'ont pas même la couleur, il est encore aisé de voir qu'ils sont formés par la continuation du tissu cellulaire des muscles.

Lorsque les tendons doivent exécuter des glissemens, ils sont entourés de gaînes qui préviennent leur déplacement, et de follicules muqueux qui versent à leur surface une humeur onctueuse. Les tendons sont remarquables par leur inextensibilité et leur force de cohésion qui les rend propres à transmettre aux os l'action musculaire, sans aucune modification.

Les aponévroses servent aussi d'attache aux muscles; les unes se continuent avec leurs fibres, se
confondant avec les tendons dont elles ne diffèrent
que par leur forme aplatie; les autres entourent les
muscles.

Celles-ci constituent au bras, à la cuisse, à la
jambe, à l'avant-bras, à la main, au pied, des
enveloppes générales immédiatement situées sous
la peau, et se moulant exactement sur le membre
dont elles font partie. Elles fournissent souvent des
points d'insertion aux muscles avec lesquels elles se
trouvent en rapport. L'épaisseur et la résistance de
ces enveloppes, sont généralement proportionnées à
la puissance et au nombre des muscles qu'elles entourent.

Les aponévroses qui se continuent avec les fibres
musculaires, auxquelles elles fournissent des moyens
d'insertion avec les os, résultent le plus souvent de
l'épanouissement d'un tendon. Celles qui servent
d'enveloppe maintiennent les muscles dans leur situation habituelle, préviennent leur déplacement
et favorisent leur action par le point d'appui qu'elles
leur fournissent.

Il est encore des *aponévroses* dites d'*intersection*
qui, interrompant la continuité des muscles et recevant ainsi des deux côtés leurs fibres charnues, augmentent leur force et rendent leur contraction plus
régulière.

La partie charnue des muscles est composée de
faisceaux charnus divisés eux-mêmes en un grand
nombre de fibres, qui se subdivisent en fibrilles très
déliées, apercevables au microscope seulement; c'est
la fibre musculaire élémentaire, que quelques-uns
ont regardée comme divisible à l'infini. « Mais,
comme le dit M. Béclard, il paraît bien, au contraire, que dans les muscles, comme dans toute
substance organique, on arrive par l'inspection

microscopique à un degré de division fini et très bien déterminé ».

Or, voici le résultat des recherches les plus récentes sur la forme et les conditions de la fibre musculaire élémentaire. Elle se compose de corpuscules ronds, tout-à-fait analogues aux particules du sang dépouillées de leur matière colorante. C'est ainsi que l'avaient vue les frères *Wenzell, MM. Bauer* et *Home, MM. Prévost et Dumas,* et en dernier lieu M. Béclard. Pour que l'observation ne laissât point de doutes, ce dernier a examiné de la chair musculaire crue et sans préparation. Il a vu les globules réunis par un *medium* invisible à cause de sa transparence et de son incoloration, et qui ne lui a paru qu'une sorte de gelée ou de mucus. Mais afin d'acquérir à cet égard une plus grande certitude, il a fait macérer de la chair musculaire dans de l'eau fréquemment renouvelée ; la putréfaction ayant altéré le moyen d'union des globules plus promptement que ceux-ci, et le renouvellement de l'eau ayant entraîné le produit de la putréfaction, il a obtenu les globules isolés et semblables à ceux des particules colorées du sang. Telle est la fibre musculaire ; dans tous les muscles elle a le même volume et la même forme.

Les fibres primitives sont réunies entr'elles par un tissu cellulaire d'un extrême mollesse et d'une très grande ténuité ; elles constituent ainsi des fascicules enveloppés du même tissu déjà facilement apercevable ; ceux-ci s'assemblent pour former des faisceaux qui, à leur tour, se réunissent en muscles, où le tissu cellulaire, qui leur sert d'enveloppe, est très apparent et contient quelquefois du tissu adipeux.

Les muscles reçoivent une grande quantité de vaisseaux sanguins, on y voit aussi très distinctement des vaisseaux lymphatiques.

Après la peau et les organes des sens, les muscles reçoivent les nerfs les plus volumineux. On a quelques données sur la manière dont les nerfs vont se distribuer aux fibres. MM. Prévost et Dumas ont vu leurs ramifications se terminer en s'insérant entre les fibres musculaires, dont elles coupent la direction à angle droit. Il résulte de cette disposition, que chaque fibre musculaire forme avec le nerf qui lui correspond, une véritable pile galvanique ; car dans la contraction, le sommet des angles de la fibre musculaire répond toujours à l'extrémité du nerf. Cette observation, qui paraît fondée, ne répugne point à l'énergie connue des puissances musculaires ; car, si nous obtenons de nos piles imparfaites des effets étonnans, quelle intensité d'action ne doit-il pas résulter du jeu de ces innombrables piles organiques dont chaque muscle se trouve composé? Nous avons parlé, en traitant des fonctions du système nerveux, d'une opinion assez vraisemblable émise par Reil, et selon laquelle les nerfs auraient une sphère d'activité étendue au-delà de leur terminaison, et qu'il appelle atmosphère nerveuse. Le résultat des observations que nous venons de citer, ne contraste point avec cette opinion.

La chair musculaire présente un grand nombre de différences, dans sa composition chimique ; celle du bœuf contient de la fibrine, de l'albumine, de la gélatine, de l'extractif, (osmazôme de M. Thénard), des phosphates de soude, d'ammoniaque et de chaux, et du carbonate de chaux. .

On donne le nom de force musculaire ou de *myłiolité* à la propriété active dont jouissent les muscles, pendant la vie.

Lorsqu'un muscle entre en action, il se durcit, se raccourcit et se tuméfie ; il acquiert une force et une élasticité si grandes que ses fibres deviennent susceptibles de vibrer ou de produire des sons : sa couleur ne change pas. De tous ces phénomènes de l'action musculaire, le raccourcissement ou la *contraction*, est le plus apparent. Pendant sa durée, il s'effectue dans l'épaisseur du muscle, une agitation fibrillaire continuelle, certaines fibres se contractent, tandis que d'autres se relâchent.

La contraction musculaire est si grande, qu'elle suffit, quelquefois, pour rompre les tendons et les os. Elle est proportionnée au volume des muscles et à l'énergie de la volonté; rien n'augmente tant l'intensité de la contraction que l'influence cérébrale. Elle peut être portée alors à un degré extraordinaire. On sait quelle exaltation de force produisent la colère, la folie, les convulsions.

Les mêmes causes peuvent augmenter la vitesse et la durée de la contraction. Toutefois l'habitude influe beaucoup, dans ce cas, sur la manière dont elle se produit.

Ce n'est jamais que sous l'influence d'un stimulant quelconque que la contraction a lieu : l'un des plus puissans, la *volonté* n'agit que sur certains muscles qui pour cela, ont été nommés volontaires. L'irritation du cerveau, de la moëlle épinière et des nerfs détermine aussi la contraction d'une manière très énergique; il en est de même de l'irritation directe du muscle lui-même.

Les muscles destinés aux mouvemens volontaires reçoivent leurs nerfs directement de la moëlle épinière. Ils sont très nombreux et forment la plus grande masse du corps. Ils prennent le nom de *congénères*, lorsqu'ils concourent au même mouvement, et d'*antagonistes*, lorsqu'ils produisent des mouvemens opposés. Dans presque tout le corps les muscles affectés à un mouvement de flexion sont les plus forts. M. Richerand a démontré que ceux qui fléchissent les membres ont une plus grande force que ceux qui les étendent, et il fonde principalement son opinion sur l'attitude fléchie que prennent toutes les parties du corps dans le repos.

L'action des muscles volontaires sur les pièces du squelette, détermine les attitudes et les mouvemens du corps. Borelli a observé avec quelque justesse, qu'il se trouvait dans l'économie plusieurs circonstances défavorables à cette action, telles que l'insertion oblique des muscles sur les os, la résistance des muscles antagonistes, le frottement des tendons et celui des articulations, etc.... Mais l'influence de ces circonstances est bien atténuée par certaines dispositions anatomiques, telles que la grosseur des extrémités articulaires des os, les éminences que l'on remarque aux endroits où les muscles s'attachent, l'existence de la synovie, etc... En sorte qu'ici, la nature n'est point en défaut sous le rapport de la perfection du mécanisme. Si le levier du troisième genre est le moins avantageux, quant à l'énergie des mouvemens, d'un autre côté, il est le plus favorable à leur étendue et à leur vitesse. La force que perdent les fibres musculaires, par leur insertion oblique sur les tendons et sur les os, est d'ailleurs bien compensée pour le muscle par l'effet de la réunion d'un très grand nombre de fibres, sous un petit volume, que permet cette disposition, et puis, comme l'a remarqué Bichat, le renflement des muscles, dans leur milieu, masque utilement, pour la beauté et la grâce des contours, l'apparence grêle que présentent les os, dans leur partie moyenne.

SECTION II.

THÉORIE DU MOUVEMENT EN GÉNÉRAL ET DU MOUVEMENT VOLONTAIRE EN PARTICULIER.

Selon les idées généralement adoptées, le *mouvement* n'est que le déplacement d'un corps, dans l'espace. On appelle *repos* l'état dans lequel est ce corps avant ou après son déplacement. On sent tout ce qu'ont de vague de pareilles définitions.

Tous les corps ont une manière d'être qui les rend capables de persister constamment dans leur état actuel de mouvement ou de repos; en sorte que la matière est, si l'on peut dire, indifférente à l'un ou l'autre de ces deux états : cette propriété néga-. tive des corps a reçu le nom d'*inertie*. Il suit de là que tout corps ne peut être soustrait à son inertie naturelle que par une *force extérieure* qui le fixe au repos, lorsqu'il est en mouvement, qui le meuve, au contraire, quand il est en repos.

Les causes que la physique assigne au mouvement des corps sont nombreuses. Telles sont l'attraction planétaire qui maintient le mouvement des planètes dans leurs orbites ; la pesanteur ou l'attraction terrestre qui détermine tous les corps éloignés de la surface du globe terrestre, à s'en rapprocher ; l'affinité et la cohésion qui sollicitent, chacune à leur manière, les diverses parties des corps à se rapprocher ; le calorique qui excite dans les molécules de la matière des mouvemens entièrement opposés à ceux de l'affinité ; enfin, les forces électriques et magnétiques, qui offrent, dans bien des cas, des moyens puissans de surmonter l'*inertie* de la matière. La connaissance de l'action de toutes ces forces, est du domaine de la physique, qui détermine les lois du mouvement et de l'équilibre des corps. Rappelons ici celles de ces lois qui ont un rapport direct avec la *statique* et la *dynamique* animales.

La pesanteur a sur les corps une action continuelle et non interrompue. En sorte que, même dans l'état de repos, toutes les parties d'un corps sont sollicitées dans la direction d'une ligne qu'on nomme *verticale*, suivant laquelle la pesanteur s'exerce. Cette ligne est perpendiculaire à la surface sphérique de la terre, en faisant abstraction des inégalités qu'elle peut présenter. Il suit de là que toutes les lignes, suivant lesquelles les corps sont sollicités vers la terre, ne sont que le prolongement d'un des rayons de la sphère. Mais dans chaque position des corps, relativement à la surface du globe, la *verticale* passe par des points différens; le point par où toutes les directions de cette ligne se croisent a été nommé *centre de gravité*.

Lorsque deux ou plusieurs forces sont appliquées simultanément à un corps, et qu'il reste immobile, on dit alors que ce corps est en *équilibre*. Cet état existera toujours dans un corps toutes les fois que la perpendiculaire abaissée du *centre de gravité*, sur le plan horizontal qui supporte le corps, ne tombera pas en-dehors des points sur lesquels il s'appuie, pourvu que ces points soient, au moins, au nombre de trois. En d'autres termes, un corps solide, reposant sur un nombre quelconque de points, est en équilibre, lorsque la ligne *verticale* descendant de son *centre de gravité*, tombe dans l'intérieur du polygone que l'on peut former en réunissant, par des lignes droites, les points extrêmes sur lesquels repose le corps. On donne le nom de *base de sustentation*, à l'espace compris entre les points par lesquels le corps s'appuie sur le plan. En général, l'équilibre d'un corps est d'autant plus stable, que le centre de gravité est plus près du plan, et que la base de sustentation est plus étendue. Ces principes trouveront souvent leur application dans l'histoire des divers mouvemens du corps humain. Mais, avant de terminer ces considérations physiques, disons un mot sur les leviers, qui jouent un si grand rôle dans l'économie animale.

On donne le nom de *levier* à une tige inflexible, mobile sur un point fixe; la force qui meut est appelée *puissance*, celle qui lui est opposée *résistance*. Le point fixe, en d'autres termes, le *point d'appui* peut avoir, relativement à la puissance et à la resistance trois situations différentes, qui ont donné lieu à trois sortes de leviers.

Si le point d'appui se trouve entre la puissance et la résistance, le levier est du *premier genre.*

Si le point d'appui est à une extrémité, et la puissance à l'autre, le levier est du *second genre.*

Enfin le levier est du *troisième genre*, lorsque la puissance se trouve au milieu.

La distance du point d'appui à celui où s'applique une force, a reçu le nom de *bras de levier.*

L'effet de la puissance est en raison directe de la longueur des bras du levier : Archimède n'ignorait point cette propriété, lorsqu'il se vantait de remuer la terre, pourvu qu'on lui fournît un levier et un point d'appui.

Les forces sont d'autant moindres, qu'elles sont plus obliques à la direction du levier. Par conséquent, le *maximum* de leur énergie aura lieu quand elles seront perpendiculaires au levier.

Le levier du premier genre est le plus favorable à l'équilibre : l'étendue et la rapidité des mouvemens résultent plutôt du levier du troisième genre.

Passons maintenant à la théorie du mouvement volontaire. Le mouvement vital n'a rien dans ses effets secondaires, qui le distingue du mouvement physique ; mais il n'en est pas de même de sa cause. Le choc, l'impulsion, l'attraction n'ont sur elle qu'une influence précaire, et c'est à une force spéciale dépendante de la vie qu'il faut recourir pour expliquer les phénomènes variés qu'elle produit. Cette force, que les physiologistes ont désignée sous le nom de *motilité*, nous est inconnue dans son essence, et ici, comme partout ailleurs, nous sommes réduits à la connaissance de quelques effets.

Toutefois, malgré la certitude qui nous est acquise de l'impossibilité d'approfondir aucune cause, les philosophes de tous les temps se sont exercés à l'étude de celle du mouvement. Il faut avouer aussi que leurs travaux n'ont point toujours été stériles ; les lois de l'attraction, que le génie de Newton nous a révélées, ne suffisent-elles pas pour nous dédommager du ridicule et de l'absurdité de ces hypothèses ambitieuses, auxquelles la curiosité humaine a donné naissance. L'étude des causes n'est donc pas, dans ce sens, tout-à-fait blâmable, et l'on peut bien pardonner la futilité du but à ceux qui, en le poursuivant, ont rencontré d'heureuses découvertes. C'est ainsi que l'alchymie, cette grande et longue erreur, par les combinaisons souvent ingénieuses dues à ceux qui recherchaient la pierre philosophale, a fourni les fondemens les plus solides à la chimie, cette belle science si curieuse et si féconde aujourd'hui en résultats pratiques, par les lumières que l'industrie lui emprunte de toutes parts.

Justement étonnés des effets prodigieux manifestés dans les animaux par le mouvement volontaire, plusieurs esprits hardis ont voulu pénétrer sa nature ; nous avons déjà dit que l'affinité chimique et l'attraction moléculaire ne sauraient en donner l'explication ; le galvanisme et l'électricité nous paraissent aussi bien insuffisans, malgré l'énergie que ces agens sont capables de déployer. Quant au fluide nerveux, ce n'est encore qu'une hypothèse. En admettant son existence, comment concevoir qu'il puisse fournir sans interruption à l'immense et continuelle dépense de force et de mouvement que font les animaux? Ici ce sont des poissons qui. nagent contre des courans rapides et qui remontent des cascades ; là des oiseaux qui volent contre les vents; les uns et les autres prenant, dans leur progression, un point d'appui sur un élément fugitif. Ailleurs, c'est un cheval qui marche six heures de suite, imprimant à un poids énorme un mouvement souvent assez rapide ; une puce s'élevant, mille fois par jour, à une distance de mille fois le diamètre de son corps; un papillon captif s'agitant sans interruption pendant trentesix heures, et produisant, dans l'air, par le mouvement de ses ailes, un bruit plus intense que s'il était occasionné par le rouage le mieux construit , armé d'un poids de cent cinquante livres. Certes des observations de ce genre, précisées avec une exactitude mathématique, tendent bien à faire croire qu'il existe, pour le mouvement, une source iutarissable , autre que les divers agens assignés à sa production. Voici comment un auteur ingénieux a cru pouvoir expliquer ces phénomènes inexplicables.

On sait que le mouvement n'est point inhérent à la matière, qu'il lui est toujours, au contraire, communiqué. Il faut ajouter que le mouvement ne se perd jamais : il se divise à l'infini, en des quantités si petites, qu'elles deviennent à la fin inappréciables par nos sens. En effet, deux corps ronds élastiques, qui s'entrechoquent, se rendent réciproquement le mouvement qu'ils ont reçu , moins ce qu'ils en communiquent, dans leur course, aux parties de l'air environnant, lesquelles, après un certain nombre d'oscillations , se sont emparées de tout leur mouvement. Si les corps qui se sont entre-choqués ne sont point élastiques, ils se sont aplatis avec frottement, leurs molécules se sont déchi-rées : elles ont glissé les unes sur les autres : il y a eu dégagement de calorique. Ce fluide , pour se placer quelque part, a soulevé d'autant le poids de l'atmosphère , chose qui n'a pu s'effectuer sans mouvement. De plus, les corps ont cessé d'être ronds ; et, par l'effet de ce changement de forme , il y a eu transmission de mouvement dans tous les sens ; mais, en dernière analyse, qu'est devenu le mouvement transmis? ce que deviennent le calorique , l'électricité , quand on les perd de vue; il s'est réuni au réservoir commun, dans le système planétaire du globe terrestre, dont la masse est dans un mouvement continuel, ainsi que toutes ses parties.

Il est bien évident que le mouvement n'est point une propriété des corps; cette vérité est consa-crée par le mot *inertie* que nous avons vu exprimer l'indifférence des corps pour le mouvement autant que pour le repos. Le mouvement est donc tout en soi, car il est sûr qu'il existe, et quoiqu'on ne le saisisse pas dans son essence, il se manifeste par ses effets. Est-ce un être réel? c'est une question qu'il n'est pas de notre objet de débattre ici.

Si nous appliquons ces données à ce qui se passe dans les corps organisés, nous voyons que ces êtres jouissent d'une puissance interne appelée volonté qui soutire, modifie, transmet et emploie à son gré, selon ses besoins et ses caprices, le mouvement et la force dont elle est invariablement pourvue par la source inépuisable des révolutions de notre pla-nète. Nous voyons aussi que les effets de cette vo-lonté seraient incalculables, si l'animal, dans ses mouvemens, n'éprouvait une perte considérable par les frottemens que nécessite le jeu de ses organes. Il suit de là que quand un organe n'est plus disposé au mouvement, ce n'est pas que l'animal en ait épuisé le principe; mais c'est que les instrumens de la volonté ne sont plus en état de la servir.

Ces idées, sur le mouvement, ont été exposées pour la première fois dans un mémoire intitulé : *Essai sur la force animale et sur le principe du mouvement volontaire* (1). Cet Essai devait être suivi d'une seconde partie où seraient contenues les diverses applications de la nouvelle théorie ; mais le peu de durée qu'obtient maintenant dans les sciences tout ce qui est purement hypothétique, a sans doute empêché l'auteur de donner suite à son travail. Passons maintenant à l'étude des phénomènes de la locomotion.

SECTION III.

DES ACTES DE LA LOCOMOTION EN PARTICULIER.

La conformation de l'homme rend très difficile le maintien de l'équilibre dans la plupart des positions que son corps affecte. Les pièces mobiles qui s'attachent aux deux côtés de la partie supérieure du tronc font beaucoup varier, par leurs mouvemens, le trajet de la *verticale,* et par ce moyen éloignent ou rapprochent le *centre de gravité* de *la base de sustentation.* Examinons les différentes attitudes que l'homme peut prendre et tâchons de reconnaître les conditions qui maintiennent toujours

---

(1) Paris, imprimerie de Firmin Didot, 1811.

en lui l'équilibre, nous ferons ensuite l'histoire des mouvemens.

ARTICLE PREMIER.

Des attitudes.

§. I. *Du coucher.*

Dans cette position, la *base de sustentation* est la plus étendue possible et le *centre de gravité* en est très près. Ces deux conditions de l'équilibre sont ici réunies à un si haut degré, qu'il n'est aucune cause qui puisse le rompre. Aussi le coucher est-il l'attitude du repos, celle des personnes faibles, des malades; c'est l'attitude que l'on peut conserver le plus long-temps: elle n'exige aucun effort musculaire, et la peau est le seul organe qui se fatigue, encore n'est-ce qu'à la longue et quand la position a été long-temps la même. Alors cette membrane s'excorie et se gangrène dans les points où la pression est la plus forte, comme à la partie postérieure du bassin, inconvénient bien diminué, mais non totalement détruit par la mollesse et l'élasticité des lits.

Dans le coucher, le corps peut affecter quatre postures différentes, selon qu'il pose sur le dos, sur le ventre ou sur l'un des côtés; chacune d'elles est principalement relative à la plus ou moins grande facilité de la respiration. Mais ce motif est loin de les déterminer toujours, car ce n'est pas sur le dos qu'on repose le plus ordinairement, et cependant cette position est la plus favorable au développement de la poitrine, cette cavité n'étant alors comprimée qu'en arrière, où, comme on l'a déjà vu, les mouvemens d'ampliation sont à peine sensibles. Il n'y a guère que les enfans et les vieillards qui dorment couchés sur le dos ; les premiers, parce qu'ils ne savent pas encore respirer (car la respiration s'apprend, pour ainsi dire, comme la mastication), et les seconds, parce que leurs muscles inspiratoires n'ont plus la force d'écarter les obstacles qui gêneraient la respiration, dans le coucher sur le ventre ou sur l'un des côtés.

Sur quoi donc se fonde la préférence que le plus grand nombre donne au côté droit du corps, dans le coucher ? Nous croyons en trouver la raison dans les deux considérations suivantes. Nous avons déjà observé plus haut que tout état de repos était caractérisé par la flexion des membres, ainsi que des autres parties du corps, or il est clair que cette flexion ne peut avoir lieu, sans gêne, que sur les côtés. Maintenant si on se couche sur le côté gauche, il y a de la gêne, pour la digestion, parce que les alimens sont alors dirigés contre leur propre poids, l'orifice pylorique de l'estomac se trouvant dans le côté gauche ; on ajoute aussi avec quelque raison, quoique plusieurs physiologistes ne l'admettent pas, que si l'on repose sur le côté gauche, le foie, viscère très volumineux qui occupe le côté droit, pèse tout entier sur l'estomac et entraîne le diaphragme, d'où résultent une gêne et des tiraillemens qui empêchent de garder long-temps la même posture ou qui troublent le sommeil par des songes pénibles. C'est donc pour obvier à ces deux inconvéniens que l'on se couche le plus généralement sur le côté droit.

Le coucher sur le ventre n'a lieu que dans certains cas de maladies, dont il est même un signe caractéristique. Cette situation, en effet, est entièrement contre nature, la dilation de la poitrine étant empêchée dans l'endroit où la charpente osseuse est le plus mobile. A peine quelques personnes très fortes peuvent-elles la supporter quelques instans, et s'il en est qui s'endorment ainsi, ce n'est pas sans fatigue ni sans oppression.

§. II. *De l'attitude assise.*

Après le coucher l'attitude assise est celle qui offre le plus de solidité. Elle nécessite néanmoins, pour le maintien de l'équilibre, des contractions musculaires qui diffèrent selon la manière dont on est assis. Lorsque le dos est appuyé, les muscles du cou sont les seuls qui fassent effort pour soutenir la tête dans sa rectitude. Si le dos n'est pas soutenu, alors la plupart des muscles postérieurs du tronc se contractent pour prévenir la chute en avant, et la fatigue ne tarde pas à être le résultat de cette permanence d'action. Dans l'attitude assise, la base de sustentation est encore assez large, puisqu'elle est représentée par le bassin, qui peut avoir plus ou moins d'étendue, selon le plus ou moins de volume des parties molles qui le recouvrent, c'est-à-dire des fesses; mais aussi il est impossible de se relever en conservant la rectitude du tronc, et il devient indispensable de porter le haut du corps en avant, jusqu'à ce que le poids de la partie inférieure du tronc se trouve compensé, et que la verticale passe par la plante des pieds.

§. III. *Station debout.*

Dans cette position, le centre de gravité de tout le corps répond dans la cavité du bassin, et la base de sustentation est circonscrite par le parallélograme qui renferme les deux pieds. Ici, le moindre effort suffit pour détruire l'équilibre, et ce n'est qu'en agrandissant la base de sustentation dans un sens plutôt que dans l'autre, selon la direction des forces, que l'on peut prévenir une chute ; ajoutons à cela les mouvemens en quelque sorte automatiques, par lesquels nous ramenons la verticale dans la base de sustentation. C'est ainsi que pour résister à une force qui tendrait à produire la chute en avant, nous avançons rapidement un pied ; si notre corps penche vers la gauche , nous étendons subitement le bras droit ; si une force tend à nous renverser en arrière, nous reculons un pied et nous portons le corps en avant.

De tous les physiologistes, M. Magendie est le seul qui ait bien décrit le mécanisme de la station. Voici , en peu de mots, comment il l'explique.

La tête tend , par son poids, à se porter en avant , mais elle est retenue en équilibre par la contraction des muscles qui s'attachent à sa partie postérieure. C'est la colonne vertébrale qui la supporte. Les membres supérieurs , les parties molles du cou, de la poitrine , la plupart des viscères abdominaux pèsent aussi sur cette colonne, il était donc nécessaire qu'elle présentât une grande solidité. Et, en effet, elle est formée de portions de cylindres superposés qui lui donnent la forme d'une pyramide dont la base repose sur la partie postérieure du bassin, elle présente , en outre, trois courbures, circonstance qui, selon une loi de physique, lui donne seize fois plus de résistance que si elle était toute droite.

C'est sur la partie antérieure de la colonne vertébrale que le poids des organes se fait principalement sentir, mais des muscles placés à la partie postérieure résistent à la tendance qu'elle aurait à se porter en avant. Toutefois c'est à la partie inférieure du tronc que les puissances devaient être plus énergiques, parce que, là, elles ont une plus grande masse à maintenir en équilibre, tout le poids des parties supérieures répondant à la partie postérieure du bassin ; ceci est démontré par la fatigue ressentie dans cette partie, après de longs efforts, et même lorsque nous restons long-temps debout.

Ainsi le poids de la colonne vertébrale et des parties qui pèsent sur elle est transmis directement au bassin, qui repose sur les fémurs ou os des cuisses, sur lesquels il se maintient dans un équilibre résultant d'un grand nombre d'efforts combinés.

D'un côté, les viscères abdominaux, pressant sur le bassin incliné en avant, tendent à abaisser sa partie antérieure; d'un autre côté, la colonne vertébrale, tend, par son poids, à faire faire au bassin un mouvement de bascule en arrière; mais le poids de la colonne vertébrale étant plus fort que celui des viscères abdominaux, il a fallu pour établir la balance le secours de puissances musculaires, qui viennent s'insérer d'un côté aux fémurs, de l'autre au bassin.

Les fémurs transmettent le poids du corps au tibia; par la manière dont le bassin pèse sur eux, leur extrémité inférieure tend à se porter en avant, tandis que le contraire a lieu pour leur extrémité supérieure. Des muscles placés à la partie antérieure de la cuisse et prenant leur insertion au tibia, s'opposent à ce mouvement. Enfin, le tibia transmet au pied le poids du corps; ici encore la disposition de la partie supérieure de cet os à se porter en avant, a nécessité le concours de plusieurs muscles. Cet office est rempli par ceux qui forment le mollet.

Le pied reçoit tout le poids du corps; sa forme et sa structure sont en rapport avec cet usage. La peau de la plante du pied est très épaisse, elle est soutenue par une couche graisseuse assez profonde, aux endroits où le pied pose sur le sol, formant là une sorte de coussin élastique propre à amortir ou

à diminuer les effets de cette pression. Ce n'est
que par le talon et par sa partie antérieure que le
pied s'appuie.

Ainsi les muscles qui, dans la station, empêchent
la tête de tomber en avant, prennent leur point
fixe au cou; ceux qui remplissent le même usage à
l'égard de la colonne vertébrale prennent le leur
au bassin; ceux qui maintiennent le bassin en équilibre, s'attachent aux fémurs et aux os de la jambe;
c'eux qui s'opposent à la rotation des fémurs en arrière, s'insèrent aux tibias; enfin, ceux qui retiennent les tibias dans la position verticale, prennent
leur point fixe aux pieds. C'est donc aux pieds qu'en
dernier lieu viennent aboutir tous les efforts nécessaires à la station debout; il fallait donc que les
pieds présentassent une résistance en rapport avec
l'effort qu'ils avaient à supporter. Mais les pieds
n'ont par eux-mêmes d'autre résistance que leur
pesanteur, toute celle qu'ils présentent leur est
communiquée par le poids du corps qu'ils supportent : en sorte que la même cause qui tend à produire la chute, est justement celle qui assure la solidité de la station (1).

Moins la base de sustentation est large, plus il
est difficile de conserver l'équilibre : ce n'est que,
par une longue habitude que les danseurs et les bateleurs peuvent se maintenir sur une corde étroite
et tendue. Les moins habiles dans ces exercices sont
obligés d'avoir recours à un balancier, sorte de
longue perche en bois, chargée de plomb à ses deux
extrémités, et au moyen de laquelle ils rétablissent
facilement les dérangemens dans l'équilibre du corps.

La station appartient exclusivement à l'homme.
C'est la position à laquelle sa structure anatomique

---

(1) *Voy.* Magendie; *Précis élément. de Phys.* p. 259 et suiv.

le conduit irrésistiblement. Ses membres se fléchissent dans un sens tout-à-fait opposé à celui dans lequel se fléchissent ceux des quadrupèdes. Ses épaules et ses bras seraient trop faibles pour soutenir le poids de sa poitrine large, et de sa tête volumineuse et lourde, tandis que ses jambes plus fortes qu'il ne serait besoin pour porter l'autre moitié du corps, donneraient, à cette partie inférieure, une position plus élevée que celle de la tête, ce qui mettrait de grands obstacles à l'exercice des fonctions, et occasionnerait fréquemment des congestions cérébrales. Sans compter que la face est aplatie et que les yeux dirigés en avant seraient, dans la station quadrupède, forcément tournés vers la terre. Nous avons vu d'ailleurs que la main, bien loin d'être un organe de sustentation, était au contraire merveilleusement conformée pour la préhension des objets. On voit donc combien il serait bizarre à-la-fois et gratuit de prétendre, comme on l'a fait même de nos jours, que l'homme était destiné, par la nature, à marcher à quatre pieds.

Pour les quadrupèdes, il n'y a guère que l'ours et le singe qui affectent quelquefois la station bipède ; mais quoiqu'elle paraisse très aisée pour ce dernier surtout, elle n'est pour lui ni la plus naturelle ni la plus commode ; « et si un danger pressant l'oblige à fuir ou à sauter, dit très élégamment M. Richerand, en retombant sur ses quatre pattes, il décèle bientôt sa véritable origine ; il est réduit à sa juste mesure en quittant cette contenance étrangère qui en imposait ; et l'on ne voit plus en lui qu'un animal, à qui son masque spécieux, ainsi qu'à beaucoup d'hommes, n'ajoute aucune vertu de plus. »

Nous ne dirons rien de la station sur un pied, que l'homme peut prendre quelquefois, c'est une ituation toujours fatigante par l'inclinaison forcée du corps, du côté du membre qui appuie sur le sol, et par l'effort de contraction nécessaire pour maintenir cette inflexion latérale. Cette attitude devient encore plus difficile, si au lieu d'appuyer sur le sol par toute l'étendue de la plante du pied, on ne le touche que par la pointe; il est impossible de la conserver au-delà de quelques instans.

ARTICLE SECOND.

Des Mouvemens.

Cet article comprendra deux paragraphes. Le premier traitera des mouvemens partiels; dans le second, il sera question des mouvemens généraux.

§. I. *Mouvemens partiels.*

A. *Mouvemens de la tête et de ses parties.* — La tête exécute, dans tous les sens, sur le tronc, des mouvemens de flexion et d'extension qui, par leur combinaison, peuvent constituer des mouvemens de rotation à droite ou à gauche. Le plus ordinairement ils s'effectuent dans l'articulation de la tête, au moyen des deux premières vertèbres du cou, ce n'est que quand ils ont une certaine étendue que toutes les vertèbres cervicales y prennent part. Tantôt ces mouvemens ont pour objet de favoriser l'action des sens, tantôt ils servent de moyens d'expression : pour approuver, consentir ou refuser, il suffit d'un léger signe de tête.

Nous ne décrirons pas les mouvemens variés que les diverses parties de la face exécutent, et qui sont relatifs à la vision, à l'odorat, au goût, à la préhension des alimens, à la mastication, etc...... Il convient, toutefois, de nous arrêter un instant sur ceux qui constituent la physionomie ou la *proso-pose*, et qui font du visage le véritable miroir de l'esprit.

Les yeux sont les parties les plus expressives ; la direction de leur globe, l'ouverture plus ou moins grande des paupières se trouvent toujours en rapport avec l'état de tristesse ou de joie, d'agitation ou de calme où nous sommes. Il en est de même de la bouche et des lèvres ; les passions se peignent aussi dans les formes variées qu'elles peuvent prendre.

Voyez cet âpre Romain, dont les paupières largement ouvertes découvrent des yeux fixes et hagards ; ses sourcils convulsivement contractés rendent plus profondes les rides, dont l'âge, moins que des habitudes austères, a sillonné son front. Sa bouche, rétrécie, étouffe un sanglot qu'un amour exalté de la patrie réprouve et que réclame la nature outragée dans ses droits les plus sacrés ; juge de ses propres enfans, ce n'est pas impunément que Brutus s'est fait leur bourreau.

Quelle est cette reine superbe, brillante de plaisir autant que de beauté? Ses traits épanouis respirent la joie et le bonheur. Le desir étincelle dans son œil humide, un doux sourire effleure sa bouche ; ses regards avides vont chercher la parole jusque sur les lèvres du héros qu'elle contemple. C'est Didon attendrie sur les malheurs des Troyens fugitifs, et brûlante d'amour pour leur chef.

Qui ne reconnaîtrait Oreste dans ce malheureux dont la face grippée manifeste les horribles remords qui déchirent son cœur? Tous ses muscles sont livrés aux plus violentes convulsions ; ses cheveux se hérissent ; ses yeux égarés semblent vouloir s'échapper des orbites qui les renferment ; son front ridé, ses sourcils élevés, sa bouche béante, ses lèvres rétractées peignent la terreur qui l'agite : il fuit, poursuivi par la vengeance des Euménides.

La connaissance approfondie des mouvemens imprimés par les passions aux diverses parties de la face, constitue l'un des plus grands mérites de la peinture.

Lorsque les passions ne sont que passagères, les modifications qui les manifestent disparaissent ordinairement avec l'état qui les a fait naître. Mais si elles ont de la durée, la face s'habitue à cette expression forcée, les muscles qui l'effectuent acquièrent plus de volume, et une prépondérance d'action qui rend permanens les caractères de la passion, long-temps après qu'elle a cessé. Sous ce rapport, la physionomie offrirait un excellent moyen de connaître l'état intérieur, si la dissimulation et l'hypocrisie ne venaient quelquefois dompter la nature et la contraindre à rompre les sympathies et les liens nombreux qui enchaînent le physique au moral. On sait, en effet, que le visage de l'hypocrite, jouit d'une imperturbable immobilité; ou plutôt il nous semble se plier à toutes les expressions, par cela seul qu'il n'en offre aucune; erreur, d'autant plus facile à nos sens, que nous sommes irrésistiblement portés à croire que la physionomie se modèle toujours sur les sentimens.

B. *Mouvemens des membres supérieurs et du tronc.* —Les mouvemens des membres supérieurs sont remarquables par leur variété et par la facilité avec laquelle ils s'effectuent. Les bras jouissent, en effet, d'une extrême mobilité réunie à une solidité assez grande. Les os qui les forment, représentent toujours des leviers du troisième genre qui, comme nous l'avons déjà dit, ne sont pas moins favorables à la rapidité des mouvemens, qu'à leur étendue; ils agissent aussi, dans certains cas, à la manière d'une courbe élastique, comme lorsque nous voulons lancer au loin un corps mobile, ou repousser un obstacle quelconque : le bras se fléchit d'abord et se roidissant ensuite , il déploie subitement toutes ses articulations.

Les mouvemens du tronc se réunissent à ceux des membres pour effectuer l'action de *pousser*. Tout le corps se plie entre l'obstacle et le sol, la colonne vertébrale représente alors une véritable courbe élastique dont le redressement successif fait avancer l'obstacle mobile. Dans ce cas, une extrémité du levier, représentée par les pieds, est fixée au sol où se trouve le point d'appui; la puissance est dans tous les muscles , la résistance est dans le corps à déplacer.

En général, on peut ramener à la théorie des leviers , tous les genres de mouvemens que le corps de l'homme peut exécuter. Il existe sur la mécanique animale des traités particuliers, parmi lesquels nous devons mentionner plus particulièrement ici ceux de Borelli et de Barthez; c'est à ces ouvrages que nous renvoyons les lecteurs qui voudraient approfondir la théorie des mouvemens de l'homme et des divers animaux.

§. II. *Mouvemens généraux.*

Nous nommons ainsi tous les mouvemens qui servent à transporter l'homme en masse, d'un lieu à un autre, de quelque manière que cette locomotion s'effectue, par la marche, la course, le saut ou le nager.

A. *Marche.* — Si l'homme est debout, et que les deux pieds soient posés parallèlement sur le sol, tout le corps se porte sur l'une des jambes qui reste immobile pour lui fournir un point d'appui, pendant que le pied de l'autre se détache du sol par la flexion successive des articulations de tout le membre. Cette flexion a lieu de la manière suivante ; la cuisse se plie sur le bassin, la jambe sur la cuisse et le pied sur la jambe ; mais la flexion de la cuisse sur le bassin ne peut avoir lieu sans porter en avant le genou ainsi que tout le membre ; alors tous les muscles qui avaient concouru à cette élévation totale du membre se relâchent, la tête et le corps entier s'inclinent en avant, la verticale abandonne le membre fixe pour se porter sur celui qui vient d'agir, et qui va servir maintenant de point d'appui à tout le corps, pendant que l'autre membre exécutera un mécanisme semblable. Telle est la théorie la plus simple de la marche. M. Richerand fait observer, avec raison, que le centre de gravité ne se meut point suivant une ligne droite, mais entre deux parallèles, dans l'intervalle desquelles il décrit des obliques qui vont de l'une à l'autre en formant de véritables *zig-zag*. Les bras se meuvent aussi dans la marche, mais dans un sens contraire à celui des membres inférieurs, ils font l'office de balanciers et maintiennent ainsi l'équilibre en corrigeant les vacillations.

La marche se fait en ligne droite lorsque les zig-zag décrits par le centre de gravité sont égaux, mais il est rare que cela ait lieu de la sorte, et le corps se dévie d'un côté ou de l'autre, selon que l'extrémité inférieure correspondante, étant plus ou moins exercée, a acquis plus ou moins de force ; et comme le membre droit est presque constamment le plus fort ; c'est le plus souvent à gauche que cette déviation s'opère, le poids du corps étant plus facilement porté de ce côté. Cette déviation se corrige par la vue qui nous dirige constamment vers le but auquel nous tendons, en nous le faisant apercevoir de loin. En effet, si l'on place un homme dont on bande les yeux, au milieu d'un espace rectangulaire, il n'en sortira jamais par la ligne médiane, quelque

soin qu'on ait mis à lui en faire prendre la direction,
mais bien par l'une ou par l'autre des diagonales.

La sûreté de la marche est toujours en raison directe du degré d'écartement des pieds et en raison
inverse de la mobilité du sol qui nous supporte. Ce
n'est qu'après un certain temps que les matelots
marchent avec assurance sur le pont des vaisseaux.
Aussi une fois qu'ils ont contracté le *pied marin*,
est-il très aisé de les reconnaître sur terre, à l'habitude qu'ils ont prise d'écarter considérablement les
pieds.

La direction du plan influe beaucoup aussi sur
la marche qui est toujours moins fatigante sur un
plan horizontal que sur un plan incliné; dans ce
dernier cas on *monte* ou l'on *descend*. Si la marche
a lieu sur un plan ascendant, la flexion du membre
porté en avant est plus considérable, et le membre
resté en arrière doit, indépendamment de son action
propre pour terminer le pas, soulever le poids total
du corps en le portant sur le membre qui est en
avant dans une position supérieure. C'est pour
faciliter ce transport mécanique que nous incli-
nons le tronc en avant, le plus qu'il nous est possible.

Le contraire a lieu, lorsque nous marchons sur
un plan descendant; alors les efforts musculaires,
autres que ceux de la marche horizontale, se passent
toujours dans les reins, et ils n'ont pour objet que
de s'opposer aux effets de la pesanteur à laquelle le
corps ne manquerait pas d'obéir; aussi les reins ou
les lombes sont-ils les parties qui se fatiguent le plus
dans la *descente*.

B. *Du saut.*—Le mécanisme du saut a donné lieu
à plusieurs théories, dont la plus fondée et la plus
simple est celle de Barthez que nous allons exposer.
Elle repose entièrement sur la flexion préalable de
toutes les articulations et sur leur extension subite.

Ainsi, la tête et la poitrine sont dirigées en haut par l'extension brusque et le redressement de la colonne vertébrale ; la totalité du tronc se porte dans le même sens par l'extension du bassin sur la cuisse ; il en est de même de la cuisse sur la jambe, de la jambe sur le pied et du pied sur le sol. De ces actions réunies,' résulte une force de projection telle, que le corps se détache du sol et s'en éloigne à une distance égale à la différence entre cette force acquise et la force de pesanteur.

Il est aisé de voir que les parties qui agissent le plus dans le saut, sont les jambes, c'est là, en effet, que le poids à soulever est plus considérable. Aussi la facilité et la rapidité du saut sont-elles toujours en raison directe de l'énergie des muscles qui déterminent l'extension des jambes. Conformément à cette loi de la nature qui fait coïncider le développement d'une partie avec l'exercice auquel elle est soumise, on a remarqué que les danseurs les plus habiles, de même que les grands marcheurs ont le mollet fortement dessiné, cette partie étant formée par la réunion des muscles qui opèrent l'extension de la jambe sur le pied.

Après avoir obéi à la force de projection qui a déterminé son ascension, le corps retombe par l'effet de sa propre pesanteur, présentant les mêmes phénomènes que tout autre corps qui obéit aux lois de la gravitation, verticalement, si sa direction a été verticale, obliquement et à la manière d'une bombe, c'est-à-dire, en décrivant une ligne parabolique, si sa direction a été oblique. Une course préparatoire augmente beaucoup l'étendue du saut en avant ; lorsqu'on *prend son élan*, le corps acquiert une force d'impulsion bien supérieure à celle qu'il aurait eue s'il s'était élancé du sol en partant d'une situation fixe.

Les bras influent aussi sur la production du saut

et sur son étendue, soit qu'ils fassent, selon les uns, l'office d'ailes ; soit que, selon d'autres, les muscles qui servent à les élever exercent en même temps sur le tronc une traction en haut.

Si le sol est élastique, l'impulsion donnée au corps est bien plus grande ; un sol mouvant, au contraire, rend le saut tout-à-fait impossible. Mais le sol naturel réagit-il sur les pieds ou ne favorise-t-il l'élévation du corps que par la résistance qu'il leur oppose ?

Dans les quadrupèdes, plus les extrémités qui appartiennent au train postérieur sont longues, plus le saut est facile. Cette circonstance rend raison des bonds prodigieux de l'écureuil et du lièvre. La sauterelle et la puce, que les Arabes appellent le *Père du saut*, ne sautent aussi loin et ne s'élèvent à une si grande hauteur, que par l'immense disproportion qui existe entre la longueur de leurs jambes postérieures et celle de leur corps. Chez les poissons le mécanisme du saut se rapproche davantage de l'action de la courbe élastique, c'est en ployant fortement leur corps et en le redressant avec énergie que les truites remontent des courans rapides interrompus par des cataractes.

C. *De la course.* — Ce genre de progression résulte de la combinaison de la marche et du saut. Il y a toujours dans la course un moment où le corps est suspendu en l'air, circonstance qui la distingue de la marche rapide, dans laquelle le pied qui reste en arrière n'abandonne le sol que quand celui qui est en avant l'a touché.

Il est très peu d'animaux plus favorablement construits que l'homme pour la course. Quelle vitesse est égale à celle du sauvage exercé, qui poursuit et atteint le gibier dont il veut se nourrir ? On voit même en Europe des coureurs dont l'agilité est supérieure à celle du meilleur cheval.

Les coureurs présentent certains phénomènes sur lesquels il est bon de fixer notre attention. On les voit respirer avec une grande célérité ; jeter en arrière la tête et les épaules ; n'appuyer sur le sol que l'extrémité des pieds et balancer leur bras de manière à les tenir dans une opposition constante avec leurs jambes. Tâchons de découvrir la raison de ces circonstances.

1° Si les coureurs halètent et respirent fréquemment pendant de courts intervalles, c'est que la prompte répétition des mêmes mouvemens exige une contractilité très vive dans les muscles qui meuvent les jambes, et que l'énergie de cette propriété vitale est proportionnée à l'étendue de la respiration et à la quantité d'oxigène dont le sang s'est chargé en traversant les poumons.

2° Les muscles qui portent la tête et les épaules en arrière, servent à donner à la poitrine une fixité qui rend cette cavité capable de fournir un point d'appui suffisant aux puissances qui retiennent le bassin et les lombes, et qui empêchent que ces parties ne présentent une base vacillante aux membres inférieurs.

3° Outre la perte du temps qu'occasionnerait l'application de toute la plante du pied sur le sol, si à chaque pas le corps tombait sur le talon, il en résulterait pour tous les viscères une secousse d'autant plus forte que la vitesse serait plus grande, inconvénient très grave qui se fait très peu sentir, s'il ne disparaît pas entièrement, lorsque les coureurs ne touchent le sol que du bout des pieds, les articulations nombreuses des os du tarse et du métatarse qui concourent à la formation du pied brisant alors le choc dans le lieu même où il s'est formé.

4° Enfin, le balancement des bras qui s'oppose au

jeu des jambes, sert à maintenir l'équilibre et à
assurer la progression.

. **D.** *Du nager.* — Quoique ce mode de progression
ne soit pas naturel à l'homme, vu la pesanteur spécifique de son corps, cependant, comme il s'y livre
accidentellement, nous présenterons quelques considérations sur la manière dont il s'effectue. Tout
le mécanisme de cette progression réside dans l'action de frapper l'eau plus vite qu'elle ne peut fuir,
afin qu'elle fournisse au corps une résistance suffisante pour le soutenir ou pour permettre son déplacement. Il suit de là que plus le nombre des
points par lesquels le nageur touchera l'eau sera
considérable, plus la résistance de ce liquide sera
grande, parce qu'elle est toujours en raison de la
masse d'eau que l'on déplace : c'est ce qui explique
aussi la nécessité des mouvemens et des efforts non
interrompus que le nageur exécute. Il en est cependant qui savent se rendre spécifiquement plus
légers que l'eau et rester immobiles à sa surface;
c'est une chose très aisée pour les personnes abondamment pourvues de graisse, il leur suffit alors
de faire pénétrer dans la poitrine une grande quantité d'air, dont la légèreté contrebalance la tendance
qu'a le corps à plonger dans le liquide.

. La structure des poissons est appropriée à la
nature de l'élément qu'ils habitent. Leur corps,
terminé par des angles saillans, divise facilement
les colonnes de l'eau, et leur queue, semblable à
un aviron, secondée par les nageoires, facilite et
dirige leurs mouvemens. Mais outre cela, ils ont
dans leur corps, précisément à l'endroit où sa pesanteur spécifique vaincrait celle du liquide, une
vessie natatoire correspondant au dos, qui les rend
pour ainsi dire des corps flottans par eux-mêmes,
de sorte que pour nager, ces animaux n'ont que de
légers efforts à produire.

Si nous voulions faire l'histoire de tous les mouvemens progressifs des animaux, il nous resterait à étudier le mécanisme du vol et de la reptation ; mais notre objet étant l'homme seul, nous devons négliger tout ce qui lui est étranger. On trouvera d'ailleurs, dans les traités d'anatomie comparée, toutes les notions desirables sur cette matière.

CHAPITRE III.

DE LA VOIX ET DE LA PAROLE.

Nous avons vu, dans le chapitre précédent, comment l'homme effectuait d'une manière immédiate les rapports que sa conservation individuelle et son bien-être lui rendent nécessaires avec tout ce qui l'environne. Il a de plus en son pouvoir un moyen précieux de communiquer à distance avec ses semblables et d'établir avec eux des relations de l'ordre le plus élevé. Par la voix, en effet, l'homme s'isole du monde physique et se transporte dans un monde intellectuel et moral ; au moyen de cette noble faculté, il produit au-dehors ses affections et ses pensées; et la parole, ce sublime attribut de son organisation, ne fait du genre humain qu'une seule famille.

Pour mettre de l'ordre dans cette étude qui est du plus haut intérêt, nous diviserons ce chapitre en deux sections. Dans la première, nous traiterons du mécanisme de la voix simple et de la voix modulée ou chant. Dans la seconde, nous ferons succinctement l'histoire de la parole.

SECTION I.

DE LA VOIX.

Les progrès des sciences physiques ont jeté un si grand jour sur le mécanisme de la voix que la théorie de sa production est aujourd'hui l'une des plus simples, et en même temps des plus satisfaisantes. Pour en rendre l'exposition aussi claire que possible, nous emprunterons à la physique les données qu'elle a fournies à la physiologie. Ces données sont toutes relatives à la production du son dans les instrumens à vent. Il convient donc, avant de décrire l'organe de la voix, de jeter un coup-d'œil sur ceux de ces instrumens avec lesquels cet organe a le plus d'analogie.

ARTICLE PREMIER.

Des instrumens à vent.

Tout instrument à vent consiste dans un tuyau droit ou courbe, dans lequel les vibrations de l'air donnent lieu à la production du son.

Dans les instrumens à bouche, tels que le cor, la flûte, le flageolet, le tuyau d'orgue en flûte, c'est la colonne d'air contenue dans le tuyau qui est le corps sonore ; elle produit des sons par des vibrations analogues aux vibrations longitudinales des cordes ; et les connaissances de la physique sont si précises à cet égard, que l'on peut déterminer, par le calcul, le son que doit produire un instrument, si l'on connaît les conditions physiques dans lesquelles il se trouve. Ces instrumens n'ont d'ailleurs que des rapports éloignés avec celui de la voix.

Le mécanisme des instrumens à anche n'est pas le même. La production du son s'y fait d'une manière différente et très analogue à celle qui détermine l'émission de la voix. Ces instrumens qui sont le haut-bois, le basson, le tuyau d'orgue à voix humaine, etc., sont formés de deux parties distinctes : *l'anche* et le *corps* ou *tuyau*.

.L'anche consiste toujours dans une et quelquefois deux lames minces, fixes par un bout, libres par l'autre; elles sont susceptibles de se mouvoir rapidement, et c'est par leurs vibrations alternatives qui interceptent et permettent tour-à-tour le mouvement d'un courant d'air, que le son se trouve formé. Si la lame est longue et large comme dans le basson, les mouvemens sont étendus, lents, et les sons graves. Si elle est courte, au contraire, et étroite comme celle du haut-bois, les vibrations plus rapides donnent lieu à la production des sons aigus. En dernière analyse, c'est l'anche seule qui produit et modifie les sons; aussi est-ce en comprimant la lame, dans un point plutôt que dans un autre, et en faisant varier ainsi sa longueur, que le musicien parvient à produire des sons différens avec le même instrument.

Le corps est un tuyau, à travers lequel passe le son produit par l'anche, et qui, étant ouvert par ses deux extrémités, n'influe pas tant sur le ton du son que son intensité et son timbre. Un même tuyau ne peut produire qu'un nombre déterminé de sons : s'il est long il donne des sons graves; s'il est court, il donne des sons aigus. Delà, la nécessité de modifier la longueur du corps du même instrument, pour que le musicien puisse à volonté passer du grave à l'aigu et *vice versâ*, c'est l'office que remplissent les trous percés sur la longueur du corps des clarinettes, des bassons, des haut-bois, etc... Lorsque tous les trous sont fermés, l'instrument rend le son le plus bas, les sons deviennent aigus à mesure qu'on ouvre tel ou tel trou, ce qui produit le même effet que si l'on raccourcissait le corps de l'instrument. Il faut remarquer cependant qu'il est toujours nécessaire que le raccourcissement de l'anche, au moyen des lèvres, coïncide avec le raccourcissement du tuyau, parce que la production nette de tel son est toujours due à un rapport déterminé de l'anche et du tuyau. Toutes ces observations trouveront leur application dans la théorie de la voix que nous allons exposer après que nous aurons préalablement décrit l'instrument vocal avec tous les détails nécessaires à l'intelligence de cet important phénomène.

ARTICLE SECOND.

Description de l'appareil vocal.

L'appareil vocal se compose d'un seul organe qui a reçu le nom de *larynx*. Ce sont les vibrations que l'air éprouve en le traversant, à sa sortie du poumon, par l'*expiration*, qui donnent lieu à la production de la voix.

Nous avons dit, en traitant de la respiration, de quelle manière l'air pénétrait dans les poumons et en sortait. Nous allons revenir ici sur les dispositions particulières que présente le canal aërien, à son extrémité supérieure, en le prenant à l'endroit où il porte le nom de *trachée artère*.

Cette partie du conduit de l'air se compose, dans toute sa longueur, de cerceaux cartilagineux, attachés les uns aux autres par des membranes remplissant les intervalles qu'ils laissent entr'eux. Ces cerceaux ne forment pas un anneau complet, mais chacun est complété et achevé par une substance membraneuse formant, à la partie postérieure de la trachée-artère, une bande qui suit sa longueur; disposition d'autant plus importante, que cette partie du canal aërien est appliquée sur l'œsophage, dont les mouvemens de déglutition eussent pu être gênés par la dureté des anneaux cartilagineux.

Du côté qui regarde les poumons, la *trachée-ar-*

tère se divise en deux parties, qui prennent le nom de *bronches,* et s'engagent chacune dans le poumon correspondant, comme nous l'avons dit ailleurs.

A sa partie supérieure, elle se termine par différens cartilages dont l'assemblage forme le larynx. Le larynx est donc une continuation de la trachée-artère, et il constitue, par conséquent, une partie du canal aërien. Tâchons de saisir dans sa structure les conditions qui en font l'organe de la voix.

Il est formé par quatre cartilages : le *cricoïde,* le *thyroïde* et les deux *arythénoïdes.*

Le cartilage *cricoïde* est situé aux parties inférieure et postérieure du larynx, au-dessus du premier cerceau de la trachée-artère. Il tire son nom de sa ressemblance avec un anneau, dont la partie la plus large regarde en arrière. Son bord supérieur est incliné en avant, son bord inférieur est horizontal, il donne attache à un ligament qui l'unit au premier cercçau de la trachée-artère, et, en arrière, aux fibres charnues de l'œsophage.

Le cartilage *thyroïde,* qu'on nomme aussi cartilage *scutiforme,* à cause de sa ressemblance avec une espèce de bouclier, en usage chez les anciens, est le plus grand de tous les cartilages du larynx. Il est symétrique, de sorte qu'en le divisant dans le sens vertical par une ligne médiane, on aurait deux parties irrégulièrement quadrilatères, parfaitement semblables. Cette division est marquée par un angle saillant en avant, rentrant en arrière, qui occupe toute la largeur verticale du cartilage, ce qui fait qu'il présente deux grandes surfaces latérales, inclinées en dehors. Le bord inférieur du cartilage thyroïde, est échancré en trois endroits, il donne attache, dans son milieu, à une membrane fibreuse qui l'unit avec le bord supérieur du cricoïde, et latéralement à deux muscles qui s'étendent aussi de l'un à l'autre de ces deux cartilages. Les bords latéreaux du thyroïde, longs et épais, sont tournés en arrière, ils s'appuient sur la colonne vertébrale; chacun d'eux se termine par deux prolongemens que l'on nomme *cornes*, dont les inférieures courtes, épaisses et inclinées en dedans, s'articulent avec le cricoïde.

Les cartilages *arythénoïdes*, ainsi nommés à cause de la ressemblance qu'on a cru leur trouver avec le bec d'une aiguière, sont les plus petits de tous les cartilages du larynx. Ils sont situés à la partie postérieure et supérieure de cet organe au-dessus du cartilage cricoïde, sur lequel ils s'appuient. Leur forme est assez semblable à celle d'une pyramide triangulaire, de sorte qu'ils présentent trois faces, dont l'une, antérieure, donne attache près de sa base, à un muscle qui va de l'arythénoïde au thyroïde; l'autre, postérieure, donne attache par son bord externe, à des muscles qui vont d'un aryténoïde à l'autre, et dont la troisième interne est étroite, plane et regarde celle du cartilage opposé. C'est par la base que chaque cartilage aryténoïde s'articule avec le cricoïde, au moyen d'une facette oblongue, et concave transversalement. Le sommet des arythénoïdes est mince, courbé en arrière et en dedans, de manière que ces cartilages se croisent par leur partie supérieure. Ce sommet, formé par un petit grain cartilagineux, n'étant uni que par une membrane au reste du cartilage, jouit, par conséquent, d'une très grande mobilité.

Il est aisé de voir, d'après ce qui vient d'être dit, que les cartilages arythénoïdes sont, par leur situation à la partie postérieure et supérieure du larynx opposés au thyroïde qui forme la partie antérieure et supérieure de cet organe. Les connexions que les deux arythénoïdes entretiennent avec le thyroïde, n'en sont pas moins des plus importantes dans la fonction qui nous occupe. En effet, deux ligamens larges de deux lignes, allongés, prennent en arrière leur insertion à une saillie antérieure existant à la base des arythénoïdes, et viennent s'insérer, en avant, au milieu de l'angle rentrant que nous avons remarqué au cartilage thyroïde. C'est à ces ligamens que *Ferrein* a donné le nom de *cordes vocales*. L'intervalle qui les sépare forme la *glotte*, fente longitudinale, longue de huit à dix lignes, d'une largeur variable, plus considérable en arrière qu'en avant, où les deux cordes se rapprochent au point de se toucher à l'endroit de leur insertion au cartilage thyroïde.

Les cartilages arythénoïdes ne se touchent pas habituellement, alors l'extrémité postérieure de la glotte se trouve fermée seulement par le muscle qui va d'un arythénoïde à l'autre, et qui, lorsqu'il se contracte pour mettre les cartilages en rapport par leur face interne, diminue la glotte d'environ un tiers de sa longueur.

On appelle *lèvres de la glotte* les deux bords de cette fente. Ces lèvres vibrent dans la production de la voix, et c'est pour cela que M. Magendie a donné à la glotte le nom d'*anche humaine*. Nous verrons plus bas que cette dénomination n'est pas dépourvue de justesse. Les *lèvres de la glotte*, ou bien les *cordes vocales*, en d'autres termes les ligamens thyro-arythénoïdiens, sont formés par deux muscles du même nom que ces ligamens recouvrent en leur adhérant avec force, et le tout est enveloppé par la membrane muqueuse qui tapisse la totalité des voies aëriennes.

Au-dessus et à quelque distance des lèvres de la glotte, se trouvent deux replis de la membrane muqueuse du larynx, dont la situation, parallèle à celle des cordes vocales, forme comme une seconde glotte au-dessus de la première. Il résulte delà que le larynx présente une cavité assez spacieuse, dont la paroi inférieure est percée pour former la glotte, et qui fait que les lèvres de cette ouverture sont parfaitement isolées par leur côté supérieur.

Plusieurs muscles viennent aussi prendre leur insertion au larynx ; destinés, les uns à mouvoir cet organe en totalité, comme à l'abaisser ou à l'élever, à le porter en avant ou en arrière ; les autres à changer les rapports respectifs de ses diverses parties. Ces derniers ont pour effet principal, dans leurs mouvemens, l'agrandissement de la glotte, ou son rétrécissement, la tension ou le relâchement des cordes vocales.

Tel est le larynx, espèce de boëte cartilagineuse dans laquelle se forme la voix, se continuant inférieurement avec la trachée-artère par une ouverture arrondie, formant supérieurement un triangle évasé qui s'ouvre dans le pharynx. On a vu (*chap* 1, *page* 54) que le pharynx servait à la déglutition. Pour empêcher que les alimens, en le traversant, ne s'engagent dans le larynx, il existe à son orifice supérieur, prenant son insertion sur le cartilage thyroïde, et répondant à la base de la langue, une lame ovalaire d'une structure fibro-cartilagineuse nommée *épiglotte*, qui s'applique sur l'ouverture du larynx lors du passage des alimens, et qui s'élève au contraire pendant l'expiration pour donner passage à l'air. Il est possible que ses mouvemens d'élévation et d'abaissement servent aussi à modifier la voix.

Enfin, pour terminer tous ces détails arides d'anatomie, nous dirons que le larynx est situé à la partie antérieure et supérieure du cou, devant l'œsophage, et à la partie antérieure et inférieure du pharynx ; qu'il présente, sous la peau, chez les sujets maigres, une saillie très apparente à laquelle le vulgaire donne le nom de *pomme d'Adam*, et qui est formée par le cartilage *thyroïde*. La grandeur de cet organe varie selon les âges ; mais, toutes proportions gardées, elle est plus considérable dans l'homme que dans la femme.

ARTICLE TROISIÈME.

Mécanisme de la formation du son vocal.

Plusieurs faits démontrent jusqu'à l'évidence que la voix se forme dans le larynx, et qu'elle est due au passage de l'air à travers la glotte dont il fait vibrer les lèvres. En effet, toutes les fois qu'une plaie faite à la trachée artère détermine le passage de l'air, à travers cette ouverture, la voix est perdue, tandis que, si la blessure existe au-dessus du larynx, la parole seule est interceptée. Avant d'aller plus loin, tirons de ce fait deux conséquences : la première, qui sera fortifiée par ce que nous allons ajouter, c'est que la formation de la voix a lieu dans l'espace compris entre la trachée artère et le pharynx, en un mot, dans le larynx ; la seconde, c'est que la parole ne se forme pas dans le même lieu, puisqu'une blessure faite au-dessus du larynx, tout en conservant la voix, détruit la parole.

En resserrant de proche en proche le lieu où se forme le son vocal, nous trouvons qu'il se perd constamment, lorsqu'il y a une blessure au-dessous de la glotte ; qu'il persiste, au contraire, dans tous les cas où le larynx a été blessé, quelque grande que soit la lésion, pourvu qu'elle se trouve au-dessus de la glotte et que cette partie de l'organe ne soit pas endommagée. La glotte est donc la partie du larynx la plus essentielle à la production du son vocal. Maintenant veut-on une preuve directe que ce n'est que le passage de l'air à travers cette ouverture , qui détermine l'émission de la voix? Si l'on prend le larynx d'un animal quelconque , et qu'on y pousse de l'air au moyen d'un soufflet , par la trachée-artère , en ayant soin de comprimer cet organe , de manière que les lèvres de la glotte se touchent, à l'instant il se produira un son parfaitement analogue à la voix de l'animal. Cette expérience , faite sur des larynx humains , a donné lieu à la production artificielle de la voix humaine.

M. Magendie rapporte aussi en preuve le cas singulier d'un homme qui avait une ouverture fistuleuse à la trachée-artère. Il ne pouvait parler qu'en serrant assez sa cravate , pour que l'air ne pût passer par la fistule. Il en était de même de ces malheureux qu'aux temps où la décolation n'était pas en usage , une main bienfaitrice arrachait à la mort , au moyen d'une incision faite à la trachée-artère : ils ne conservaient la vie qu'en perdant la voix, que, du reste, ils recouvraient aussitôt que la blessure était guérie.

Mais pouvons-nous apprécier exactement l'action à laquelle se livrent les diverses parties du larynx, pour effectuer la production du son vocal? La glotte est-elle formée par des cordes vocales , et par conséquent son action pourrait-elle être assimilée à celle d'un instrument à corde ; ou bien le larynx est-il un instrument à vent , et, dans ce cas, faut-il le ranger dans la catégorie de ceux à anches ou de ceux à bouche ? Faisons la part des systèmes et tâchons de reconnaître celui qui approche le plus de la vérité.

Ferrein , le premier, voulut que le larynx fût un instrument à cordes ; son mémoire fit, dans le temps , beaucoup de bruit, et reçut presqu'un assentiment général , qu'il était loin de mériter. Cet auteur compara les ligamens de la glotte aux cordes d'un instrument , et c'est même pour consacrer cette identité, qu'il leur donna le nom de *cordes vocales*. Le courant d'air était l'archet ; le cartilage thyroïde, le point d'appui ; les arythénoïdes , les chevilles ; les muscles qui s'y insèrent , les puissances destinées à mouvoir ces chevilles. Il est aisé de voir combien une pareille hypothèse est peu propre à résoudre la question. En effet, les cordes , pour vibrer et produire des sons , doivent réunir certaines conditions indispensables , qui sont la sécheresse , la liberté, l'élasticité et un certain degré de tension. Mais, d'un côté, les lèvres de la glotte sont constamment lubréfiées par des mucosités, la membrane muqueuse qui les recouvre les lie aux parties voisines, auxquelles elle s'applique aussi ; d'un autre côté, ces ligamens n'ont qu'une faible consistance, et leur tension ne peut jamais être portée très loin. Ainsi donc ce n'est point à un instrument à cordes , que nous devons assimiler le larynx dans le mécanisme de la production du son vocal, et les physiologistes sont parfaitement d'accord à cet égard.

Toutefois, en reconnaissant que le larynx doit être considéré comme un instrument à vent , on se demande si c'est un instrument à bec ou à embouchure , c'est-à-dire un de ceux où la colonne d'air est le corps vibratile , ou si c'est un instrument à anche, c'est-à-dire un de ceux où le son est produit et modifié par des lames élastiques.

Aristote, Galien et les anciens voyaient dans le larynx un instrument à vent du genre de la trompette ou du cor, et ils prétendaient que l'air était primitivement le siège de vibrations sonores, et qu'il ne recevait point ses oscillations des corps vibratiles qu'il avait à traverser, mais que l'ouverture du détroit était la principale cause des diverses intonations du son. En adoptant une hypothèse semblable, Dodart a donné une explication plus satisfaisante, quand il a dit qu'il en était des sons de la glotte comme de ceux du sifflement, qui, formés évidemment dans la bouche, deviennent plus aigus à mesure qu'on retrécit l'ouverture circulaire des lèvres, et que l'on avance la pointe de la langue vers le centre de cette ouverture, pour diminuer de plus en plus le passage de l'air. Mais il est une objection qui s'oppose à l'admission d'une semblable théorie; puisque la glotte ne sert pas à former les sons, mais seulement à les modifier: d'où vient qu'une ouverture, pratiquée immédiatement au-dessous de cette partie du larynx, est un obstacle invincible à l'émission de la voix?

Recherchons maintenant jusqu'à quel point peut être vraie l'opinion de ceux qui font de la glotte une espèce d'anche, et ici rapportons les expériences intéressantes faites par un habile physiologiste.

M. Magendie, ayant mis à découvert la glotte d'un chien criard par une incision au-dessus du cartilage thyroïde, a vu 1° que, dans les sons graves, les ligamens de la glotte vibraient dans toute leur longueur, et que l'air expiré sortait par toute l'étendue de la glotte; 2° qu'à mesure que les sons devenaient aigus, la glotte se resserrait dans sa partie antérieure, ses lèvres ne vibraient que dans leur partie postérieure; 3° enfin que, dans les sons très aigus, les ligamens ne présentaient plus de vibrations qu'à leur extrémité arythénoïdienne, l'air expiré ne sortant alors que par cette portion de la glotte. Pour confirmer ces résultats, démontrés par l'inspection, il restait un moyen: c'était de s'assurer si le muscle qui se porte d'un arythénoïde à l'autre, et qui ferme la glotte dans sa partie postérieure, était l'agent principal des sons aigus : or la section des deux nerfs laryngés qui donnent le mouvement à ce muscle a fait perdre à l'animal tous ses tons aigus, et a fait contracter à sa voix une gravité habituelle, qu'elle n'avait pas auparavant.

De tous ces faits, M. Magendie conclut que le larynx représente une *anche* à double lame, dont les tons sont d'autant plus aigus que les lames sont plus raccourcies, et d'autant plus graves, qu'elles sont plus longues ; mais, quelque juste que paraisse cette analogie, il n'en conclut pas une identité complète. « En effet, dit-il, les anches ordinaires sont composées de lames rectangulaires, fixées par un côté, et libres par les trois autres, au lieu que, dans le larynx, les lames vibrantes, qui sont aussi à-peu-près rectangulaires, sont fixes par trois côtés et libres par un seul. En outre, on fait monter ou descendre les tons des anches ordinaires, en variant leur longueur. Dans les lames du larynx, c'est la largeur qui varie. Enfin jamais dans les instrumens de musique, on n'a employé d'anches dont les lames mobiles pussent varier, à chaque instant, d'épaisseur et d'élasticité, comme il arrive pour les ligamens de la glotte : en sorte que l'on conçoit bien, par aperçu, que le larynx peut produire la voix et en varier les tons à la manière des anches, mais sans pouvoir toutefois assigner rigoureusement toutes les particularités de son mode d'action. » Rien ne nous semble plus satisfaisant et plus précis qu'une pareille explication : elle est loin toutefois d'être généralement adoptée. Nous ne saurions voir pourquoi les vitalistes s'obstinent à regarder cette théorie de la voix comme trop mécanique. Dans l'ignorance absolue où nous nous trouvons de ce qui constitue l'essence de la vie, pourquoi ne pas nous arrêter aux circonstances et aux opinions qui nous donnent l'idée la plus approximative de son mécanisme. On croit avoir tout dit lorsqu'on a prononcé que le larynx est un instrument *sui generis*, éminemment vital, comme si quelqu'un se fût refusé à reconnaître que la production des sons vocaux soit dépendante de l'état de vie. On ne voit pas que cette manière de raisonner dispense de toute recherche ; elle est peu propre à exciter le zèle des expérimentateurs, dont les travaux ont cependant contribué d'une manière très puissante aux progrès de la physiologie.

M. Geoffroy-Saint-Hilaire voulant sans doute concilier les deux opinions qui règnent sur la théorie de la voix, comparée à celle des instrumens à vent, a admis que le larynx agissait le plus souvent comme un instrument à anche ; mais qu'il présentait ausssi quelquefois la disposition d'une flûte, disposition effectuée, selon lui, principalement par les cartilages arythénoïdes. Il a même prétendu, avec M. Serres, que le sommet mobile des cartilages arythénoïdes remplissait relativement à la production de la voix flûtée un usage analogue à celui des clefs dans les instrumens à vent. Cette théorie n'a pas assez de caractère, pour être celle de la nature.

Essayons maintenant de déterminer les circonstances qui modifient le son vocal et qui constituent le chant, et par conséquent examinons l'influence qu'exerce, dans ce cas, la seconde partie de l'instrument de la voix, c'est-à-dire le *tuyau*.

Le *tuyau vocal* se compose de l'espace compris entre la glotte et l'épiglotte, auquel il faut ajouter une grande partie du pharynx, puis tantôt la bouche, tantôt les cavités nasales et quelquefois ces deux conduits réunis.

Il n'y a aucun doute que ce tuyau ne remplisse, à l'égard de la voix, le même office que *le corps des* instrumens à l'égard de leur anche; le tuyau vocal doit même avoir sur ces derniers une supériorité marquée, puisqu'à la faculté de s'allonger et de se raccourcir, il joint celle de s'élargir et de se rétrécir dans ses diamètres. Il suffit, en effet, de porter la main à la partie antérieure du cou pour se convaincre que le larynx s'élève dans la production des sons aigus et qu'il s'abaisse dans les sons graves, pour donner à la voix toute l'intensité dont elle est susceptible; et qu'il faut aussi que la bouche soit largement ouverte.

L'instrument vocal réunit donc, au plus haut degré, les conditions les plus favorables à la production de tous les sons et à leur modification, tant sous le rapport de leur timbre que sous celui de leur intensité. Pour passer d'un ton à un autre, pour augmenter leur volume, le larynx, non-seulement peut varier dans sa longueur et dans son diamètre, mais encore les deux lèvres de la glotte peuvent s'épaissir plus ou moins, et augmenter ou diminuer à volonté leur écartement. Aussi, lorsque par un exercice bien entendu, l'homme appréciant l'influence de ces diverses circonstances, est parvenu à les maîtriser à son gré selon les règles d'un goût pur et les lois de l'harmonie, la production des sons humains donne lieu aux sensations les plus délicates et aux jouissances les plus pures.

SECTION II.

DE LA PAROLE.

Nous venons de voir à quels phénomènes était due la production de la voix simple et de la voix modulée, il nous reste à examiner comment se forme la parole ou la voix articulée.

Ici tout se passe dans le tuyau vocal. Ses diverses parties s'emparent du son aussitôt qu'il est émis par l'anche et lui donnent, pour ainsi dire, une forme particulière variable à tous égards, mais qui dépend surtout du génie et du caractère de chaque peuple, ou pour parler un langage plus conforme à la physiologie, qui est soumise aux influences générales des races d'abord, ensuite des climats, enfin des habitudes. Mais avant de rechercher à quoi doit être attribué le génie varié des langues, essayons de déterminer les conditions physiologiques de la formation de la parole, et au risque de rappeler une scène du *Bourgeois gentilhomme*, disons comment se forment les voyelles et les consonnes (1)

Les sons destinés à exprimer les sensations subites de plaisir, de douleur, sont les plus simples; leur production ne donne lieu à aucun effort des organes vocaux et l'instinct les fait naître, plutôt que la volonté. Ces sons les plus naturels à l'homme, et regardés justement comme fondamentaux, ont pris le nom de *voyelles*, et l'on peut dire, avec quelque raison, que tout l'artifice du langage est renfermé dans les diverses modifications qui leur sont imprimées.

Si l'on ouvre la bouche, la langue étant abandonnée à elle-même, le son, produit alors, sera la voyelle *a*; pour donner naissance à l'*e*, il suffit que le corps de la langue s'élève pour s'appliquer contre le palais, et pour donner ainsi moins d'étendue à la cavité buccale; l'*i*, dont le son est encore moins plein, exige que le tuyau vocal soit rétréci le plus possible, soit au moyen de la langue dont la pointe s'applique fortement contre les dents inférieures, pour que sa partie charnue reflue plus aisément vers le palais, soit par les dents qui se

---

(1) Lorsque Molière, dit fort bien Diderot, plaisantait les grammairiens, il abandonnait le caractère de philosophe, et il ne prenait pas garde qu'il donnait des soufflets aux auteurs qu'il respectait le plus, sur la joue du bourgeois gentilhomme.

rapprochent. Pour l'*o*, même mécanisme que pour l'*a*; de plus, les lèvres se portent en avant, de manière à arrondir l'ouverture de la bouche. Enfin, si les lèvres se rapprochent encore davantage en se fronçant, l'air traverse le tuyau vocal en sifflant, et donne au son qu'il apporte la modification marquée par la voyelle *u*.

Les consonnes exigent pour leur production des combinaisons plus nombreuses, plus difficiles et variables à tous égards. On peut les ranger dans deux catégories. Dans la première, qui comprend les lettres *f, h, l, m, n, r, s, x*, les consonnes sont exprimées par la manière différente dont la langue, les lèvres, et les autres parties de la bouche interrompent et arrêtent le son de certaines voyelles, nous ne parlons pas du *z*, qui n'est qu'une *s* adoucie. Dans la seconde catégorie se trouvent les consonnes *b, c, d, g, k, p, q, t, v*, qui sont produites par les modifications que la bouche imprime aux sons à l'instant où la voix les produit.

Dirons-nous par quel mécanisme s'articule chaque consonne en particulier? Mais leur prononciation est si différente, non-seulement selon les nations, mais encore selon les diverses portions d'un même peuple, que nos observations n'auraient aucun caractère général, et partant ne seraient que peu utiles.

Ces lettres n'entrent pas toutes dans la langue de tous les peuples. En effet, les Américains indigènes qui sont dans l'usage de se percer les lèvres et d'y porter de gros anneaux suspendus n'ont point dans leur alphabet les lettres *b, p, m, f*, dont la prononciation exige évidemment l'action des lèvres. La langue chinoise manque de la lettre *r*, soit que le mouvement rude nécessaire pour la produire ne s'accorde pas avec la mollesse de ce peuple, soit que, comme Haller le prétend avec beaucoup plus de fondement, les Chinois, en raison de leurs dents supérieures très avancées, par rapport aux dents inférieures doivent trouver beaucoup de difficulté à prononcer cette lettre, qui demande que la langue s'applique sur les dents de la mâchoire supérieure.

Un coup-d'œil comparatif jeté sur l'alphabet des divers peuples, démontre que si les voyelles, comme sons fondamentaux, se retrouvent assez généralement dans toutes les langues, l'articulation des consonnes est soumise à de grandes variations, dont il faut chercher la cause dans l'influence exercée sur l'organisation par le climat, l'air, les lieux, les eaux, le genre de vie; c'est en effet dans l'appréciation de ces circonstances variées qu'on trouve le génie des langues.

La langue des peuples sauvages et non policés, contraste par sa rudesse avec celle des peuples civilisés, qui est toujours remarquable par un plus grand nombre d'articulations liquides. Lorsque l'excès de la civilisation ou d'autres causes adoucissent le caractère d'un peuple, au point de l'amollir, la langue participe à ce relâchement. Ainsi, les mots empruntés par les Italiens à la langue latine, ont perdu, dans leur bouche, cet accent mâle et pur qui caractérisait la vigueur et la fermeté des anciens Romains, comme la douceur et l'élégance efféminée de la langue italienne est un signe certain du peu d'énergie et de la mollesse du peuple dégénéré qui la parle.

Le même contraste existe entre l'accent des peuples du Nord et celui des peuples du Midi. Il semble, dit M. Richerand, que les peuples des pays froids soient engagés à user des consonnes préférablement aux voyelles, parce que leur prononciation n'exige point un égal degré d'ouverture de la bouche et ne donne pas lieu, par conséquent, à l'admission continuelle d'un air glacé dans les organes pulmonaires.

Les voyelles abondent au contraire dans les idiomes des habitans du Sud.

On voit combien il serait nécessaire, si l'on voulait approfondir les langues, de bien connaître les mouvemens de chaque partie de la bouche affectés aux articulations, ainsi que les causes qui peuvent les influencer d'une manière plus ou moins marquée. Ces notions une fois acquises, on pourrait préciser jusqu'à un certain point les caractères de la langue naturelle, si la question de l'origine des langues présentait un degré d'utilité assez grand pour mériter qu'on en cherchât la solution. Il nous semble que, dans cette solution, pourraient entrer comme élémens principaux : 1° l'ordre généalogique des sons et des articulations fixé par l'anatomie ; 2° l'ordre des objets par rapport aux besoins fixé par la philosophie ; 3° les mots enfantins qui sont identiques dans la plupart des langues ; 4° les interjections qui, destinées à exprimer les sensations agréables ou pénibles, sont représentées également par des sons similaires ; 5° enfin, les sons imitatifs.

Telles seraient les bases de la langue naturelle, considérée d'une manière philosophique : toutefois, il resterait encore à savoir par quels moyens cette langue aurait été d'abord mise en usage, et il est bien probable que le résultat de toute recherche faite dans un pareil but amènerait à conclure que l'établissement des langues par des moyens purement humains, est une chose impossible, et nous ferait dire avec Rousseau, que *la parole a été nécessaire pour établir l'usage de la parole.*

Il n'y a pas si loin d'une pareille opinion au texte de Moïse, à-la-fois historien et législateur des Juifs : « Dieu, » dit-il, dans la *Genèse*, chap. II, versets 19-20, « ayant formé de limon, tous les animaux « de la terre et tous les oiseaux du ciel, les amena « à Adam, afin que celui-ci leur donnât un nom

« et le nom que donna Adam à toute espèce vivante
« est en effet le nom véritable de cette espèce.... et
« Adam donna des noms à tous les êtres animés,
« à tous les oiseaux et à toutes les bêtes de la terre. »

Quoi qu'il en soit d'une semblable question pour
la solution de laquelle nous n'avons et ne pouvons
avoir aucune donnée positive, il nous sera toujours
difficile de concevoir deux individus humains existant simultanément et condamnés au silence absolu,
faute de savoir se servir des organes de la parole;
nous croyons, au contraire, que comme tous les organes, ceux de la parole n'ont reçu d'autre éducation que celle qui suit leur développement, et comme
dès l'origine l'œil a été destiné à voir, l'oreille à
entendre, la main à palper et à saisir, le cerveau
à servir d'instrument à l'intelligence, de même la
langue et les organes vocaux ont été affectés à l'expression des sentimens et de la pensée, et il n'y a
pas de doute que de tout temps cette destination
n'ait été remplie. Mais en voilà bien assez sur des
questions spéculatives; pour terminer tout ce qui
regarde la voix et la parole, disons deux mots d'une
anomalie singulière dans l'exercice de cette fonction,
anomalie qui a reçu le nom d'*engastrimisme*, vulgairement de *ventriloquie*.

On donne le nom d'*engastrimisme* à la faculté
qu'ont certaines personnes de produire une voix
sourde et profonde qui semble venir de loin, faculté
que l'on a cru long-temps être due à un organe vocal
particulier situé dans le bas-ventre du *ventriloque*.

L'art du *ventriloque* était connu chez les anciens,
car Hippocrate en parle; et si de nos jours, où le
progrès des lumières donne à la fourberie et à la
malice moins de prise sur la crédulité, les prestiges
de l'engastrimisthe trouvent encore des dupes, ne
peut-on pas croire, avec quelque fondement, que
ce fut là tout le secret des oracles? Quoi qu'il en

soit, voici la manière dont on doit expliquer l'effet prétendu merveilleux de l'*engastrimisme*.

Il faut d'abord se rappeler quelques-unes des lois du son, qui est plus ou moins intense selon qu'il vient de près ou de loin, qui nous semble grêle ou plein selon les milieux qu'il traverse pour arriver jusqu'à nos oreilles. Il est aisé de concevoir que l'art du ventriloque sera d'autant plus étonnant qu'il imitera plus parfaitement toutes les modifications connues du son. C'est ainsi qu'après nous avoir parlé avec sa voix ordinaire, il nous surprendra très aisément en prenant tout-à-coup, et sans aucune apparence de transition, un ton de voix sourd, faible et comme lointain. Il suffit pour cela d'avoir reçu de la nature un organe vocal étendu, flexible, et surtout très exercé.

L'exercice fait ici presque tout. Si l'*engastrimisthe* paraît observer le silence, c'est qu'habitué à conserver, dans sa poitrine, une grande masse d'air, il ne l'expulse, en parlant, qu'en très petite quantité, le laissant filer, en quelque sorte, par une expiration lente et prolongée. Du reste, il n'est pas vrai qu'il puisse parler sans tenir la bouche ouverte et sans quelques mouvemens obligés des lèvres; mais ici toute l'habileté consiste à cacher ces mouvemens, en leur donnant le moins d'étendue possible, et en rendant la physionomie aussi immobile que celle d'un aveugle.

Quant à la direction que la voix du ventriloque semble prendre, comme lorsqu'elle paraît venir de la cave, du grenier, d'une pièce voisine, ou de la rue, c'est un effet purement illusoire, favorisé par la précaution que prend l'*engastrimysthe*, de se tourner vers l'endroit d'où la voix est supposée sortir, d'y diriger ainsi notre vue et notre attention, et de forcer, en quelque sorte, notre oreille prévenue à y rapporter la voix factice qu'elle en attend par avance.

Tels sont les moyens employés par le ventriloque pour fasciner notre imagination et nos oreilles. Cet art, comme nous l'avons déjà dit, a dû être une grande cause de la crédulité des anciens pour les oracles; de nos jours, ce n'est plus qu'un objet de curiosité et d'amusement.

Si le temps et l'espace nous le permettaient, nous rechercherions maintenant à quelles causes, peut être due la privation de la parole, chez des individus qui ont les organes vocaux bien conformés; nous trouverions que le mutisme de naissance a constamment la surdité pour cause, et que si les instrumens de la voix et de la parole restent dans l'inaction, c'est parce que l'enfant sourd ignore qu'il a, en eux, un moyen de communiquer ses pensées : c'est ce qui faisait dire à l'abbé Sicard, que chez les sourds-muets, l'absence de la parole méritait moins le nom de mutisme, que celui de silence.

CHAPITRE IV.

APPENDICE AUX FONCTIONS RELATIVES. — DU SOMMEIL.

LES phénomènes de là vie de nutrition se succèdent sans aucune interruption ; le cœur pousse continuellement le sang vers toutes les parties du corps ; les glandes sécrètent sans cesse le fluide dont la formation leur est dévolue ; sans cesse les parties se composent et se décomposent, etc. Il n'en est pas de même des fonctions relatives. Après avoir prolongé quelque temps leur action, les organes qui sont chargés de les accomplir ont besoin du repos pour réparer les pertes occasionnées par l'état de veille, et ce repos a reçu le nom de *sommeil.*

C'est donc sans aucun fondement que l'on a assimilé le sommeil à la mort, en disant qu'il en était l'image ; car, dans cet état, il n'y a cessation d'action que de la part des organes de la vie de relation, tandis que les fonctions nutritives s'exercent alors avec plus de liberté et d'énergie. Il semble, comme le dit Hippocrate, que le sommeil soit un état d'effort des organes nutritifs : *Somnus labor visceribus.* « J'ai déjà observé, d'après Galien, dit Grimaud, que les hommes qui, après leurs repas, se livrent à des exercices violens, sont généralement affectés d'une faiblesse radicale, qui les rend très sujets aux maladies malignes, et qui leur permet rarement d'atteindre le terme ordinaire de

la vie. J'ai remarqué aussi qu'à raison de cette
faiblesse, le sommeil chez eux est beaucoup plus
profond, qu'il est aussi d'une nécessité plus pres-
sante, et que ces hommes ne peuvent pas veiller
plusieurs jours de suite , sans s'exposer à des maladies graves. »

Tout ce qui jette les organes de la vie extérieure
dans une faiblesse relative, doit être une cause puissante de sommeil. Toute espèce de fatigue le provoque. Les bruits monotones, le silence, l'obscurité, l'inaction soutenue etc....., influent beaucoup
sur son apparition.

On ignore complètement la cause prochaine du
sommeil. M. Martini pense que les forces vitales se
reposent dans les organes de la vie de relation,
pour s'exercer avec plus de suite et d'énergie dans
les agens de la vie nutritive, destinés à réparer les
pertes de l'incitabilité. « Il existe, dit-il, entre
les divers systèmes, les divers appareils et les divers organes, une opposition en vertu de laquelle,
lorsque les forces vitales sont très actives d'un côté,
elles semblent être, de l'autre, dans un repos complet. L'incitabilité se consume et se répare; mais,
pour que cette réparation ait lieu, il faut que la
chylification fournisse des principes nutritifs, et que
la respiration maintienne le sang dans un état convenable; il faut de plus que quelques parties se
reposent pendant un certain temps, pour qu'il n'y
ait pas une trop grande perte de force , et pour que
le principe vital ne soit pas occupé à un trop grand
nombre d'actions. Le sommeil paraît avoir pour but
de remplir toutes ces indications ; il donne du repos
aux organes des sens, et empêche une trop grande
perte de leur incitabilité. Mais le système nerveux
ne se repose pas tout entier pendant le sommeil: c'est
seulement la portion qui préside aux actes de la vie
animale (*de relation*), tandis que son action est

momentanément suspendue, la partie qui appartient à la vie organique (*de nutrition*) continue d'agir, et même le peu de forces qui reste à l'autre portion semble refluer sur elle (1). On voit combien l'opinion extrêmement probable du professeur de Turin se rapproche de celle de Grimaud et d'Hippocrate. Il suit de là, comme l'a remarqué Bichat, que la vie nutritive dure beaucoup plus que la vie de relation, en sorte que nous vivons au-dedans presque le double de ce que nous existons au-dehors.

Quoi qu'il en soit, quand le sommeil commence à s'apesantir, il survient des bâillemens fréquens, tous les organes de relation deviennent peu-à-peu insensibles à leurs excitans naturels, l'intelligence est paresseuse, la vue se trouble, les paupières se ferment, l'oreille n'est plus excitée par les sons, le toucher devient obtus, en un mot, les fonctions relatives sont entièrement suspendues.

Lorsque cette intermittence d'action dans la vie de relation est générale, le sommeil est parfait et presque toujours profond ; mais le plus souvent quelques organes veillent, tandis que d'autres sont endormis, et c'est ce qui donne lieu aux rêves et au somnambulisme.

Il y a somnambulisme, lorsqu'à l'action conservée du cerveau se joint celle de la locomotion et de la voix. On a rassemblé une foule de faits curieux relatifs aux somnambules ; il serait inutile de les rapporter ici. Il y a rêve seulement lorsque l'imagination, la mémoire et quelquefois le jugement sont dans un état de veille pendant que les autres facultés sont engourdies.

---

(1) Elémens de physiologie du professeur Laurent Martini traduct. de Ratier.

13..

L'habitude influe beaucoup sur le caractère des rêves.

> . . . . . En songe, un orateur
> En quatre points encore lasse son auditeur.
> Bercé sur le rouet d'une rauque éloquence,
> En songe un magistrat s'endort à l'audience ;
> En songe un homme en place, arrangeant son dédain,
> Pour prendre des placets étend encore la main.
> En songe, sur la scène, un acteur se déploie ;
> L'auteur poursuit sa rime et le chasseur sa proie ;
> Le grand voit des cordons, l'avare de l'argent,
> Et Penthièvre ouvre encore sa main à l'indigent.
> En songe, un tendre ami revoit l'ami qu'il pleure.
> Il reconnaît les lieux, il se rappelle l'heure,
> Où dans des pleurs muets, prolongeant ses adieux,
> Immobile, long-temps il le suivit des yeux.

Delille, Imagination.

On a remarqué que certains songes pronostiquaient certaines maladies, et que certaines maladies ramenaient toujours les mêmes songes.

Si l'on se demande maintenant pourquoi l'époque du sommeil est, pour toute la nature, celle de la nuit, on en trouve aisément la raison dans l'absence de tous les excitans et surtout de la lumière, qui est le plus puissant de tous. Le faible éclat de la lumière artificielle dans un appartement nous empêche souvent de dormir, et l'apparition du jour n'est pas une des moindres causes du réveil. Ce n'est pas que dans les villes, on ne soit parvenu à intervertir cet ordre établi par la nature, mais aussi ce n'est qu'en s'entourant de toutes sortes de stimulans factices, que l'on chasse le sommeil pendant la nuit ; et ce n'est aussi qu'en les éloignant et en se plongeant dans les ténèbres, que l'on parvient à le provoquer pendant le jour.

La durée du sommeil n'est pas toujours la même :

elle varie surtout selon les âges ; elle est longue dans l'enfance, courte dans la vieillesse ; l'adulte dort de six à huit heures ; au reste, le sommeil comme tout ce qui tient aux fonctions animales, est soumis aux influences de l'habitude et des constitutions. Dans tous les cas, un sommeil trop court est nuisible autant et plus que s'il est trop prolongé.

Il est à remarquer que la durée du sommeil est, en quelque sorte, arbitraire, et qu'une volonté bien décidée fixe le réveil à un instant précis. « Voilà, dit Grimaud, une de ces connaissances intuitives, qui sont dans l'âme, sans qu'elle puisse les apercevoir, parce qu'elle ne les doit point à l'exercice des sens, et que, dès-lors, elle ne peut se les représenter, se les figurer d'une manière grossière, et se les rendre le sujet de la réflexion, de l'imagination et de la mémoire. »

VIE
DE L'ESPÈCE.

DE LA VIE DE L'ESPÈCE.

Nous avons examiné, dans tous ses détails, la vie individuelle ; nous avons analysé les phénomènes qui l'accomplissent : nous connaissons l'homme fait. Mais quelle est la condition indispensable de son existence ? Par quels moyens se conserve son espèce ? A quelles causes devons-nous attribuer ses variétés nombreuses, variétés caractérisées non-seulement par la couleur de la peau, mais encore par la conformation des organes et par les facultés intellectuelles. En répondant à ces questions diverses, qu'il est impossible de ne pas soulever, quand on veut étudier l'espèce humaine, nous craignons bien de ne pouvoir établir que des doutes, *periculosæ plenum opus aleæ.* Toutefois, si nos recherches nous font entrevoir quelque vérité, pourquoi hésiterions-nous à la proclamer ? L'erreur seule est nuisible à l'esprit humain : la vérité ne saurait avoir de conséquences funestes.

Tout ce qui sort des mains de l'homme est périssable ; la faux du temps ravage sans pitié ses plus beaux ouvrages qui ne se relèvent jamais de leurs débris. Ceux de la nature sont immortels : elle seule en façonnant la matière, a pu dire aux végétaux comme aux animaux : *Crescite et multiplicamini :* en leur distribuant la vie, elle leur a accordé les moyens de la conserver et de la transmettre. Chaque espèce, en effet, se perpétue, et, pendant que la durée d'un individu s'accomplit, un autre s'apprête à lui succéder et à le recommencer : tel est le vrai sens de la belle allégorie du Phœnix que les anciens nous ont transmise. Ainsi, nulle part dans l'univers, on ne voit de lacune, et l'harmonie qui règne dans toutes ses parties n'est jamais troublée.

Dans toutes les classes d'êtres organisés, le premier acte de la vie de l'espèce est donc l'acte de la reproduction qui se rapporte à leur conservation comme espèce. C'est par l'étude de cet acte, que nous commencerons celle de l'espèce humaine. Dans un second et dernier chapitre, nous ferons l'histoire du développement de l'homme, de sa durée et de ses variétés ou races.

CHAPITRE I.

DE LA GÉNÉRATION.

LA génération est cette fonction par laquelle
tout être qui a vie donne naissance à un être nouveau semblable à lui, et par lequel il perpétue à
jamais son espèce. Cet acte n'est pas essentiel à la
vie de l'individu, puisque beaucoup existent sans se
reproduire, soit que cette faculté leur ait été re-
fusée, soit que, la possédant, ils négligent de la
mettre en usage.

Chaque espèce se reproduit d'une manière qui lui
est propre. Les anciens admettaient des *générations
spontanées*. Tel est aussi le sentiment de MM. La-
mark et Geoffroy Saint-Hilaire, qui croient ces générations probables aux derniers degrés de l'échelle
animale, et plusieurs faits viennent à l'appui d'une
semblable opinion. 1° On rencontre dans le corps humain et dans celui des animaux, des espèces de *vers*,
situés dans des parties où aucun germe n'a pu pénétrer du dehors : tels sont les *filaires*, le long de la
colonne vertébrale ; les *gordyles*, dans la chair des
muscles ; les *hydatides*, dans les parenchymes des
viscères. 2° Souvent à la suite de grandes pluies,
on voit subitement apparaître des myriades d'êtres
vivans, dont il est difficile d'indiquer l'origine :
telle est cette espèce de chenille, qui, dans les
départemens méridionaux, se montrant tout-à-
coup sur le trèfle et la luzerne, ravage en peu de

jours des plaines entières de prairies artificielles.
3° Enfin Viegmand a fait des expériences répétées en
France par M. Frey, desquelles il semble résulter
qu'un demi-gros de corail blanc ou rouge dans six
onces d'eau distillée , après avoir été, pendant un
certain temps , exposé aux rayons du soleil , a
donné naissance à des *conferves* et à des *alves*.

Les animaux *infusoires* se reproduisent par une *génération fissipare* : à une certaine époque de la vie, ils
se partagent en plusieurs fragmens qui forment autant
d'individus nouveaux. Chez les polypes et les vers intestinaux, c'est par une *génération gemmipare* que la
reproduction s'effectue : les uns et les autres poussent
à un certain endroit du corps des bourgeons, externes
chez le polype , internes chez le ver, qui , à une
époque déterminée , se détachent pour former des
individus nouveaux. Au delà de ces êtres , la génération ne s'effectue plus qu'à l'aide d'organes
particuliers , appelés *organes sexuels* , les uns *mâles*,
les autres *femelles*. Ceux-ci fournissant un germe ,
ceux-là un fluide qui avive le germe, et qui en détermine le développement et le détachement. Lorsque les deux sexes sont réunis dans un même être ,
comme cela a lieu pour la plupart des plantes et pour
plusieurs mollusques , l'individu est dit *hermaphro-
dite;* il peut encore se reproduire seul. Cependant
cela n'a pas toujours lieu, car le colimaçon, quoique
pourvu des deux sexes , ne peut pas se féconder
seul, il a besoin du concours de son semblable ,
avec lequel il accomplit un accouplement double , chaque individu remplissant à-la-fois , dans
cet acte générateur, le double office de mâle et de
femelle.

A un degré plus élevé de l'échelle animale ,
chaque sexe forme un individu, en sorte que
chaque espèce se compose de deux parties , et que
pour effectuer la reproduction , l'une, exclusive-

ment douée du sexe mâle, se joint à l'autre, exclusivement douée du sexe femelle. Tel est le cas de
l'espèce humaine. Toutefois, avant d'arriver jusqu'à l'homme, il existe plusieurs degrés caracté-
risés par la manière différente dont s'accomplit,
dans chacun, l'acte reproducteur.

Chez les poissons, le fluide fécondant du sexe
mâle, n'est appliqué au germe fourni par le sexe
femelle, que lorsque celui-ci a été jeté au-dehors.

Chez les oiseaux ainsi que chez les mammifères,
l'œuf est fécondé dans l'intérieur du sexe qui le
fournit, et le fluide du sexe mâle lui est appliqué
au moyen d'un organe propre à pénétrer les parties de la femelle, ce qui constitue *l'accouplement*
ou la *copulation*.

Mais, tantôt l'œuf fécondé est pondu par la femelle, de manière que l'individu nouveau n'éclot
et ne paraît qu'après la ponte, c'est ce qui constitue
les *ovipares* : tantôt l'œuf fécondé, et devant être
pondu, est si lent à paraître au-dehors, qu'il éclot
dans le sein de sa mère, ce qui forme une seconde
catégorie sous le nom d'*ovovivipares*, comme la vi-
père : d'autres fois, enfin, l'œuf fécondé se détache
de l'ovaire, et va se placer immédiatement dans un
réservoir particulier appelé *matrice, uterus*, où,
après avoir pris de l'accroissement aux dépens de sa
mère, il naît sous la forme de l'espèce et doit
encore, pendant un certain temps, recevoir, de
sa mère, le *lait*, son premier aliment. Tels sont
les *vivipares*, parmi lesquels l'homme est au premier rang. Chez lui, en effet, la génération s'accomplit à l'aide de sexes portés chacun par un individu distinct, l'homme et la femme ; le fluide générateur est transmis au germe pendant qu'il est
encore dans l'intérieur de la femme, ce qui ne
peut avoir lieu que par la *copulation* ; le germe
fécondé n'est excrété qu'au bout d'un temps fixe,

après que l'individu nouveau auquel il doit donner naissance, a pris, dans le sein de la mère, un certain accroissement, ce qui constitue la *gestation :* enfin, après la naissance, l'individu tient encore à sa mère par la nourriture première qu'elle lui fournit, en sorte qu'il y a *allaitement.* Tels sont les trois chefs principaux auxquels nous rapporterons tout ce que nous avons à dire sur la génération dans l'espèce humaine ; avant d'entamer cette matière nous présenterons quelques considérations indispensables sur les sexes, et nous donnerons un aperçu anatomique des organes de la génération.

SECTION I.

DIFFÉRENCE DU SEXES. DESCRIPTION DES ORGANES DE LA GÉNÉRATION.

Les différences capitales entre l'homme et la femme, sont, sans contredit, dans les organes de la génération, toutefois il en existe d'autres qui ne sont pas moins tranchées et qui se rencontrent, soit dans la conformation générale des organes, soit dans les forces vitales, soit dans les facultés psychologiques.

On a dit souvent que jusqu'à l'âge de puberté les deux sexes avaient assez de traits communs pour qu'il fût permis de les confondre. Si cette erreur n'était pas journellement démentie par les faits il serait aisé de démontrer que, dès la plus tendre enfance, le squelette d'un sexe est bien différent de celui de l'autre, et que cette différence, existant également dans la plupart des organes, ne saurait par conséquent ne pas se retrouver dans le caractère moral qui est toujours influencé par la conformation physique. Une circonstance fugitive a pu donner lieu à cette erreur, que nous devons relever ici, puisqu'elle a eu des conséquences pratiques : dans l'enfance, tous les organes poursuivant leur accroissement avec une très grande activité, leur tissu peu resistant et très pénétrable, présente, chez l'un et l'autre sexe, de la facilité et de la douceur ; le tissu cellulaire, qui fournit à toutes les parties leur trame première, est en plus grande abondance, il comble tous les intervalles, delà ces formes arrondies, ce moëlleux et cette coloration de la peau, seuls caractères qui soit communs aux enfans des deux sexes.

Mais les progrès de l'âge font bientôt disparaître cette confusion éphémère. Les organes, en acquérant de la fermeté et de la consistance, rendent beaucoup plus apparens les caractères particuliers qu'ils revêtent, selon le sexe. C'est ainsi que chez le jeune garçon, les muscles prennent un accroissement plus grand, ils sont plus fermes et plus prononcés que chez la jeune fille, qui conserve ses formes arrondies avec la prédominance du tissu cellulaire qui leur donne naissance. Les caractères généraux des sexes sont tellement prononcés, dit Richerand, que l'on distinguerait un mâle en voyant une seule partie de son corps à nu, lors même que cette partie ne serait point couverte de poils et n'offrirait aucun des principaux attributs de la virilité.

Si nous comparons le squelette de la femme à celui de l'homme ; nous trouvons que, chez elle, les os offrent une saillie beaucoup moins prononcée. La cavité du crâne est plus petite à sa partie antérieure, plus large à sa partie postérieure ; (1) ce

---

(1) Cette petitesse du front chez la femme n'est point aussi

qui, selon les idées généralement reconnues au-jourd'hui, est la source de l'infériorité des facultés intellectuelles de la femme, et de la prédomi-nance de ses passions affectives. Les clavicules sont plus droites et moins courbes dans la femme que dans l'homme, en sorte que sa poitrine est propor-tionnellement plus évasée. La convexité très pro-noncée des os du bassin, chez la femme, fait que les os des cuisses, qui s'articulent avec eux, se trouvent plus éloignés l'un de l'autre. Il suit de là : 1° que les hanches de la femme doivent être plus larges; 2° que les muscles qui s'insèrent aux fé-murs, étant, par cela même, dans un éloignement plus grand chez la femme, que chez l'homme, toutes choses égales d'ailleurs, les cuisses des hommes doi-vent être plus grêles.

Ces différences de conformation des deux sexes, qui s'observent dans tous les âges sont plus appa-rentes à l'époque de la puberté. « Dans cette épo-que, où la nature travaille à mettre la femme en état de se reproduire, et à donner aux orga-nes qui doivent servir à cette œuvre importante, le degré de perfection qu'elle exige, son corps éprouve une secousse générale qui va frapper avec une force particulière ces deux parties oppo-sées par leur siège, et différentes par leurs fonc-tions, dont l'une est l'instrument immédiat de l'ouvrage de la génération, et l'autre le nourrit,

---

prononcée que l'ont faite les anciens dans les têtes des statues que le ciseau de leurs artistes nous a transmises. En donnant une grande élévation au front des dieux, ils avaient rencontré juste parce que l'étendue des facultés intellectuelles coïncide toujours avec le dé-veloppement de la partie antérieure du cerveau. Mais en dépri-mant le front de leurs déesses, ils avaient, par la même raison, exagéré une imperfection, en sorte que, selon la remarque de M. Gall, ils avaient fait de leur Vénus une idiote.

l'augmente et le fortifie ; alors toute la masse cellulaire s'ébranle aussi et se modifie ; elle s'arrange
autour de ces deux parties , qu'elle rend plus saillantes , comme autour de deux centres , d'où elle
envoie ses productions aux différens organes qui
leur sont soumis. Les productions qui partent du
centre supérieur, après avoir arrondi le col et lié
les traits du visage , vont se perdre agréablement
vers les épaules, et se prolonger vers les bras ,
pour leur donner ces contours fins , déliés et
moëlleux , qui se continuent jusqu'aux extrémités
des mains. Les productions qui partent de l'autre
centre vont modifier , à-peu-près de la même
manière , toutes les parties inférieures. Le principe
actif ou la force inférieure , qui opère ce développement , imprime en même temps aux humeurs
un mouvement de raréfaction , qui donne à toutes
les parties de la consistance, de la chaleur et du
coloris. Tout s'anime alors chez la femme : ses
yeux, auparavant muets , acquièrent de l'éclat et
de l'expression ; tout ce que les grâces légères et
naïves ont de piquant , tout ce que la jeunesse a de
fraîcheur, brille dans sa personne. De ce nouvel
état il résulte en elle une surabondance de vie , qui
cherche à se répandre et à se communiquer. Elle
est avertie de ce besoin par de tendres inquiétudes
et par des élans qui ne sont que la voix tyrannique
et douce de la volupté. Pour intéresser puissamment toute la nature à sa situation , elle semble
appeler les plaisirs à son secours. Alors tout s'em-
presse , tout vole au-devant de la beauté , pour
la servir et briguer le bonheur de recevoir ses
chaînes (*Roussel*). »

A cette époque aussi , la femme est dans la plénitude de ses facultés psychologiques , sa sensibilité
est vive , son cœur avide d'émotion l'entraîne dans
le tourbillon des plaisirs. La flexibilité de ses or-

ganes donne lieu à cette versatilité de goûts qui
fonde sa légèreté, dont nos habitudes sociales s'accom-
modent si mal ; mais, comme dit encore Roussel,
la nature, qui ne devait pas prévoir nos arrangemens
civils, s'était contentée de faire les femmes aima-
bles et légères, parce que cela suffisait à ses vues.

Le signe le moins équivoque de la puberté chez les
jeunes filles est l'apparition d'un écoulement sanguin par les parties génitales. Dans les pays chauds,
il a lieu plus tôt que dans nos climats, où il ne
paraît que vers l'âge de douze à quatorze ans, pour
durer jusqu'à quarante-cinq. Quelques-unes des
régions les plus froides présentent aussi la puberté
hâtive.

Ce changement, important dans l'habitude physique de la femme, s'annonce par des douleurs dans
les lombes, de la lassitude dans les jambes, des
coliques fréquentes et un gonflement du bas-ventre.
Le sommeil se trouble, la tête devient lourde, le
pouls accéléré ; bientôt suinte goutte à goutte
un sang tantôt pur et vermeil, tantôt séreux,
quelquefois épais. Sa quantité totale égale à-peu-
près une livre. Quatre jours environ sont le terme
moyen de la durée de cet écoulement, qui laisse la
femme dans un état d'affaiblissement et de langueur.

Plusieurs opinions ont été émises sur les sources
de ce flux, qui a pris le nom de *règles*, parce que dans
l'état de santé il a lieu à des époques à-peu-près fixes,
et dont le retour est périodique. La couleur vermeille
du sang évacué donne lieu de croire qu'il est fourni
par des artères et non par des veines. Quant à la cause
première de l'évacuation, il est très difficile de la
comprendre. Une première explication s'offre à
l'esprit, lorsqu'on réfléchit sur un pareil sujet. La
femme est soumise à l'évacuation menstruelle seulement pendant tout le temps qu'elle est apte à la
reproduction, et, aussitôt que la fécondation a eu

lieu, ce flux disparaît, pour ne revenir que six semaines après l'expulsion du fœtus, chez les femmes qui n'allaitent pas, et, beaucoup plus tard, chez celles qui ne craignent pas de remplir entièrement le devoir de mères. Ne semble-t-il pas dès-lors que le produit de cette sécrétion nouvelle, qui dure seulement pendant tout le temps que la femme est dans le cas d'être fécondée, se trouve destiné d'avance à la nourriture de l'enfant qu'elle doit porter, et n'est-il pas plus raisonnable de voir, dans ce fait, une prévoyance de la nature qu'une conséquence d'un état maladif primitif, qui serait devenu pour la femme une espèce de loi.

La seule raison qu'on puisse opposer à une pareille théorie de la menstruation, c'est qu'elle n'a pas lieu chez les autres mammifères, dont les fonctions ont beaucoup d'analogie avec celles de l'homme. Il est vrai que le fait de quelques femelles de singes, chez lesquelles on a remarqué cet écoulement, ne peut être considéré que comme une exception ; mais aussi pourquoi ne pas admettre la menstruation au nombre des circonstances qui concourent à établir la différence entre les animaux et l'homme ? Il n'est donc pas absurde de croire que, depuis l'âge de la puberté jusqu'à l'époque de la cessation des règles, la nature a accordé à la femme le pouvoir de fabriquer une quantité surabondante de sang artériel, dont la destination est de fournir au fœtus les matériaux de son accroissement dans le sein de la mère, et que, ce surcroît de sang étant inutile à la femme hors les temps de la *gestation* et de l'*allaitement*, il a fallu qu'il fût expulsé à des époques déterminées par sa plus ou moins grande facilité à s'amasser. Ainsi s'explique également pourquoi cet écoulement a lieu par les parties génitales plutôt que par d'autres couloirs. Envoyés dans la matrice, pour y être employés, et ne recevant point leur destination, ces matériaux de prévision ont dû être expulsés par la voie la plus simple et la plus courte. Cette opinion est, d'ailleurs, assez conforme à l'observation. Il est rare de voir les fonctions digestives augmenter d'activité chez les femmes enceintes; au lieu que, chez les femelles des animaux, elles acquièrent, pendant tout le temps de leur portée, une énergie remarquable.

Les changemens physiques qui annoncent la puberté, chez le jeune garçon, sont assez nombreux. Le timbre de sa voix change tout-à-coup, d'enfantine qu'elle était, elle devient grave; son menton se couvre d'un léger duvet; ses yeux étincellent; ses forces physiques acquièrent tout-à-coup un très grand développement, et ses moindres actions revêtent un certain caractère d'audace. Tous ces changemens sont dus à la sécrétion du sperme qui commence alors à se faire. Ce fluide se fabrique dans des organes particuliers, dont nous allons donner la description, afin de mieux faire comprendre la manière dont s'accomplit l'acte générateur.

§ I. *Anatomie des organes de la génération chez l'homme.*

Ces organes sont: les *testicules*, qui sécrètent du sang le fluide fécondant, le *sperme*; les *canaux déférens* et les *vésicules séminales*, qui leur font suite, dont les uns apportent le fluide fécondant, et les autres le gardent en dépôt, pour le transmettre au moyen des *conduits éjaculateurs* dans le canal de l'urètre, d'où il sera projeté au-dehors, au moyen du *pénis* ou *verge*, qui est destiné à accomplir le rapprochement.

Testicules. — Ce sont deux glandes situées dans

une poche formée par un prolongement de la peau
des cuisses, du périnée et de la verge. Elles ont
la forme d'un ovoïde comprimé transversalement.
Elles sont formées d'un parenchyme mou, pulpeux,
d'une couleur jaunâtre ou grise, lequel se compose d'une immense quantité de filamens très ténus,
très flexueux, véritables capillaires entrelacés et
repliés de mille manières les uns sur les autres. Ces
filamens, qui ont reçu le nom de *conduits sémini-*
fères sont le siège de la sécrétion du sperme. Ils
présentent, de distance en distance, de petits renflemens, et se dirigent tous vers le bord supérieur du
testicule, après avoir formé, en se réunissant, des
troncs plus considérables. Ces troncs au nombre de
dix ou douze, quelquefois de vingt ou trente se
dilatent un peu et se rassemblent pour donner naissance à un conduit nommé *épididyme*, grèle, flexueux,
ayant des parois très épaisses.

Le parenchyme des testicules est enveloppé immédiatement par une membrane forte, très résistante, d'un blanc opaque, d'un tissu serré et fibreux, envoyant des prolongemens filiformes ou
aplatis qui, dirigés vers le bord supérieur du
testicule, partagent l'intérieur de cette tunique,
dont le nom est *périteste*, en plusieurs loges trian-
gulaires occupées par les vaisseaux *séminifères*. La
membrane albuginée ou *périteste*, est recouverte
par la tunique vaginale, qui se comporte, à l'égard
des testicules, de la même manière que le *péritoine*
à l'égard des organes contenus dans le bas-ventre,
c'est-à-dire qui les enveloppe sans les contenir.
C'est entre les deux lames de la tunique vaginale
que s'amassent ces collections de sérosité qui constituent la maladie connue sous le nom d'*hydrocèle.*
La tunique vaginale est enveloppée dans une tunique fibreuse, mince, transparente et peu résistante, formant un petit sac allongé, large en bas,

pour renfermer le testicule et l'épididyme. Quelques fibres musculaires qui ont reçu le nom de muscle *cremaster*, naissant du bord inférieur de l'un des muscles du bas-ventre s'épanouissent sur la partie externe et inférieure de la tunique vaginale.

Chaque testicule et les enveloppes que nous venons de désigner sont contenus dans une dernière membrane propre nommée *dartos*, dont la couleur rougeâtre est due au grand nombre de vaisseaux qui en parcourent tous les points. Les dartos sont implantés dans la partie antérieure du bassin, ils sont adossés, en dedans, l'un à l'autre, pour former une cloison qui sépare les testicules et qui se termine à la partie inférieure de l'urètre; à l'intérieur, ils sont contigus avec la tunique fibreuse et le muscle cremaster.

Vient enfin le *scrotum*, dernière membrane qui n'est qu'une dépendance de la peau, formant une poche, une sorte de bourse, dont la surface extérieure brunâtre, rugueuse est couverte par des poils implantés obliquement, et traversée d'avant en arrière, depuis la racine de la verge jusqu'à l'anus, par une ligne saillante et médiane appelée *raphé*. Un tissu cellulaire, assez serré, unit le *scrotum* aux *dartos*.

La liqueur spermatique est fabriquée par les testicules qui la séparent du sang que leur apportent des artères appelées spermatiques, longues, grêles et très flexueuses. Cette liqueur s'avance peu-à-peu des conduits séminifères où elle est préparée dans les troncs qu'ils forment, puis dans l'épididyme et dans le *canal déférent*; ce canal s'unissant aux vaisseaux sanguins et aux nerfs qui entrent dans le bas-ventre ou qui en sortent, concourt à former le cordon des vaisseaux spermatiques composé par conséquent, de l'artère apportant aux testicules les matériaux de la sécrétion, du *canal déférent* qui en exporte les produits, de la veine qui en retire les résidus, et enfin des nerfs qui dispensent au testicule sa sensibilité propre. On y trouve aussi des vaisseaux lymphatiques ; toutes ces parties sont réunies entre elles par un tissu cellulaire lâche, et enveloppées par des gaines membraneuses. Le cordon des vaisseaux spermatiques monte ainsi presque verticalement du bord supérieur du testicule jusqu'à la réunion antérieure des os du bassin d'où, se dirigeant en-dehors et en haut, il entre dans l'abdomen par une ouverture ovalaire, désignée sous le nom d'*anneau inguinal*. Arrivés dans le bas-ventre, les organes qui composent ce cordon se séparent et prennent chacun une direction particulière. Chaque *canal déférent* descend en arrière et en dedans sur les côtés de la vessie, parcourt la région inférieure et postérieure de ce viscère, se rapproche de son semblable, et changeant ensuite de direction se porte presque horizontalement le long du côté interne des *vésicules séminales*, dont il reçoit le conduit excréteur et va donner enfin naissance au *conduit éjaculateur*.

— *Vésicules séminales.* Ce sont deux poches membraneuses de deux pouces et demi de longueur sur six ou sept lignes de largeur, irrégulièrement conoïdes, remplissant à l'égard du *sperme*, le même usage que la vésicule biliaire à l'égard de la bile, servant par conséquent de réservoir à la liqueur séminale que pendant l'accouplement elles poussent au-dehors, avec assez de force, soit par une action tonique de leurs parois, soit à l'aide de la compression exercée par des muscles qui sont dans leur voisinage et qui entrent en contraction au moment de l'éjaculation. L'intérieur des vésicules séminales est partagé en plusieurs alvéoles qui forment les bosselures qu'on voit à leur extérieur. Une membrane muqueuse les tapisse et fournit une assez grande

quantité d'humeur glaireuse qui se mêle au sperme
et lui sert de véhicule. La situation des vésicules
séminales dans le bas-ventre, au-dessous de la vessie,
ne pourrait-elle pas donner assez de valeur à la ré-
ponse affirmative qui a été faite à la question suivante : un individu qui serait victime d'une mutilation des parties sexuelles, consistant seulement dans
l'ablation des testicules, ne serait-il pas encore capable d'une copulation productive, en supposant que
les vésicules séminales fussent remplies à l'époque de
la mutilation ?

L'extrémité antérieure des *vésicules séminales*
est allongée, étroite, terminée par un canal très
court, ouvert dans le *canal déférent*, avec lequel
il va former *les conduits éjaculateurs*, qui sont co-
niques, longs d'un pouce environ, s'adossant l'un
à l'autre et s'ouvrant dans l'urètre par deux orifices oblongs, au fond d'une lacune appelée *veru-
montanum*.

Indépendamment du mucus des vésicules séminales, il est encore d'autres humeurs fournies par
la *prostate* et par les glandes dites de Cowper qui
viennent se mêler au sperme et augmenter sa fluidité, de sorte que cette liqueur ne sort jamais pure
telle qu'elle a été préparée par les testicules. Il
est probable que le produit de l'éjaculation abondante chez certains eunuques, résulte, soit de la
membrane muqueuse des vésicules séminales, soit
de la *glande prostate*, soit des *glandes de Cowper*.

Le sperme a fourni les principes suivans à M. Vauquelin qui, le premier, en a fait l'analyse : eau,
0,90; mucilage animal, 0,06; phosphate de chaux,
0,03; soude, 0,00. L'œil armé d'une loupe découvre dans la semence récente de petits animalcules
à tête arrondie et à queue effilée, appartenant à la
classe des infusoires. A une époque où l'étude des
êtres microscopiques était en grande vogue, il n'est

pas étonnant qu'on ait écrit des livres entiers sur les mœurs, les habitudes et même les maladies des animaux spermatiques; mais, comme dit M. Richerand, l'imagination a eu beaucoup de part dans tout ce qu'on a cru observer sur ces infiniment petits. Toutefois, de nos jours même, on a renouvelé la théorie de la génération à laquelle leur découverte avait donné lieu.

Pénis ou *verge*. — C'est un organe arrondi, un peu aplati d'avant en arrière, d'une longueur variable, selon les individus, formé essentiellement par un tissu érectile, susceptible d'acquérir beaucoup de roideur et traversé dans toute sa longueur par le canal de l'urètre, canal qui sert ainsi de passage aux urines à-la-fois et au sperme.

Le tissu érectile, appelé corps caverneux, qui forme la plus grande partie du *pénis*, s'étendant depuis le bassin jusqu'à l'extrémité de cet organe, offre à sa partie inférieure une gouttière large et profonde qui longe le côté supérieur du canal de l'urètre, auquel il est uni par un tissu cellulaire très serré. Son organisation est spongieuse, c'est une espèce de réseau très compliqué de vaisseaux artériels et veineux et de petites lames fibreuses, qui forment en s'entrecroisant des cellules très multipliées, communiquant entre elles et avec les vaisseaux sanguins.

L'*urètre* étendu depuis le col de la vessie jusqu'à l'extrémité du *pénis*, a la forme d'un canal assez large, long de neuf à douze pouces, présentant plusieurs courbures. Sa cavité qui présente des renflemens en certains endroits, est à-peu-près égale dans son trajet entre les corps caverneux, excepté vers son extrémité où elle offre une dilatation assez considérable, appelée *fosse naviculaire*. Ce renflement termine la verge et a la forme d'un cône un peu aplati de haut en bas, il prend le nom de *gland*.

Son sommet offre l'orifice de l'urètre ; sa base coupée très obliquement, embrasse l'extrémité des *corps caverneux* au moyen d'un rebord saillant, qu'on appelle la *couronne du gland* qui, au-dessus de l'urètre, est interrompue par un petit sillon, occupé par le frein de la verge.

Trois parties distinctes entrent dans la composition de l'urètre : 1° une membrane muqueuse très fine continue avec celle qui recouvre le gland et celle qui tapisse la vessie , dont l'inflammation donne lieu à des écoulemens très fréquens; 2° une membrane cellulaire plus dense; 3° un tissu spongieux assez épais dans la partie de l'urètre, appelée *bulbe*, mince et cylindrique le long du reste de ce canal, se renflant à son extrémité pour former le *gland*.

Toutes ces parties du pénis sont recouvertes par la peau, qui est très mince et garnie en arrière de quelques poils, unie au corps caverneux par une couche de tissu cellulaire très lâche, se continuant avec les tégumens du *scrotum*. A l'extrémité de la verge, la peau forme un prolongement appelé prépuce, lequel se termine par une ouverture plus ou moins grande ; et enveloppe le gland. Il arrive souvent, chez des individus qui ont le prépuce très court, que le gland se trouve découvert toutes les fois qu'une irritation physique ou morale appelle les fluides dans les corps caverneux , et produit le phénomène de l'*érection*. Le *frein* ou le *filet* du pénis est dû à un petit repli de la peau au-dessous de la couronne du gland.

§ II. *Appareil génital de la femme.*

Le rôle de la femme , dans l'acte de la reproduction , étant plus grand et plus compliqué que celui de l'homme , ses organes génitaux doivent être plus nombreux. En effet, il existe chez elle des *ovaires*, qui fournissent les germes ; des *trompes*, qui saisissent les germes et les conduisent à l'utérus ; une *matrice* ou *utérus*, qui sert de réservoir au germe fécondé, le conserve pendant la grossesse, et lui fournit les matériaux de son premier développement ; un canal particulier, appelé *vagin*, qui reçoit le pénis dans la copulation, et qui sert aussi de passage au fœtus, à l'époque de sa naissance ; enfin des *mamelles*, organes glanduleux servant à la préparation de la liqueur nécessaire à l'*allaitement*.

Uterus. Quoique l'ordre physiologique semble s'y opposer, nous parlons, en premier lieu, de ce viscère, parce que, sa description étant donnée, nous établirons plus facilement les rapports qu'ont, entre eux, les divers organes de la génération.

L'*utérus* ou *matrice*, est placé au milieu du bassin, entre la vessie et le rectum, au-dessous des circonvolutions inférieures de l'intestin grêle. C'est un viscère creux, irrégulièrement triangulaire, ayant un pouce d'épaisseur, deux environ de largeur dans sa partie la plus élevée qui s'appelle le *corps*, étroit et allongé dans sa partie inférieure appelée *col*, long de dix à douze lignes, épais de six à huit d'avant en arrière, et de huit à dix transversalement. La partie inférieure du col de l'utérus fait saillie dans le fond du *vagin* et porte le nom de *museau de tanche* ; elle offre à son sommet une ouverture transversale qui conduit dans la cavité de l'utérus. La cavité de la matrice, hors le temps de la grossesse, est très étroite et peut à peine contenir une grosse fève de marais. Elle occupe le *corps* et le *col* de cet organe ; elle est triangulaire dans le *corps*, cylindroïde dans le *col*. On voit à ses angles supérieurs deux orifices extrêmement ténus qui appartiennent aux trompes de Fallope.

Les *trompes utérines* ou *de Fallope* sont deux conduits flottans, longs de quatre à cinq pouces, droits et d'un diamètre très petit, prenant naissance par leur extrémité interne aux angles arrondis que forme le corps de la matrice, s'étendant de là vers chaque côté du bassin, où leur extrémité externe, libre, évasée et découpée, a reçu le nom de *morceau frangé* ou *pavillon de la trompe.* Une des franges va s'insérer à l'ovaire qui lui correspond.

Ovaires. Ce sont deux organes ovoïdes, moins gros que les testicules, dont la surface est rugueuse et ridée : ils sont situés dans un repli du *péritoine*, qui, s'attachant aux bords de l'utérus, maintient ce viscère à la place qu'il occupe dans le bassin. Leur tissu est mou, spongieux, et semble composé de lobules vasculaires, celluleux, d'une couleur grisâtre, imbibés d'un liquide particulier, et au milieu desquels on voit de petites vésicules transparentes, dont le nombre varie de quinze à vingt, ayant la grosseur d'un grain de millet et remplies d'un liquide visqueux et jaunâtre. L'extrémité externe des *ovaires* donne attache à une languette du pavillon de la trompe ; l'interne s'insère à l'utérus par un petit cordon long d'un pouce et demi, appelé *ligament de l'ovaire.*

Vagin. C'est un canal membraneux, long de six à huit pouces, un peu plus large à sa partie moyenne qu'à ses extrémités, dont la supérieure est fixée autour de la partie supérieure du col de l'utérus, et l'inférieure vient s'ouvrir dans la vulve par une fente allongée de haut en bas et d'avant en arrière. Ce canal est formé par une membrane vasculo-cellulaire assez épaisse, d'une couleur rougeâtre, par une membrane muqueuse, qui forme un grand nombre de rides, et qui offre une infinité de pores par lesquels s'excrète un mucus particulier. Un peu de tissu spongieux érectile entre aussi dans la composition du *vagin :* ce tissu forme , autour de sa partie inférieure , une couche large d'un pouce environ et épaisse de deux à trois lignes.

Vulve. On appelle de ce nom l'ensemble des parties externes de la génération chez la femme. Ces parties sont le *pénil*, éminence arrondie , formée par une masse de graisse, et couverte de poils ; les *grandes lèvres ,* replis membraneux dont la face externe répond à la partie supérieure et interne des cuisses ; le *clitoris*, petit tubercule plus ou moins allongé , selon les individus , qui a beaucoup d'analogie avec le *pénis*, présentant comme celui-ci une espèce de gland, entouré d'un repli qui ressemble au prépuce, et étant formé aussi principalement par un corps caverneux; le *méat urinaire*, canal long d'un pouce , servant d'orifice à l'urètre ; l'*orifice du vagin,* situé au-dessous du méat urinaire , occupé par un repli de la membrane muqueuse de la vulve , auquel on donne le nom d'*hymen,* et qui, chez les vierges , ferme cet orifice d'une manière incomplète, sa forme étant circulaire ou semi-lunaire. Les débris qui résultent du déchirement de cette membrane, (déchirement qui a toujours lieu dans une première copulation), constituent de petits tubercules, auxquels on a donné le nom de *caroncules myrtiformes.*

Tel est l'aperçu succinct des organes de la génération chez les deux sexes : plusieurs raisons faciles à apprécier nous ont fait glisser sur une foule de détails et sur quelques considérations auxquelles ils auraient pu donner lieu. Voyons maintenant la part que prend chacune de ces parties, dans la fonction qui nous occupe.

SECTION II.

DE LA CONCEPTION.

La conception étant toujours la conséquence de la copulation, c'est par l'étude de cet acte préliminaire que nous devons commencer.

Parmi les fonctions par lesquelles se conserve la vie, les unes, d'une nécessité indispensable, ne souffrent aucune interruption, aucun repos, et la nature les a sagement soustraites à notre volonté : telles sont la circulation, la respiration, etc.... Les autres sont au contraire soumises à notre volonté, si ce n'est pendant toute leur durée, au moins dans leur principe ; mais pour que leur accomplissement ne soit pas négligé, la nature a attaché à l'exercice des organes par lesquels ces fonctions volontaires s'exécutent, un plaisir d'autant plus vif que la fonction était plus importante. Il n'est pas douteux que la génération ne soit une fonction de l'ordre le plus élevé ; si elle n'est pas nécessaire à la vie de l'individu, elle est indispensable à la vie de l'espèce, et par conséquent, elle concourt puissamment à entretenir l'harmonie de l'univers ; c'est la fonction à laquelle toutes les autres semblent se rapporter. En effet, si dans le premier âge, les fonctions nutritives jouissent d'une si grande activité, c'est pour opérer l'accroissement qui n'est parfait que lorsque les organes de la reproduction sont devenus aptes à être exercés. Aussitôt que la faculté génératrice a disparu, la vie se détruit en détail et la mort de l'individu ne tarde point à survenir. Il est donc vrai de dire que l'homme et la femme ne semblent vivre que pour se reproduire. Cette loi est générale dans l'univers : si la fleur brille un instant, c'est lorsqu'elle est prête à être fécondée ; cet acte une fois rempli, elle se fane et s'effeuille. Faut-il donc s'étonner que la nature ayant mis, sous la dépendance de notre volonté, cette fonction la plus nécessaire à ses vues, ait attaché un plaisir si vif à l'acte qui en amène l'accomplissement.

Le but de la copulation est de porter sur le germe la liqueur fécondante qui en détermine l'avivement. Le rôle des deux sexes n'est pas le même dans cet acte préliminaire de la génération. Celui de l'homme est d'introduire dans les parties de la femme l'organe chargé de projeter le fluide fécondant et de l'excréter pendant cette introduction. Pour atteindre un pareil but, une irritation quelconque, appelant les fluides dans les corps caverneux du *pénis*, lui donne une roideur suffisante; dans cet état, les artères battent avec plus de force; la peau qui revêt cet organe est plus colorée; sa chaleur s'est accrue; une légère émotion de plaisir a été le prélude de ces changemens, tantôt soudains, tantôt lents et gradués.

Les physiologistes ont cherché la cause prochaine de l'ensemble de ces phénomènes, connus sous le nom d'*érection*. Il est évident, pour nous, qu'elle est due à une congestion sanguine dans le tissu érectile du corps caverneux de l'urètre et du gland; cette vérité est démontrée par des expériences directes : mais quelle est la cause de cette congestion sanguine ? on croit généralement, avec raison, qu'elle est toute dans l'influence du desir qui, stimulant d'une manière directe ou sympathique l'organe principal de la copulation, détermine cette sensation de plaisir qui la précède et l'accompagne; cette stimulation agit sur les corps caverneux à la manière de l'irritation sur nos tissus; c'est-à-dire qu'en conséquence de son action, le sang afflue abondamment dans l'organe qui en est le siège.

Le résultat de cette érection est de donner au *pénis* la solidité qui lui est nécessaire pour rompre les obstacles physiques qui pourraient s'opposer à son introduction dans les parties de la femme.

Toutefois, cette érection ne suffit pàs, et le *pénis*, une fois introduit, doit encore pour que la copulation ne soit pas stérile, excréter le fluide fécondant, pendant la durée de cet acte, et voici comment cela a lieu : l'irritation fixée au *pénis* se continue pendant tout le temps de l'approche, et se propage dans toutes les parties qui composent l'appareil génital : ainsi, les *testicules* augmentent leur secrétion et envoient plus de *sperme* dans les vésicules séminales ; celles-ci entrent en contraction et projettent le *sperme* par les canaux éjaculateurs dans l'urètre où la présence de ce fluide portant ce canal au plus haut degré d'excitation, le fait se rétracter avec énergie ; de là, contraction convulsive des muscles qui l'embrassent et qui, en redressant le *pénis,* tiennent l'orifice externe de l'urètre en rapport avec celui de l'*utérus* dans le fond du vagin. C'est dans ces circonstances et par ces moyens, que le fluide fécondant est dardé dans les parties de la femme ; son excrétion qui se fait par jets et par saccades, donne à l'urètre une sensibilité toute nouvelle, le plaisir est porté au plus haut degré ; l'être qui le ressent, est alors dans une espèce d'état convulsif. L'éjaculation achevée, l'excitation du *pénis* cesse ; cet organe revient à sa flaccidité première, et le rôle de l'homme dans la génération est accompli. Le plus souvent un sentiment de tristesse et de langueur succède, chez lui, à un excès de volupté, comme s'il pressentait qu'il n'a pu donner la vie à un nouvel être qu'aux dépens de la sienne. Les vésicules séminales se vident-elles entièrement dans une première copulation ? C'est ce qu'il est difficile de déterminer : toujours est-il qu'une seconde excrétion peut suivre d'assez près la première. Du reste, l'abondance de l'excrétion et sa répétition, dépendent surtout des circonstances relatives à l'état de santé et à la bonne conformation de l'individu.

Il est rare que dans une première approche, l'introduction du *penis* dans les parties de la femme ne soit pas accompagnée de douleurs, occasionnées alors par le déchirement de la membrane hymen qui ferme en grande partie l'orifice du vagin chez la jeune vierge. Quant aux autres obstacles, comme le frottement, la nature a pris soin d'en modérer l'effet aux moyens des mucosités qui s'exhalent alors en plus grande abondance à la surface de la membrane muqueuse du vagin.

Cependant les organes génitaux de la femme participent à la même excitation que ceux de l'homme; le clitoris se gonfle; le tissu érectile du vagin entre en action, et le même spasme voluptueux la jette aussi dans un état convulsif. Que se passe-t-il alors? Sans doute au même instant, le germe se détache de l'ovaire pour tomber dans l'utérus : ce qui tendrait à le prouver, c'est que les momens d'extase dans l'un et l'autre sexe ne coïncident pas toujours, et l'on est obligé de chercher pour la femme une autre cause de plaisir que le contact du *sperme* avec l'utérus.

Telle est l'histoire de la copulation, le rôle de l'homme dans la génération est achevé par le fait seul de cet acte, celui de la femme commence; et tous les phénomènes postérieurs déterminés par cette fonction la regardent uniquement. Jetons maintenant un coup-d'œil sur les systèmes nombreux, par lesquels on a prétendu expliquer les mystères de la reproduction, et arrêtons-nous sur celui qui revendiquera, en sa faveur, les plus grandes probabilités.

Il n'y a pas de doute que le *sperme* ne soit la substance par laquelle l'homme concourt à la génération; les sucs de la prostate et des glandes de Cowper qui n'existent pas dans tous les animaux, paraissent ne servir qu'à lubrifier les parties et à délayer le *sperme*. D'ailleurs des faits directs prouvent que la fécondation n'a lieu que par ce fluide. Spallanzani a examiné comparativement, dans de l'eau très limpide et hors de l'eau, des grenouilles pendant leur accouplement; il a vu qu'au moment où la femelle pondait ses œufs, le mâle lançait sur eux une liqueur transparente qui les fécondait. Mais voulant être certain que la fécondation était due à la liqueur projetée par le mâle, il l'a habillé d'une culotte de taffetas ciré, et il a observé alors, d'une part que les œufs n'étaient plus fécondés et de l'autre que la culotte était remplie d'assez de *sperme* pour en recueillir. Bien plus, ayant ramassé ce sperme avec un pinceau, il a opéré des fécondations artificielles, tant sur des œufs déjà pondus, que sur des œufs pris dans les parties de la femelle, soit au moyen du sperme pur, soit au moyen du sperme mêlé avec d'autres liqueurs telles que le sang, l'urine, le vinaigre.

Mais voulant, dans ses expériences, se rapprocher le plus possible de l'espèce humaine, le même expérimentateur choisit une chienne de la variété des barbets qui avait déjà engendré plusieurs fois, et il l'enferma pour attendre l'époque du rut. Alors il injecta dans son appareil génital, au moyen d'une seringue chaude à 38 degrés, 19 grains de sperme, qu'il avait retiré d'un individu mâle de la même race, et, au terme ordinaire, la chienne mit bas trois petits, qui ressemblaient à-la-fois à leur mère et au chien qui avait fourni le sperme. Cette étonnante et merveilleuse expérience a été répétée, avec un pareil succès, par Rossi de Pise et Buffalini de Cezène : il est donc incontestable que la matière fournie par l'homme pendant la génération est le sperme.

Il reste à savoir encore jusqu'à quel point de

l'appareil génital de la femme il parvient. Nous allons voir plus bas que, relativement à l'espèce humaine et à tous les mammifères, il faut que le sperme agisse sur l'ovaire. Comment ce fait a-t-il lieu? C'est ce que nous ignorons; car c'est dans l'ovaire que se fait la conception: les grossesses hors de l'utérus en sont la preuve. Si le développement du fœtus a lieu quelquefois dans le bas-ventre, c'est que les ovules ont probablement échappé à la trompe, quand celle-ci, par son pavillon, a tenté de les saisir à la surface de l'ovaire, pour les conduire dans la matrice. Une expérience assez curieuse, est celle pratiquée avec succès par Nuck. Il a appliqué une ligature à l'une des cornes de la matrice d'une chienne, trois jours après son accouplement, et le fœtus s'est développé dans la trompe : c'est donc dans l'ovaire que s'est fait l'individu nouveau, est-ce à-dire pour cela que le sperme parvienne jusqu'à l'ovaire? Il en est qui prétendent qu'une action propre de la trompe conduit une portion de ce fluide jusqu'à l'ovaire ; selon d'autres, ce fluide ne parvient qu'à la partie supérieure du vagin, d'où l'émanation spiritueuse qui se dégage se propage jusqu'à l'ovaire, et accomplit la fécondation. D'après une troisième opinion, le sperme est dardé jusque dans l'utérus, où la matière fournie par la femme se mélange avec ce fluide, et opère la fécondation. Haller a retrouvé la semence dans l'utérus des brebis ; Ruisch l'a reconnue dans l'utérus d'une femme tuée par son mari, qui l'avait surprise en adultère. Enfin Spallanzani, MM. Dumas et Prévost ont démontré qu'il faut de toute nécessité un contact matériel, et qu'une émanation spiritueuse ne suffit pas. Il est probable qu'à l'époque de la copulation, l'orifice *utérin*, à moitié ouvert et dans un état de *spasme*, aspire le sperme. N'est-ce pas pour favoriser cette aspiration , que l'extrémité du *pénis* correspond, dans le fond du vagin , à l'ouverture de l'utérus. On croit assez que, dans le spasme voluptueux , qui existe lors de la copulation , la trompe applique son pavillon à l'ovaire, et apporte à cet organe une portion de sperme : si ce fluide n'a pas été vu , faut-il s'en étonner, quand les expériences de Spallanzani ont démontré que , pour féconder un œuf de grenouille , il ne fallait qu'un 2994687500 de grain ; dans les végétaux , le pollen ne traverse - t - il pas les vaisseaux du style , et ce passage est-il moins étroit que celui de la trompe?

A coup sûr la matière fournie par la femme provient des ovaires , car leur ablation rend les femelles stériles ; très petits avant la puberté , ces organes prennent tout-à-coup , à cette époque , un accroissement marqué ; alors aussi on y distingue les petites vésicules ; enfin , lorsque la femme n'est plus apte à la génération , ils se flétrissent au point de disparaître quelquefois ; les changemens qui ont lieu dans les ovaires , après une copulation fécondante , mettent cette vérité dans le plus grand jour. Ces changemens ont été constatés par un grand nombre d'expérimentateurs. Fabrice d'Aquapendente tua des poules , après qu'elles avaient été cochées , et reconnut le premier, que dans leurs ovaires , formés de petits grains jaunes , ronds , disposés en grappes de raisin , il y en avait un qui offrait une petite tache , qui grossissait peu-à-peu , se détachait et traversant l'oviductus, et le cloaque , était pondu sous la forme d'œuf. De Graaf fit, sur des lapines, des observations plus précises. Selon lui, rien n'est apparent dans les premières heures qui suivent l'accouplement ; six heures après , les enveloppes des ovaires acquièrent une rougeur qui augmente progressivement ; au bout d'un jour, quelques-unes des vésicules de l'un et de l'autre ovaire, deviennent opaques et rouges. Après vingt-sept, quarante, cinquante heures, l'une des trompes est appliquée à l'ovaire correspondant. Au troisième jour, une vésicule est engagée dans la trompe, et deux sont déjà dans la corne de la matrice. Ces vésicules grosses comme des grains de moutarde sont formées de deux membranes concentriques et remplies intérieurement d'une humeur limpide. L'ovule qui a passé dans la matrice, y grossit et reste flottant jusqu'au septième jour, époque à laquelle il contracte adhérence avec elle. Le neuvième jour, on remarque un petit point nuageux au milieu de la liqueur claire qui remplit l'œuf; le dixième, ce point a la figure d'un petit ver; le onzième jour enfin, on distingue nettement en lui l'embryon.

Les expériences récentes de MM. Dumas et Prévost ont consacré à-peu-près les mêmes faits. Selon eux, c'est seulement au huitième jour, dans la chienne, qu'a lieu le passage de l'ovule dans la matrice. Chez les animaux multipares, chaque ovule passe l'un après l'autre, ce qui demande un intervalle de trois ou quatre jours; le douzième jour, on peut reconnaître le fœtus. Il semble donc résulter de là que le sperme porté par la trompe jusqu'à l'ovaire a touché une ou plusieurs vésicules de cet organe, lesquelles, s'étant gonflées ont brisé leur enveloppe, pour laisser échapper un corps qu'on a considéré généralement comme un œuf destiné à former le rudiment de l'individu nouveau.

Mais par quel mécanisme la trompe transmet-elle le sperme de l'utérus à l'ovaire, et la matière destinée à devenir le rudiment de l'embryon de l'ovaire à l'utérus? Il est vraisemblable que cet organe, participant à l'orgasme, dans lequel sont toutes les parties génitales pendant la copulation, agit par suite de l'excitation qui en résulte. Tels sont les faits sur lesquels on se fonde pour démontrer que l'ovaire est l'organe qui fournit, chez la femme, la matière essentielle à la génération.

L'action de laquelle résulte l'individu nouveau est toute moléculaire et conséquemment du nombre de celles qui nous seront à jamais inconnues. Il n'y a aucune explication plausible, et il n'est pas sur cette matière un système, qui satisfasse complètement. Toutefois nous fixerons un instant notre attention sur celui de l'évolution.

Les partisans du système de l'*évolution* qui jouit aujourd'hui de la plus grande faveur, pensent que l'individu nouveau préexiste sous une forme quelconque dans l'un des sexes, et qu'il se développe et devient un être indépendant par l'effet de l'avivement qu'il reçoit de l'autre sexe dans la génération. Ce système a déjà donné lieu à deux sectes : les *ovaristes* et les *animalculistes*.

Les *ovaristes* veulent que la matière fournie par la femelle dans l'acte fécondant soit un *œuf*, partie organisée selon eux, formée d'un embryon et d'organes particuliers destinés à servir à sa nutrition et à ses premiers développemens, après lesquels cet embryon est apte à devenir un individu semblable à celui dont il provient. Les expériences et les observations rapportées plus haut relativement aux vésicules des ovaires, viennent à l'appui de ce système. De plus, on sait que dans beaucoup d'êtres vivans les germes préexistent à la fécondation. Dans les oiseaux, on voit tous les jours des femelles pondre, quoique vierges. Quant à la production de ces œufs, les plus judicieux pensent que chaque individu fait les siens par une sorte d'action sécrétoire.

Selon les *animalculistes* ce n'est plus un œuf qui est le principe de l'individu nouveau, mais un ani-

malcule infusoire. A une époque où les observations
microscopiques jouissaient de la plus grande vogue,
Leuwenoèck et plusieurs autres découvrirent dans
le sperme des animaux, une quantité prodigieuse de
petits corps exécutant des mouvemens spontanés et
ayant, par conséquent, toute l'apparence d'êtres vivans. Cette découverte, bien constatée amena à
penser que ces animaux, à la suite de plusieurs
métamorphoses, formaient l'individu nouveau. Ainsi
tandis que, selon quelques ovaristes, la première
femme contenait tout le genre humain ; ici au contraire, toutes les générations futures étaient contenues
dans le premier homme, chaque animal spermatique
étant le germe préexistant dans lequel étaient ren-
fermés tous les autres.

Ce système ne tint pas long-temps contre les
objections et les plaisanteries auxquelles il donna
lieu, ses partisans ayant entassé hypothèse sur hypothèse, les uns au sujet de la vie de ces êtres
infiniment petits, de leur mœurs, même de leurs
maladies ; les autres, en voulant expliquer une
chose tout-à-fait inexplicable, savoir leur manière
d'agir dans la génération. Toutefois de nos jours,
MM. Dumas et Prévost ont tenté de ramener l'attention des savans sur les animalcules spermatiques :
l'existence de ces êtres dans le sperme, est une chose
démontrée pour eux comme aussi leur action directe dans la fécondation. Ils pensent que l'animalcule spermatique forme le système nerveux du nouvel être, et que la partie fournie par la femme n'est
qu'une gangue celluleuse dans laquelle se forment
les organes. Ce qui donne un grand poids aux conjectures de ces deux physiologistes, c'est que les
animaux spermatiques sont tous les mêmes dans le
sperme d'une même espèce ; de plus, ils n'apparaissent dans ce liquide qu'à l'âge de puberté ; l'enfant
et le vieillard en sont dépourvus ; enfin ces animaux

n'existent que dans le sperme. En supposant que la manière de voir de MM. Prévost et Dumas soit conforme à ce qui se passe dans la nature, comment concevoir qu'un animalcule représente en raccourci, non-seulement toutes les parties de l'individu qu'il doit former, mais encore tous les individus qui doivent en provenir dans la suite des temps? Et puis, comme dit avec raison M. Geoffroy-Saint-Hilaire, admettre la *préexistence des germes,* c'est reculer la difficulté; car si cette différence consiste à savoir comment se forme un nouvel être vivant, supposer, pour la résoudre, cet être préexistant, ce n'est pas dire comment il existe.

Toutefois les expériences de MM. Prévost et Dumas étant précises, ainsi que les faits dont elles sont appuyées, il est impossible de ne pas prendre parti avec eux, quelques difficultés que présente d'ailleurs l'explication de la fonction mystérieuse qui nous occupe. Le professeur Rolando s'est aussi rangé de leur côté, et, comme eux, il pense que l'individu nouveau résulte du système cellulo-vasculaire fourni par la mère, et du système nerveux fourni par le mâle; il regarde la matière extraite des ovaires de la femme comme une substance amorphe fournissant les rudimens des systèmes vasculaire et cellulaire qui sont les premiers fondemens de l'économie; et l'animalcule spermatique comme le rudiment du système nerveux.

Non-seulement on ignore comment se fait la conception, mais encore on ne sait point quand elle a lieu. C'est un phénomène presque toujours inaperçu, et s'il existe quelques femmes qui aient reconnu à un frisson, à une douleur à l'ombilic ou à la cuisse, qu'elles devenaient mères, ces signes sont trop vagues pour qu'on puisse fonder sur leur apparition quelque certitude.

SECTION III.

DE LA GESTATION.

Ce que nous avons à dire sur la gestation se rapporte 1° aux changemens qui se manifestent dans la matrice et à l'influence qui en résulte sur l'économie de la femme; 2° au développement du fœtus et de ses dépendances dans cet organe; 3° à leur expulsion qu'on appelle *accouchement*.

§ I. *Développement de l'utérus ; son influence sur l'économie de la femme.*

La conception amène, dans l'état physiologique de la femme, des changemens remarquables; il se produit en elle une secousse qui retentit dans la plupart des organes. Ce n'est pas que leurs fonctions en soient altérées, bien au contraire, l'expérience journalière démontre que, pendant la grossesse, la femme est dans une excitation plus favorable que nuisible à leur exécution : en sorte que si pour quelques femmes, la gestation est une maladie de neuf mois, il n'en est pas ainsi pour le plus grand nombre qui jouit, à cette époque, de la plus brillante santé.

Nous avons vu qu'à l'instant de la copulation, l'utérus est excité à l'instar des autres organes génitaux et entre comme eux en érection. Si la conception a lieu, la turgescence qui s'est manifestée se soutient, et l'utérus s'accroît insensiblement en suivant dans son développement une progression régulière jusqu'à la fin de la grossesse. Alors cet organe dont le volume, dans son état de vacuité, égalait à peine une poire, offre environ 12 pouces de longueur, 9 pouces de largeur et 8 pouces $\frac{1}{2}$ de profondeur.

Le poids inaccoutumé que l'utérus acquiert subitement, le force d'abord à descendre un peu dans l'excavation du bassin; mais bientôt son corps devenant trop volumineux pour pouvoir y être contenu, il s'élève graduellement du troisième au quatrième mois, en sorte que vers la fin de la grossesse le museau de tanche paraît seul dans le bassin. Alors aussi la matrice commence à proéminer plus ou moins, ce qui doit être attribué à la convexité que forme la colonne vertébrale en s'articulant avec le bassin. Cette saillie qu'augmente encore la nécessité où est la femme de porter les épaules en arrière, afin d'assurer sa station, empêche le *corps* de s'élever en ligne droite, et tantôt le repousse en devant, sur la ligne médiane, contre les parois du bas-ventre, tantôt le force à se dévier, soit à droite soit à gauche sur les côtés de la colonne vertébrale.

D'après les idées que nous avons émises sur la cause des menstrues, leur interruption, est une conséquence inévitable de la conception. Cela est si vrai que si la conception a lieu pendant leur écoulement, celui-ci est arrêté immédiatement. M. Désormeaux remarque cependant que l'effort hémorrhagique qui, dans l'état ordinaire, produit l'éruption du sang à chaque période menstruelle, continue d'être marqué, comme on le peut reconnaître, dit-il, aux modifications qu'éprouve le pouls, aux symptômes qui annoncent une congestion sanguine dans les vaisseaux utérins, à l'exacerbation des incommodités dont la femme se trouve affectée. Est-il bien reconnu, comme le prétend ce savant professeur, que les hémorrhagies utérines et l'avortement, surviennent le plus souvent aux époques menstruelles? Toutefois nous ne voyons point dans ces faits, ainsi que dans les observations, de femmes qui sont réglées seulement pendant la grossesse, de quoi infirmer la théorie de la menstruation que nous n'avons fait qu'indiquer, et que peut être nous discuterons plus tard dans tous ses points.

Quoiqu'il en soit, toutes les parties constituantes de l'utérus reçoivent un accroissement marqué. Hunter a cru voir les nerfs qui s'y distribuent, devenir plus gros pendant la grossesse. Le sang y afflue en plus grande quantité; la circulation y est plus rapide, et le toucher y fait reconnaître une augmentation de chaleur. La nutrition prend une activité plus grande, afin de fournir à l'accroissement de la substance de ses parois. La sensibilité de cet organe, fort obtuse dans l'état de vacuité, s'exalte au point que la femme perçoit les plus légers mouvemens du fœtus qui, vers la fin de la grossesse, excitent parfois des douleurs très vives. Nous ne discuterons point ici les causes prochaines de la dilatation de la matrice; celles qu'on reconnaît ne sont encore qu'hypothétiques.

Les changemens dont l'utérus est le siège, en déterminent d'autres dans les parties voisines. Cet organe, en s'élevant, refoule la masse des intestins grêles, dont une partie se place sur les côtés du bas-ventre, à gauche ordinairement, et l'autre est portée en arrière au-dessus du fond de l'utérus. Les intestins poussent les autres organes contenus dans le bas-ventre, tels que l'estomac, le foie, etc....., qui, s'appuyant sur le diaphragme, diminuent la cavité de la poitrine, et occasionnent de la gêne dans la respiration, en empêchant le libre développement des poumons. Cependant la paroi antérieure de l'abdomen est repoussée, distendue par l'augmentation de volume de la matrice, et il n'est pas rare que les femmes conservent après l'accouchement des traces plus ou moins marquées des désordres que cette distension a occasionnés à la peau, aux muscles et aux autres parties qui forment cette paroi.

Mais ces phénomènes purement mécaniques ne sont pas les seuls que produise la grossesse, il en est d'autres qui sont dus à l'influence sympathique que cet organe exerce sur la constitution de la femme. Les premiers et les principaux se manifestent dans l'estomac; il n'est pas rare de voir des femmes éprouver des vomissemens dès l'instant même de la conception; la plupart, dans le commencement de leur grossesse, éprouvent des dégoûts, des nausées, des ptyalismes, phénomènes qui, après le troisième ou le quatrième mois, sont remplacés par un grand appétit et par des digestions promptes et faciles. Si, vers la fin de la grossesse, les digestions deviennent pénibles et lentes, si les vomissemens reparaissent, cela tient plutôt à la compression que l'estomac éprouve, car pour éviter cet inconvénient, il suffit de prendre de la nourriture en petite quantité et à plusieurs reprises dans la journée. Les varices et les dilations veineuses qui se remarquent souvent chez les femmes enceintes, sont dues à la gêne qu'éprouve la circulation dans les organes du bas-ventre, et dans les membres inférieurs par le fait seul de l'accroissement du poids et du volume de l'utérus. La pression exercée par l'utérus, sur la vessie, détermine aussi les fréquens besoins d'uriner que la femme éprouve dans les derniers mois de la grossesse.

On pense bien que les mamelles essentiellement liées à l'action de l'utérus sont plus que tous les autres organes soumises à son influence. Nous décrirons les grands changemens dont elles sont le siège, après la conception, dans la section troisième de ce chapitre, où nous traiterons de la lactation.

La grossesse détermine aussi chez les femmes une production plus abondante de chaleur; elles supportent le froid avec la plus grande facilité, et il est rare qu'elles ne soient pas incommodées par tout ce qui tend à augmenter la chaleur ou à empêcher qu'elle se dissipe. On n'a rien de précis sur les modifications que la grossesse imprime aux facultés intellectuelles et sensoriales ; il n'y a de constant que l'exaltation seule de la sensibilité et une plus grande disposition au développement des affections nerveuses.

§. II. *Développement du Fœtus et de ses dépendances.*

L'embryon humain ne peut guères être distingué que dix-neuf jours après la conception. A cette époque, on aperçoit, à l'endroit qui répond au cœur, un point rouge donnant des pulsations, et des lignes rougeâtres qui en partent, désignant les gros vaisseaux. De la troisième à la quatrième semaine, on peut déjà reconnaître la tête qui est aussi grosse que tout le corps, et qui s'offre sous la forme d'une vésicule, à parois très minces. Les membres supérieurs et inférieurs ne sont encore que des espèces de tubercules arrondis, et la longueur du fœtus est alors de quatre à cinq lignes. A six semaines, on commence à découvrir l'épine du dos. A deux mois, les diverses parties de la face se dessinent, les yeux sont indiqués par deux points noirs ; la bouche, le nez, les oreilles sont apercevables : il en est de même des bras, des jambes et des cuisses ; le fœtus a acquis deux pouces de longueur. Les organes génitaux se montrent à deux mois et demi ; enfin à trois mois, on distingue parfaitement toutes les parties du fœtus, dont on peut même désigner le sexe. La tête toujours très grosse forme encore la moitié de toute la masse. Le fœtus pèse environ trois onces. A quatre mois, les formes se prononcent davantage ; les membres ont entr'eux une étendue proportionnelle ; à cette époque aussi, les muscles exécutent déjà des mouvemens sensibles. Les changemens qu'on trouve au cinquième mois, consistent dans l'accroissement rapide de toutes les parties. Le fœtus a acquis huit à neuf pouces de longueur, ses mouvemens et sa pesanteur spécifique sont devenus plus manifestes. Alors seulement les gens de l'art peuvent préciser avec quelque certitude la nature du fruit de la conception. À sept mois, la vitalité du fœtus est plus grande, sa longueur est de quatorze à quinze pouces. La peau, d'une teinte rosée, commence à se couvrir d'un fluide onctueux, qui forme, à l'époque de la naissance, cet enduit blanchâtre qu'on y remarque. Le fœtus a maintenant assez de vie pour pouvoir la conserver, dans le plus grand nombre de cas ; il est reconnu viable. A huit mois, il a acquis la longueur de seize à dix-sept pouces ; la peau est devenue plus consistante et plus claire ; elle se couvre de petits poils courts, très fins ; les ongles sont devenus fermes, les cheveux longs et colorés ; enfin à neuf mois, le fœtus est parvenu à sa maturité, il a de dix-huit à vingt pouces de longueur ; sa tête est grosse, mais ferme ; les os du crâne se touchent par leurs bords ; le poids du fœtus égale à peu près six livres un quart, mais toutes ces circonstances éprouvent beaucoup de variétés, et il n'est pas rare de voir des fœtus de six mois aussi volumineux que des fœtus à terme. Une observation singulière a été faite par le professeur *Chaussier* sur un très grand nombre d'individus aux diverses époques de leur vie fœtale : en les mesurant du sommet de la tête aux talons, le milieu de leur longueur répond à divers points de l'abdomen selon leur âge ; à terme, quel que soit leur développement, le milieu répond exactement à l'ombilic ; à huit mois, il se trouve à quelques lignes au-dessus de l'ombilic ; à sept mois, un peu plus haut,

et à six mois; il répond constamment à l'extrémité
inférieure du sternum.

Le fœtus n'est point dans un contact immédiat
avec les parois de la cavité dans laquelle il se développe. Il est entouré de plusieurs membranes contenant un liquide particulier, dans lequel il se trouve
plongé, et qui est très propre à amortir les secousses
qu'il éprouve de chaque mouvement de la mère.
Les membranes portent les noms de *chorion* et d'*amnios*, le liquide est appelé *eaux de l'amnios*. Ces
membranes sont attachées à un point fixe de l'utérus, au moyen d'une substance spongieuse qui, ayant
la forme d'un gâteau (*placenta*), en a reçu le nom.
C'est du placenta que le cordon ombilical tire son
origine, et c'est conséquemment par cet organe que
la communication existe entre le fœtus et la mère.

Les *auteurs* ne sont pas d'accord sur le nombre
des membranes; il règne beaucoup d'obscurité dans
les descriptions qu'ils en ont laissées; nous nous bornerons à faire connaître les deux principales, qui
sont le chorion et l'amnios, toutes deux propres
au fœtus.

Le *chorion* est la plus extérieure, toute sa surface
externe est recouverte uniformément de villosités,
qui, se ramassant de plus en plus, à mesure que la
grossesse avance, finissent par former cette masse
spongieuse, appelée *placenta*, dont nous parlerons
plus bas.

L'*amnios* est une membrane séreuse, sa surface
est lisse, polie, elle renferme immédiatement le fœtus et les eaux, elle paraît un peu plus forte et un
peu plus épaisse que le chorion. Ces deux membranes se réfléchissent sur toute la longueur du
cordon. Leur densité est variable; à mesure que
le fœtus croît, leur volume devient respectivement
moindre.

Le *placenta* est formé par la réunion ces villosités

que recouvre le chorion ; il ne commence à être apparent qu'après le premier mois; lorsqu'il a acquis son accroissement, il se présente sous la forme d'un gâteau formé d'une substance assez semblable à une éponge, mince vers les bords, ayant dans son centre une épaisseur de douze à quinze lignes, et un diamètre de sept à huit pouces. Chaque fœtus a son placenta ; de sorte qu'il y en a deux dans les grossesses doubles. Le plus souvent cependant, les placentas des jumeaux sont unis dans une certaine étendue de leur bord, mais les vaisseaux de l'un n'ont aucune communication avec ceux de l'autre. La surface par laquelle il est attaché à l'utérus est sillonnée; son adhérence avec cet organe se fait par le moyen du tissu cellulaire. La surface du placenta qui correspond au fœtus est lisse, polie, et recouverte par le chorion et l'amnios; on y remarque un plexus d'artères et de veines qui est l'origine du cordon ombilical. Ces vaisseaux, en se divisant dans le placenta, ne vont point communiquer directement avec les vaisseaux de l'utérus, de sorte que le sang du fœtus est indépendant de celui de la mère, pour ce qui regarde sa formation et sa circulation; et il faut admettre que les radicules de la veine ombilicale viennent le puiser dans les cellules du placenta, où les artères utérines le déposent. Le placenta s'implante dans tous les points de la matrice; sa position ne donne lieu à des inconvéniens que lorsqu'il est attaché sur l'orifice du col utérin, alors il en résulte des hémorragies qui ne s'arrêtent qu'après l'accouchement.

Le cordon ombilical s'étend depuis le placenta jusqu'au nombril ; sa grosseur varie dans les différens sujets; il est formé de deux artères et d'une veine dont le diamètre est plus considérable que celui des artères prises ensemble ; ces vaisseaux sont contournés les uns sur les autres; la veine ombilicale naît des radicules déliées qui s'élèvent en très grande partie de la substance du placenta, et elle remplit les fonctions d'artère, puisqu'elle porte au fœtus le sang qui doit fournir à son développement ; les artères ombilicales font au contraire l'office de veines, puisqu'elles rapportent le superflu de la nutrition. La longueur du cordon variable dans les différens sujets, est pour l'ordinaire de vingt à vingt-deux pouces ; quand il est plus long, il se forme des nœuds par le seul effet des mouvemens du fœtus.

L'œuf formé ainsi par les membranes chorion et amnios, renferme une quantité d'eau plus ou moins considérable dans laquelle nage le fœtus ; pour l'ordinaire il y en a de quinze à dix-huit onces : sa température varie de 29° à 30° ; sa pesanteur spécifique surpasse très peu celle de l'eau. Le liquide amniotique est clair, transparent, d'une odeur fade, d'une saveur salée, il mousse quand on l'agite. Vauquelin l'a trouvé composé presque entièrement d'eau, d'albumine, de soude ; le muriate de soude et le phosphate de chaux qu'il y a reconnus, ne formant que douze millièmes de sa masse totale. Le même chimiste, considérant que le liquide amniotique verdissait la teinture de tournesol, a été conduit à y soupçonner l'existence d'une petite quantité de matière alcaline ; il y a reconnu un acide particulier auquel il a donné le nom d'acide amniotique, qui, presque insensible dans les eaux de la femme, se trouve en très grande abondance dans celles de la vache. Les usages des eaux de l'amnios ont évidemment pour effet, d'empêcher l'adhérence du fœtus avec les membranes, et de favoriser ces mouvemens et le développement de ces parties. Quelques physiologistes ont pensé que le fœtus avalait de l'eau de l'amnios, et s'en nourrissait, mais c'est une opinion inadmissible, puisque des fœtus sont venus au monde avec la bouche complètement fermée.

La circulation chez le fœtus se fait d'une manière toute particulière. La veine ombilicale, chargée des fluides qu'elle a puisés dans les cellules du placenta, après avoir traversé l'ombilic, s'enfonce dans la partie concave du foie. Là un conduit particulier qui s'étend de la veine ombilicale à la veine cave inférieure, détourne une partie du fluide charrié par la veine ombilicale. L'autre partie est versée dans la veine porte, et va circuler dans le foie avec le sang qui revient du bas-ventre. Repris dans le foie par les veines hépatiques, il vient aussi se rendre dans la veine cave inférieure, qui le porte dans l'oreillette droite du cœur : le trou de botal, qui établit une communication entre les deux oreillettes, fournit au sang un libre passage de l'oreillette droite, dans l'oreillette gauche. De cette manière, le sang ne se rend qu'en très petite quantité aux poumons, et celui que le ventricule droit y envoie, se rend à chaque contraction du cœur, au moyen du canal artériel, dans l'aorte inférieure. Il suit aussi de cette disposition que le sang veineux et le sang artériel se trouvent mêlés chez le fœtus, par le moyen du trou de botal et du canal artériel. Lorsque l'oreillette gauche se contracte, elle pousse le sang qu'elle a reçu, soit de la veine cave inférieure, soit des veines pulmonaires, dans le ventricule gauche, qui le distribue ensuite dans toutes les parties du corps; de manière que le sang poussé par le ventricule gauche, gagne principalement les parties supérieures, tandis que celui qui a été poussé par le ventricule droit gagne, à travers le canal artériel, les parties inférieures. Le sang circule donc dans le fœtus par la force réunie des deux ventricules; il parcourt, dans sa circulation, un double cercle représentant un 8 de chiffre. Le sang qui se porte au cerveau du fœtus est plus pur que celui qui va dans les autres parties, puisqu'il vient immédiatement du placenta et de la mère ; tandis que celui que le canal artériel verse dans l'aorte inférieure est un sang veineux qui a déjà servi à la nutrition de la tête et des membres supérieurs. Les artères ombilicales n'étant qu'une continuation des artères du bassin, elles ramènent au placenta une partie du sang qui avait été saisi par la veine ombilicale. Tel est le mécanisme de la circulation chez le fœtus, qui reçoit, ainsi de la mère, les fluides nécessaires à sa nutrition. En admettant avec Richerand, que l'existence du fœtus est purement végétative, nous remarquerons, avec Martini, que ce serait une erreur très grave de considérer comme une faute légère la mort du fœtus, provoquée dans les premiers temps de son existence : il n'y a pas de différence entre celui qui arrache la vie, et celui qui l'empêche de se développer; celui qui est destiné à devenir un homme, doit dès-lors être considéré comme tel.

§ III. *De l'expulsion du Fœtus et de ses dépendances ou de l'Accouchement.*

D'après les lois établies par la nature, après neuf mois de séjour dans le sein de sa mère, le fœtus a acquis tout le développement qui lui est nécessaire pour vivre par lui-même. Ce n'est guère qu'après cette époque qu'il est-réellement viable, et si l'on observe quelquefois des enfans venus au monde à sept mois de grossesse, c'est là une exception et non une règle, comme l'avaient prétendu les anciens, car à sept mois les fœtus viennent au monde faibles, souvent les yeux fermés, et ils passent toujours dans un état de souffrance les deux mois qu'ils auraient dû rester dans le sein de leur mère, ce qui prouve bien, dit Richerand, la nécessité d'une gestation prolongée jusqu'à la fin du neuvième mois. Il n'existe pas de signes particuliers qui indiquent qu'un enfant est viable; ce n'est que par l'ensemble des signes de vie qu'il manifeste, que l'on peut décider s'il est susceptible de vivre ou non. Un fœtus avant terme offre des membres incomplètement développés; la bouche et l'anus sont fermés, les ongles ne sont pas encore formés. On conçoit que plus ces défauts d'organisation sont nombreux et importans, plus la probabilité de la vie diminue. D'un autre côté, on aurait tort de prononcer qu'un enfant nouveau-né dont toutes les parties seraient parfaitement développées, serait mort ou non viable par cela seul qu'il ne donnerait, en naissant, aucun signe de vie, car quelquefois les nouveaux nés ne poussent aucun cri, ne font aucun mouvement, ne semblent exécuter aucune fonction, et cependant après quelques instans, ces apparences de mort se dissipent, les signes de la vie paraissent, et l'enfant fournit une longue carrière. La loi, qui calcule pour l'avenir, ne veut pas seulement qu'un enfant soit vivant, elle veut encore qu'il soit apte à vivre, et ce n'est qu'à cette condition qu'elle l'admet à recueillir la succession de ses parens; mais bien souvent la viabilité d'un enfant est très difficile à déterminer exactement. L'expérience journalière a démontré qu'après le septième mois, le fœtus était viable; on a été même jusqu'à dire qu'à cette époque il l'était plus qu'à huit mois, erreur grossière qu'on fait pourtant remonter jusqu'à Hippocrate; il suffit, pour en faire justice, de considérer qu'on est d'autant plus apte à vivre que l'organisation est plus parfaite et qu'un fœtus de huit mois ayant acquis plus de développement que celui de sept mois, il doit avoir nécessairement plus de chances de vie. Dans le plus grand nombre de cas ; il est probable qu'avant la fin du septième mois un fœtus n'est point viable ; on aurait tort cependant de conclure de là qu'il ne l'est jamais. *Martini* cite l'exemple de *Fortunio Liceti* qui vint au monde avant la fin du sixième mois, sans donner aucun signe de vie. Son père ne perdit pas l'espoir de le conserver ; il le plongea dans du lait tiède ; au neuvième mois, l'enfant fit des mouvemens comme pour venir à la lumière, et il parvint à une heu-reuse vieillesse.

Mais jusqu'à quel temps peut se prolonger la grossesse ? Pour décider la question de légitimité, les législateurs d'accord avec les médecins les plus distingués, ont admis jusqu'à dix mois de grossesse. Les observations d'accouchement à dix mois, sont cependant assez rares. Il n'est aucun fait qui démontre que l'accouchement ait eu lieu à onze mois et à un an ; mais la nature est si bizarre, elle se joue tellement des lois qu'elle s'est imposées, qu'on hésite à penser qu'elle ne puisse pas prolonger, dans certains cas, la grossesse jusqu'à ces diverses époques.

Quoi qu'il en soit, de toutes ces questions que nous ne pouvions passer sous silence, lorsque le fœtus a séparé assez long-temps dans le sein de sa mère pour acquérir le développement nécessaire à son existence isolée, il s'en sépare avec toutes les parties qui lui servaient d'enveloppe, par un mé-canisme en tout semblable, dit Richerand, à celui par lequel le pétiole d'un fruit mûr abandonne le rameau auquel ce fruit est suspendu ; cette séparation ne se fait pas cependant sans secousses ni pour la mère ni pour l'enfant. La femme éprouve d'abord de légères coliques ; bientôt elle se livre à des efforts énergiques, par lesquels secondant les contractions de l'utérus, le fœtus est expulsé avec assez de promptitude. Les membranes dans lesquelles il

était enveloppé, se présentent d'abord au col de
l'utérus, où elles offrent une poche qui s'amincit
peu-à-peu et se rompt ; les eaux s'écoulent et l'enfant est ainsi mis à nu , sa tête s'engage alors à la
manière d'un coin dans le vagin où elle accommode
ses diamètres aux différens détroits du bassin, elle
paraît enfin au dehors et se dégage de la vulve suivie peu-à-peu par les épaules et les autres parties
du corps. Tout-à-coup les douleurs intolérables
qu'éprouvait la mère sont apaisées ; les premiers
cris de son enfant sont pour elle le signal de la fin
de ses maux ; la joie se répand sur sa figure , et la
douleur a fui, laissant à peine un souvenir. Il est
donc vrai de dire, et l'on ne saurait trop le répéter, qu'un accouchement n'est point une maladie ,
c'est au contraire un des actes les plus naturels de
la vie de la femme, celui pour lequel seul elle semble
être née.

Mais pourquoi cet acte est-il accompagné de
douleurs ? On pourrait répondre avec raison que le
mal est ici un des liens nombreux qui attachent la
mère à son enfant, et que la nature a cherché dans
ces douleurs une sorte de garantie pour les soins
nécessaires au nouveau-né, long-temps même après
sa naissance. Toujours est-il que dans l'état normal
la santé de la femme n'éprouve aucune altération
qui soit la conséquence du travail de l'enfantement.
« Les suites de l'accouchement, dit Roussel, qui
sont en partie une maladie réelle pour le plus grand
nombre des femmes de la ville, et en partie une
espèce d'étiquette et de convention qui les assujé-
tit, pendant un temps déterminé, au régime des
malades, ne sont presque rien pour les femmes de
la campagne. La nature n'a ni caprice ni excès à
combattre chez celles-ci : comme elles ne donnent
rien à l'opinion ni à l'usage, elles jouissent bientôt de ses bienfaits. Elles n'ont pas le temps de se

traîner méthodiquement, d'un lit sur une chaise longue, elles ont presque toujours ce courage qui multiplie les forces, et que la nécessité donne quelquefois même aux femmes de la ville. Chez ces dernières, au lieu du courage capable d'anéantir le sentiment du mal, tout concourt à nourrir en elles la pusillanimité qui le rend plus vif. Les alarmes feintes ou vraies qui règnent autour d'elles, lorsqu'elles sont enceintes, l'inaction à laquelle on les condamne, doivent leur donner une idée effrayante de leur état, et semblent les dispenser de se servir de leurs propres forces, et par là les rendre nulles. La faiblesse et l'inertie de leur âme, passant jusqu'à leurs organes, ne peuvent que les disposer à une grossesse orageuse et leur préparer un accouchement douloureux et quelquefois fatal. »

SECTION IV.

DE LA LACTATION.

Le premier acte de l'enfant nouveau-né, est celui par lequel la respiration s'établit. Cet acte a pour effet, l'abord du sang dans les poumons où ce fluide sera soumis par l'air atmosphérique qui s'y introduit presqu'en même temps, à une action vivifiante destinée à remplacer celle de la mère. Qu'est-ce qui détermine la première inspiration? Sans doute un besoin ressenti par l'enfant. Mais ce besoin, quel est-il, quels sont les phénomènes successifs qui le manifestent? on l'ignore. Cigna et Bichat n'ont fait à ce sujet que des hypothèses.

Mais quoique l'enfant soit séparé de sa mère, il est encore loin d'en être indépendant. En effet, elle doit lui fournir, pendant un temps assez long, un aliment doux, très nourrissant, d'une digestion facile, tel que ses faibles organes ne puissent point être incommodés en l'élaborant. Cet aliment est le lait. Nous allons décrire ici les circonstances qui accompagnent sa formation, donner sa composition chimique et apprécier son degré de nécessité pour l'enfant nouveau-né.

Pendant la grossesse, les mamelles, que d'étroites sympathies lient avec l'utérus, participent à l'excitation dont il est le siège. Leur volume s'accroît peu-à-peu, et lorsque le fœtus a été expulsé, le lait ne tarde pas à engorger leur tissu. Le premier liquide qu'elles fournissent a une couleur jaunâtre, une saveur sucrée; il porte le nom de *colostrum ;* on croit qu'il jouit d'une propriété laxative propre à déterminer l'évacuation des matières fécales contenues dans l'intestin du nouveau né et désignées sous le nom de *meconium.* Mais vingt-quatre heures après, le lait est devenu blanc et a acquis peu-à-peu toutes les qualités qu'on lui connaît. Ces changemens dans les qualités du lait et l'augmentation de sa sécrétion ne se font point, d'une manière, inaperçue; quarante-huit heures après l'accouchement il survient une espèce de fièvre, appelée *fièvre de lait* caractérisée par de légers frissons, accompagnés bientôt d'une chaleur vive de la peau et suivie d'une sueur abondante. Il survient de la rougeur à la face, du mal de tête et de l'accélération dans le pouls. Pendant cet état qui dure environ vingt-quatre heures, la tuméfaction des mamelles est arrivée au plus haut point, leur augmentation de poids, jointe à la tension de la peau, gêne les mouvemens de la poitrine et produit de l'embarras dans la respiration. Mais les symptômes de la fièvre de lait n'ont point toujours ce degré d'intensité, souvent ils sont à peine sensibles, et douze heures suffisent pour les calmer. On doit chercher les causes de cette fièvre, qui est un état physiologique et non maladif, dans le déplacement de l'excitation qui abandonnant l'utérus vient se fixer sur les mamelles.

A la fin de cette période fébrile, la sécrétion du lait est très abondante, les mamelles ont acquis le plus haut degré de distension, mais l'enfant les a bientôt désemplies, et pendant tout le temps que dure la lactation, elles passent alternativement de l'état de réplétion à celui de vacuité. Lorsque la sécrétion est activée, les femmes éprouvent une espèce de fourmillement, de picotement et d'élancement dans les mamelles; il semble que le *lait monte,* selon leur expression, par un mouvement d'ascension qui s'étend depuis le bas-ventre jusqu'aux mamelles.

Lorsque la menstruation survient chez une femme qui allaite, son lait devient plus aqueux et la quantité en est diminuée. La grossesse produit toujours le même effet, et fait souvent cesser tout-à-fait la sécrétion.

Les glandes mammaires sont les organes où se forme le lait; le mécanisme de sa production nous est inconnu. On dispute même sur la nature des vaisseaux qui apportent les matériaux de la sécrétion. Les uns veulent, qu'à l'instar de tous les autres fluides sécrétés, les matériaux du lait soient fournis par une artère; les autres pensent que le chyle seul, et non le sang, est destiné à sa fabrication, et que les vaisseaux lymphatiques des mamelles sont les voies par lesquelles le chyle est porté du canal thoracique aux glandes mammaires : cette dernière opinion n'est pas la moins probable.

Tout le monde connaît les propriétés physiques du lait, nous n'avons donc à parler ici que des principes qui le constituent. Le lait de femme a une densité de 1,023, suivant Brisson : la densité de celui de la vache est au contraire, d'après le même, le 10,324; il contient beaucoup de crême, beaucoup de sucre de lait, et très peu d'un caséum très mou, visqueux et tremblant; on y trouve aussi des hydrochlorates de soude et de chaux, une partie volatile odorante à peine sensible et peut-être du soufre. Son peu de consistance l'empêche de se coaguler. Deux livres de lait de femme fournissent une once et demie de crême, un gros de beurre peu consistant, une demi once de caséum, dix gros de sérum et le reste de l'eau. La même quantité de lait de vache donne vingt-gros de crême, six gros de beurre assez consistant et trois onces de caséum assez épais.

Le lait varie dans ses principes, non-seulement selon les différens animaux, mais encore selon les diverses époques, à dater de l'accouchement; moins abondant en parties nutritives dans le commencement, ce n'est guère qu'à trois mois qu'il a acquis toute la perfection dont il est susceptible. Plus la fin de la sécrétion approche, plus il acquiert de propriétés nutritives. Destiné à servir de nourriture habituelle à l'enfant, il s'accommode à la faiblesse de ses organes, dont il poursuit le développement en faisant concorder ses propriétes nutritives avec les progrès des forces. Il n'est donc pas indifférent de donner à un enfant un lait plutôt qu'un autre, car si l'âge de l'enfant n'est pas en rapport avec celui du lait; il en résulte toujours pour lui une mauvaise alimentation. L'oubli de ce principe incontestable, méconnu dans les grandes villes où l'on ne fait point de difficulté de confier les enfans à des nourrices dont le lait vieux a déjà servi à l'alimentation d'un nourrisson au moins, frappe de mort la plupart des jeunes citadins et ruine la santé des autres. Il n'en serait point de la sorte si chaque mère allaitait son enfant. Il en résulterait pour tous les deux des avantages inappréciables; si l'on voit tant de maux peser sur les femmes des villes, ne doit-on pas en accuser en grande partie la funeste habitude des mères de repousser leurs enfans de leur propre sein et de les confier, contre le vœu de la nature, à des nourrices mercenaires. Comment peut-on croire que l'on comprime impunément la sécrétion du lait qui tend à s'établir après l'accouchement? On sent bien que ceci ne s'applique point au petit nombre de mères qu'un état maladif ou une constitution délicate empêche de remplir le devoir le plus doux que la nature ait imposé aux femmes.

CHAPITRE II.

DURÉE DE LA VIE. HISTOIRE DES AGES ET DES SEXES. TEMPÉRAMENS. RACES HUMAINES.

L'ÉTUDE de la vie a été approfondie tant sous le rapport des formes variées qu'elle affecte dans l'universalité des êtres vivans, que sous celui des phénomènes qu'elle développe ; mais il règne la plus grande incertitude sur sa durée, de même que sur les périodes qui doivent la partager. Depuis Hippocrate jusqu'à nos jours, les physiologistes n'ont point cessé de se répéter : Moyse avait remarqué que la durée totale de la vie de l'homme était de 70 ou de 80 ans. M. Richerand admet les termes de 60 à 80, et M. Virey s'arrête à 75. La science n'a donc fait aucun pas vers la précision. Il est bien certain que si l'on ne s'en rapporte qu'aux tables de mortalité recueillies jusqu'à ce jour, l'observation est à-peu-près concluante pour chacune de ces époques ; mais il est difficile de croire que la durée de la vie humaine flotte dans un vague aussi étendu. La nature doit l'avoir déterminée par une loi aussi expresse que celles qui régissent l'organisation ; et de même que l'on peut, en faisant abstraction des individualités, distinguer le prototype de la santé, de même aussi l'on doit pouvoir reconnaître le type primordial de la vie humaine. Toutefois cette détermination n'est point aussi aisée qu'il semble au premier abord. S'il nous était possible de connaître dans tous leurs détails et de la manière la plus précise, les conditions matérielles de notre existence, sans doute nous arriverions de suite à déterminer l'époque à laquelle ces conditions ne pourraient plus être remplies; mais le lecteur à qui nous avons exposé tout ce qu'il y a de positif et d'avéré dans la science de l'organisation de l'homme, n'ignore pas que la somme des questions surpasse encore de beaucoup celle des réponses. L'observation de la nature est donc insuffisante, et la philosophie doit ici nous prêter son secours. Toutefois ce n'est point à la philosophie purement spéculative que nous demanderons des lumières, celle-ci ne vivant que de généralités et d'abstractions a toujours comprimé les progrès des sciences naturelles, bien loin de contribuer à l'agrandissement de leur domaine; mais si, joignant la spéculation aux faits, on les considère avec cet esprit d'analyse dont l'application judicieuse amène de grands résultats, il est rare qu'on ne soit conduit à la découverte d'utiles et importantes vérités. C'est ainsi que Galilée et Newton s'étayant d'observations déjà fort anciennes pour s'élever à la découverte, l'un des lois du mouvement, l'autre de celles de l'attraction, changèrent la face de la physique et de l'astronomie.

Plusieurs philosophes, parmi lesquels nous citerons principalement *Graunt*, *Arthur Young*, *Malthus*, *Montesquieu et Buffon* se sont occupés de recherches sur les probabilités de la vie humaine et sur la distinction de ses diverses phases; toutefois leurs travaux n'ont point ce degré de précision qui caractérise la science, tous se sont contentés de comparer entr'eux les divers phénomènes de la vie, qu'ils ont envisagés sous un point de vue trop matériel, négligeant de rechercher les lois générales auxquelles ces phénomènes sont assujétis.

Cette lacune importante dans l'histoire de la vie de l'homme a été remplie, de nos jours, par M. Lhéritier de l'Ain, professeur de philosophie à l'Athénée royal. Les notes manuscrites que nous devons à la bienveillance de ce savant, aussi modeste qu'il est profond, nous permettent de donner à nos lecteurs une idée de son système sur la durée de la vie tant générique que sexuelle. Nous verrons que l'incertitude, laissée par les auteurs sur la durée de la vie, avait entraîné dans ses diverses périodes une division fautive et peu conforme à l'expérience ; et il ne pouvait en être autrement : vouloir diviser une chose dont les limites sont inconnues, c'est vouloir diviser dans l'infini.

On se tromperait de croire que les recherches de ce genre sont purement spéculatives, elles peuvent au contraire devenir fécondes en résultats pratiques par leur application directe à l'économie générale et particulière. La détermination des époques de la vie était tellement importante aux yeux de Napoléon, que lors de la rédaction du Code civil, il prit immédiatement part aux discussions sur la loi concernant l'âge nubile, sachant bien que cette loi embrasse les plus chers intérêts des familles qui, dans tous les pays, et sous tous les climats, sont la base de l'état.

Après avoir démontré l'arbitraire des divisions admises par les naturalistes et les médecins dans la vie que les uns, avec Linné, partagent en quatre périodes inégales, les autres, avec Daignan, en périodes septénaires, M. Lhéritier établit trois époques principales qui se rapportent à la jeunesse, à l'âge mur et à la vieillesse ; toute vie en effet comporte une période d'accroissement, une période de force et une période de décroissement. Tel est son point de départ, rien n'est plus conforme à la nature, rien n'est plus physiologique. Toutefois il y a en-

core loin de là à la détermination précise de la durée de la vie. Mais en résumant les faits, d'une manière purement spéculative, il est bientôt conduit
à reconnaître que la période de force doit être plus
étendue, non-seulement que chacune des deux autres, mais encore que toutes les deux prises ensemble, parce que les périodes d'accroissement étant
deux périodes de faiblesse, distinguées seulement par
une progression ascendante dans la jeunesse et par
une progression descendante dans la vieillesse, si
la faiblesse l'eût emporté sur la force, la nature eût
mal ordonné son ouvrage, la vie de l'homme eût
alors nécessairement succombé dans la faiblesse,
non-seulement chez l'individu, mais encore chez
l'humanité entière. Nos vieillards, incapables de
pourvoir eux-mêmes à leurs besoins, périraient dans
la plus affreuse misère; et, comme dit très bien
M. Lhéritier, la loi barbare de Lycurgue qui or-
donnait de tuer les enfans mal conformés, serait
alors la loi de la nature.

Ainsi donc, la période de l'âge mûr doit être
plus étendue que celles de la jeunesse et de la vieillesse prises ensemble. Toutefois cette donnée nouvelle, quelque degré de précision qu'elle offre, est
loin d'être suffisante, et il reste encore à déterminer
non-seulement quelle est la proportion exacte qu'ont
entre elles la force et la faiblesse, mais encore quelle
est la durée de chacune d'elles. Les recherches ultérieures dans ce but sont tout-à-fait empiriques,
et ce n'est qu'en les comparant avec ce qui se passe
dans la nature que M. Lhéritier est parvenu à préciser le type primordial de la vie humaine.

Les résultats qu'il a obtenus sont du plus haut
intérêt. La durée primordiale de la vie est, selon
lui, de 81 ans; lequel nombre d'années doit être ré-
parti entre la force et la faiblesse de la vie, de manière que la première l'emporte sur la seconde, con-

formément au principe établi plus haut. Pour que
la répartition soit juste et conforme à la nature, il
faut ici revenir aux observations et appuyer toujours le calcul sur des faits. Mais, chose singulière!
Il semblerait que la nature ait voulu mettre de la
rondeur jusque dans les nombres dont elle s'est
servie. Cela doit-il paraître étonnant, lorsque nous
voyons que tout dans l'univers est ordonnancé selon
les lois de la plus belle harmonie? Ce calcul est trop
curieux pour que nous nous dispensions de le faire
connaître à nos lecteurs. 81 ans représentent la
somme des trois périodes de la vie, savoir : deux
périodes de faiblesse et une période de force. Quel
est le véritable facteur de 81 ? C'est 9 qui en est la
racine carrée. La durée de la vie se trouve donc divisée en 9 sections de 9 années, dont la distribution aux trois périodes d'accroissement, de force et
de décroissement, doit nous donner la durée précise de chacune. Mais la part de la période de
force devant être plus grande que celle totale des
périodes d'accroissement et de décroissement; la
meilleure distribution qui puisse être faite de ces 9
sections doit consister à en donner 5 à la période de
force et 4 aux périodes de faiblesse.

Appliquons ce calcul aux faits et prenons d'abord
2 sections de 9 années pour la faiblesse ascendante,
nous aurons 18 ans pour la jeunesse ; 5 sections
pour la force formant un total de 45 années qui,
ajoutées aux années de la jeunesse, donnent 63
ans ; il ne reste plus que 2 sections de 9 années qui,
appliquées à la dernière faiblesse, donnent aussi
18 années pour cette faiblesse descendante et complètent les 81 années que nous avons dit exister
dans le type de la vie humaine. D'après ce calcul,
la force de la vie est à la faiblesse comme 5 : 4 ; cette
prépondérance de la force sur la faiblesse est suffisante pour chaque être, et elle dépasse les besoins de

la masse, parce que bien des individus n'atteignant
point le terme de la durée de la vie primordiale,
l'excédant de la force inutile alors à l'individu,
dont la carrière est anticipée, tourne au profit de
la masse.

Admettons pour un instant la division de la vie,
d'après les calculs de M. Lhéritier, et distinguons
ses trois époques par les caractères physiologiques
qui leur appartiennent.

Premier âge de o à 18 ans, c'est véritablement
l'âge de la jeunesse, où l'on peut distinguer 2 sections de 9 ans, la première appartenant à l'enfance,
la deuxième à l'adolescence. Cet âge est principalement caractérisé par l'accroissement, les fonctions
nutritives jouissent de l'activité la plus grande,
l'enfant ayant besoin de se nourrir non-seulement
pour réparer les pertes occasionnées par l'usage de
la vie, mais encore pour fournir au développement
de toutes ses parties. A 7 ans, l'enfant n'est pas
assez mûr; cet âge ne peut pas être encore celui
de la raison commençante, les hochets insignifians
de la puérilité la plus futile lui plaisent encore, et
ce n'est véritablement qu'à 9 ans qu'il commence à
vouloir quelque chose de mieux qu'un cheval de
carton. Dans cette première époque de la vie, les
parties qui manquaient à l'enfant pour sa conservation individuelle, se sont développées, le système osseux s'est affermi, les mâchoires se sont garnies de dents solides qui ne finissent de pousser que
vers la fin de la neuvième année, époque à laquelle
deux nouvelles grosses molaires se joignent à celles
qui existaient déjà et complètent ainsi le nombre
des dents qui est de vingt-huit. De 9 ans à 18,
l'accroissement se continue, il se manifeste principalement dans la vie de relation dont l'activité
devient alors égale à celle de la vie de nutrition;
l'adolescent acquiert dans cet espace de temps tout

ce qui lui manque pour devenir véritablement homme; la puberté se manifeste; son menton se couvre d'un léger duvet; son corps joint la force et la souplesse à l'agilité et à la vigueur; enfin sa voix devenue plus mâle lui permet de prendre la parole et de se mêler aux conversations de l'homme fait.

Deuxième âge de 19 à 63 ans, période de la force. Les temps de la première faiblesse sont écoulés, maintenant l'homme se suffit; tout accroissement tourne désormais au profit de sa force, soit physique, soit morale. Cet accroissement de la force a lieu jusqu'à quarante ans et demi époque, de la moitié de la durée de la vie. Ce temps écoulé, la force diminue dans une progression de plus en plus rapide, jusqu'à 63 ans, âge auquel commence la seconde faiblesse.

Cette période de la vie contient 5 sections de 9 ans, dont la première est remarquable par deux circonstances capitales dans la vie sociale; ce sont l'âge de majorité et l'âge nubile. L'homme est majeur lorsqu'il est parvenu au milieu de la première section de l'âge mûr, c'est-à-dire, à 22 ans six mois et il est nubile à la fin de cette même section, c'est-à-dire, à 27 ans. On verra plus bas qu'à cet âge l'homme est dans la plénitude de la force génératrice. Il est alors parvenu au zénith de la vie sexuelle. Il est aisé de voir que rien ici ne contredit l'observation. La seule différence qu'il y ait entre M. Lhéritier et les physiologistes, c'est que les uns se tiennent dans le vague et que M. Lhéritier précise tout. La troisième section de la période qui nous occupe, qui dure depuis 36 ans jusqu'à 45, est l'époque de la plus grande vigueur. L'homme en effet a atteint alors tout le développement que comporte son organisation; ses facultés physiques et morales sont dans la plus grande harmonie. L'anatomie vient ici ap-

puyer la spéculation du calcul. Le cerveau, selon
M. Gall, croît jusqu'à quarante ans, alors les changemens qui peuvent s'opérer dans cet organe ne
sont point sensibles, mais après 45 ans, à mesure
qu'on avance en âge, l'ensemble du système nerveux diminue graduellement, le cerveau s'amaigrit,
se rapetisse et ses circonvolutions sont moins rapprochées. 40 ans 6 mois divisent la vie entière en
deux parties égales; cet âge est le terme de la force
ascendante et le point de départ de la force descendante, l'affaiblissement est d'abord très lent, mais selon une loi assez semblable à celle de la chute des
corps, ses progrès sont d'autant plus rapides que le
moment fatal approche davantage. C'est dans la troisième section de la période de force de 36 à 45 ans
que l'homme conçoit ou exécute tout ce qu'il peut
faire de grand : sa vigueur et son énergie le mettent
à même de féconder tous les projets que son imagination ardente et sévère lui a suggérés. Plus tard,
si ses facultés intellectuelles sont encore dans leur
intensité, ses facultés physiques ne les secondent que
médiocrement. S'il veut se ménager d'honorables
loisirs, qu'il se hâte de mettre à profit ce temps heureux où son travail sera productif, où il recueillera
le fruit de ses sueurs ; parvenu à la 54° année, qui
ouvre la dernière section de la force décroissante,
il manifeste dans ses goûts le besoin qu'il a du repos;
tout ce qui marque le mouvement lui déplaît, il est
l'ennemi des innovations. Sans être vieux, il ne
jouit plus entièrement des prérogatives de l'âge
viril. Son appétit diminue, la circulation se ralentit, la locomotion perd en vigueur ce que les divers
organes acquièrent en embonpoint, les sensations
sont moins vives, la sécrétion spermatique est appau-
vrie ; alors, si l'on veut que la retraite soit honora-
ble, il faut abandonner Cythère ou s'attendre à en
être bientôt congédié.

Troisième âge, de 61 à 81 ans. Les temps de la faiblesse croissante sont arrivés, une pente rapide et irrésistible entraîne l'homme vers la tombe. La faculté reproductrice est abolie, les forces diminuent en raison de la détérioration des organes, de l'affaiblissement de la pensée et de l'imperfection des diverses fonctions de l'économie. Peu-à-peu le corps perd sa rectitude, la peau devient molle, flasque, ridée. La physionomie se décompose, à peine retrouve-t-on sur le visage du vieillard les principaux traits de sa jeunesse. Le front devenu chauve a acquis en étendue ce que la face a perdu dans la même dimension par le rapprochement des mâchoires résultant de l'absence des dents. Les organes digestifs refusent bientôt leurs secours, les battemens du cœur ne se font sentir qu'à de lorgs intervalles, cet organe ne pousse plus le sang qu'avec mollesse, et ce liquide devenu plus séreux n'excite plus dans les parties cette chaleur salutaire qui donne tant d'énergie et d'activité à l'âge viril. Les sens ont perdu leur intensité, souvent même quelques-uns ne sont plus aptes à remplir leurs usages. Enfin, à partir de 72 ans, le vieillard ne compte plus ses années que par la perte nouvelle de quelque faculté, soit physique, soit morale.

Après 81 ans, il est décrépit et n'a plus de la vie que les infirmités dont chaque jour augmente le nombre : celui dont l'existence se prolonge au-delà de ce terme, est placé, pour ainsi dire, dans un autre monde, il ne trouve plus un seul témoin de ses succès ni de ses vertus, il ne peut faire un pas sans porter ses regards sombres sur la tombe d'un parent, d'un ami ou d'un bienfaiteur. En effet, sur mille individus nés en même temps, il en est à peine trente-sept qui accomplissent le type voulu par la nature dans l'état normal : aussi à 81 ans, la mort n'est-elle plus un mal; elle est la fin de la vie.

·Tel est le type de la vie générique d'après lé calcul de M. Lhéritier, calcul basé sur. l'observation de tous les siècles et analogue aux idées de la
plupart des physiologistes modernes. Nous ne parlerons point de la division en quatre âges admise
communément. Nous croyons en avoir assez fait
sentir tout le vice en caractérisant les diverses époques de la vie selon les coupes faites par M. Lhéritier ; passons maintenant à ses recherches sur la vie
sexuelle.

C'est encore au calcul et à l'observation qu'il a recours pour découvrir la durée de la vie sexuelle et
ses diverses époques. Leur détermination est on ne
peut plus heureuse.

La vie sexuelle de l'homme présente trois périodes. La première, celle de la jeunesse sexuelle ,
s'étend jusqu'à 18 ans. La seconde, celle de la force
sexuelle, occupe l'intervalle de 18 à 45 ans, et la
troisième, celle de la vieillesse sexuelle, commence
à 45 ans révolus et se termine à 63.

Ces trois périodes se partagent en 7 époques de
9 années chacune dont la moitié forme des sections
de 4 ans et 1/2 que nous devons admettre, puisque
la nature a fixé à leur révolution diverses circonstances capitales de la vie sexuelle de l'homme. C'est
ainsi qu'à 13 ans et 1/2, somme totale d'une époque
et d'une section, les organes sexuels commencent
leur développement qui n'est complet qu'à 18 ans,
époque à laquelle le jeune homme entre dans la
période de la force sexuelle. Cette force est dans
toute son intensité depuis 27 jusqu'à 36 ans, son
zénith précis se trouvant à 31 ans 6 mois , qui com-
prennent trois époques et une section. Les autres
époques et sections depuis 36 jusqu'à 63, caractéri-
sent les divers degrés d'affaiblissement de la vie
sexuelle de l'homme, dont le terme irrévocable est
fixé à cet âge. D'après cette projection, l'âge le plus

favorable à l'homme pour devenir chef de famille, se trouve entre 27 et 36 ans. Avant cette époque, on peut dire que le mariage est prématuré, après il est tardif et cela par plusieurs raisons qui toutes reposent sur le but principal du mariage, la reproduction.

La femme est plus précoce que l'homme, sa puberté est plus hâtive. C'est un fait dont la physiologie ne peut pas donner l'explication. Toutefois il s'ensuit que sa vie sexuelle est calculée sur d'autres bases. Après plusieurs essais, M. l'Héritier est conduit à reconnaître que le nombre 7 est la racine carrée de sa durée qui par conséquent est de 49 ans. Mais malgré la différence des âges, l'union la plus intime règne par le fait entre les deux sexes. Comment est donc réglée l'harmonie qui existe entre eux? La durée de la vie sexuelle de l'homme est le produit de la racine carrée de la vie générique par la racine carrée de la vie sexuelle de la femme. Les facteurs de 63 sont en effet 9 et 7. Cette première donnée étant trouvée, les autres n'en sont que la conséquence.

Comme la vie sexuelle de l'homme, celle de la femme présente trois périodes composées de sept époques de sept années chacune : la jeunesse sexuelle comprenant deux époques et se terminant à 14 ans; la force sexuelle comprenant trois époques s'étendant depuis 14 jusqu'à 35 ans, enfin la vieillesse sexuelle qui n'a que deux époques et qui s'étend de 35 à 49 ans. Chaque époque divisée par deux, forme des sections dont la révolution amène dans la vie sexuelle de la femme des circonstances capitales telles, qu'à 10 ans 6 mois, le développement commençant de ses parties génitales, qui n'est complet qu'à 14 ans. L'intensité de sa force sexuelle embrasse l'intervalle de 21 ans à 28, son zénith étant placé à 24 ans et 1/2, etc.; mais un coup-d'œil sur le tableau comparatif de la vie sexuelle de l'homme et de la femme fera mieux ressortir la concordance qui les lie. En l'établissant par sections, nous avons:

Chez l'homme.   Chez la femme.

	Chez l'homme			Chez la femme	
1re période, jeunesse sexuelle, 2 époques de 9 ans.	4 ans 1/2 correspondant à			3 ans 1/2	1re période, jeunesse sexuelle, 2 époques de 7 ans.
	9 —			7 —	
	13 — 1/2			10 — 1/2	
	18 —			14 —	
2e période, force sexuelle, 3 époques de 9 ans.	22 — 1/2			17 — 1/2	2e période, force sexuelle, 3 époques de 9 ans.
	27 —			21	
	31 — 1/2 zénith sexuel...			24 — 1/2	
	36 —			28 —	
	40 — 1/2			31 — 1/2	
	45 —			35 —	
3e période, vieillesse sexuelle, 2 époques de 9 ans.	49 — 1/2 zénith sexuel...			38 — 1/2	3e période, vieillesse sexuelle, 2 époques de 7 ans.
	54 —			42 —	
	58 — 1/2			45 — 1/2	
	63 —			49 —	

On voit par ce tableau que l'âge le plus convenable au mariage se trouve placé entre 22 ans et 1/2 et 45 chez l'homme et entre 17 et 1/2 et 35 chez la femme; mais si l'on fait attention que le but de la vie sexuelle est la reproduction et que l'homme l'être le plus long-temps faible dans la jeunesse est celui dont l'éducation est aussi la plus longue, on sera conduit à admettre 27 ans pour l'homme et 21 ans pour la femme, comme l'époque précise la plus favorable pour qu'il reste au nouveau ménage assez d'années de force pour pourvoir à l'éducation d'une famille dont le nombre s'élèverait au maximum. Alors les deux époux formeront avantageusement un cercle dont il seront le centre.

L'espace nous manque pour assigner aux diverses périodes de la vie sexuelle de la femme les caractères qui les distinguent. Il nous suffit de dire que la physiologie n'a rien à opposer aux coupes faites par M. l'Héritier. Cette science au contraire lui sera redevable de l'application qu'il a su faire de l'analyse aux faits et de la précision qu'il a ainsi apportée dans la vie de l'espèce, partie de la physiologie qui n'est pas la moins importante, quoiqu'elle soit la moins cultivée.

Est-il besoin de dire que les types de la vie générique et de la vie sexuelle, tels que nous venons de les présenter, ne sont applicables qu'à la masse et non pas aux individus? La durée de la vie est très souvent influencée dans chaque être en particulier et quelquefois simultanément dans une certaine quantité d'êtres, au point d'en faire varier considérablement les périodes; quelque restreinte ou augmentée qu'en soit pourtant la durée totale, il est certain qu'elles existent toujours dans les proportions déterminées par le type primordia. Il en est en cela de la vie sexuelle comme de la vie générique; ainsi, dans les pays, de même que chez les individus où la puberté a lieu à 12 ans, la vie sexuelle s'accomplit à 36. M. l'Héritier a consacré une partie de son travail à la recherche des lois qui régissent les variations de la vie sexuelle, mais, quelqu'intéressant qu'en soient les résultats, nous ne pouvons en parler ici.

Au nombre des causes qui influencent la vie de l'individu, il en est une principale qui, de tout temps, a fixé l'attention des physiologistes, ce sont les tempéramens.

Si jamais la physiologie a mérité les reproches qu'on lui a adressés en l'appelant le roman de la médecine, c'est bien lorsqu'elle a voulu faire l'histoire des tempéramens; aussi l'un des physiologistes qui en a décrit les divers types avec le plus d'esprit et de talent, n'a pas pu s'empêcher d'en convenir. « Les descriptions qu'on donne des tempéramens, dit-il, portent sur une collection d'individus qui ont entre eux de grandes ressemblances; leurs caractères sont de pures abstractions qu'il est difficile de réaliser, parce que tous les hommes sont à-la-fois sanguins et bilieux, sanguins et lymphatiques, etc. Ici les physiologistes ont imité cet artiste qui réunit dans la statue de la déesse de la beauté, mille perfections que lui offraient, séparées, les plus belles femmes de la Grèce. » (Richerand, *Élémens de physiol.*) Cela est si vrai que la nature ne fournissant point de modèle des tempéramens admis, pour en démontrer les caractères physiques et les apparences extérieures, il a fallu recourir à l'idéal des arts. Ainsi, l'Hercule Farnèse a été reconnu pour type du tempérament athlétique, où la force musculaire est prédominante, et l'Apollon du Belvéder pour le type du tempérament lymphatique-sanguin.

Comme le tempérament consiste dans la prédominance de tel ou tel autre système d'organes, il est clair qu'il doit y avoir autant de tempéramens, non-seulement qu'il y a de systèmes, mais encore qu'il y a de degrés dans la prédominance de chaque système et de combinaisons possibles entre ces divers degrés. Or, ces combinaisons sont infinies, et c'est ce qui explique l'impossibilité presque absolue de trouver dans la nature un seul des tempéramens tels qu'ils ont été décrits dans les livres. Cette vérité, aujourd'hui généralement reconnue, a fait sentir la nécessité de substituer au mot tempérament, qui n'exprime qu'une abstraction et qui ne peut

s'appliquer aux individus, un autre terme plus
exact, celui d'idiosyncrasie, qui signifie manière
d'être spéciale.

Chacun en effet apporte en naissant des dispositions particulières dont le développement est, ou
favorisé ou comprimé par les circonstances dans lesquelles l'individu se trouve placé, et surtout par
les mœurs, le climat, l'éducation et l'habitude qui,
selon certaine locution bien fondée, constitue pour
l'individu une seconde nature. Les limites dans
lesquelles nous devons renfermer notre travail, nous
empêchent d'analyser les divers agens qui influencent l'économie et qui sont les causes eff.cientes
des idiosyncrasies ; toutefois il est une de ces causes
qui doit fixer plus particulièrement notre attention,
parce qu'elle est la plus importante et qu'elle se rattache d'une manière spéciale à une question qui
nous reste à traiter. Nous voulons parler de l'habitude, que nous avons déjà signalée entre autres
influences. Personne ne nous semble l'avoir mieux
caractérisée que M. Adelon, et nous ne croyons
mieux faire que de lui emprunter un passage où il
l'a expliquée avec une sagacité vraiment remarquable.

« Tout être vivant doit à son organisation primitive, à ce qu'on appelle sa *nature*, une certaine
somme de besoins, de dispositions, de facultés.
Mais cette organisation n'est pas nécessairement ni
absolument immuable ; elle est au contraire susceptible d'être modifiée jusqu'à un certain point et dans
de certaines limites ; et par conséquent aussi les
aptitudes originelles sont susceptibles de changer un
peu. Deux causes principales peuvent être assignées
à ces modifications, l'exercice même des organes,
leur emploi, et l'impression des corps extérieurs.
D'un côté, il suffit que les organes agissent pourvu
que ce ne soit pas avec excès, pour qu'ils devien-

nent de plus en plus disposés à agir, pour que l'acte qui leur est propre leur devienne plus facile. D'un autre côté, les êtres vivans ont des rapports nécessaires et inévitables avec les corps extérieurs ; et bien que dans ces rapports, ils s'en montrent les maîtres, qu'ils se les subordonnent, les corps extérieurs les modifient jusqu'à un certain point, les obligent à se mouler, à se proportionner, à se coordonner à eux. A la vérité, si le degré dans lequel les organes sont exercés ne dépasse pas la mesure d'activité à laquelle les invite naturellement leur force intrinsèque, les organes ne manifesteront pas une aptitude et une habileté supérieure à celles qu'ils avaient accusées d'abord d'après leur organisation primitive. De même si l'impression des corps extérieurs n'est que celle qui est la plus naturellement conforme à la nature des êtres vivans, ou si, quoique différente, elle n'a pas été assez prolongée pour que la modification qu'elle a produite soit devenue durable, en ce cas encore, aucune aptitude nouvelle ne se présentera. Mais si au contraire l'exercice des organes est très répété, les organes acquerront, à l'accomplissement de l'acte qui leur est propre, une aptitude telle que cet acte, fût-il de ceux qui ne sont produits primitivement que par une volonté expresse et avec effort, souvent alors se manifestera comme de lui-même, sans qu'on paraisse le vouloir, et sans être perçu. De même si l'impression faite par les corps extérieurs est prolongée, la modification qu'en aura reçue l'économie sera à-la-fois assez profonde et assez durable, pour que cette impression, fût-elle de celles qui primitivement sont nuisibles, devienne non-seulement supportable, mais encore nécessaire et soit réclamée avec exigence. Alors dans l'un et l'autre cas éclatent les dispositions différentes, sinon dans leur nature au moins dans leur degré, de celles qu'on avait primitivement ; et ces dispositions nouvelles sont ce qu'on appelle des *habitudes*, » (*Dict. de méd.*)

Plus les êtres sont élevés dans l'échelle organique, plus ils sont soumis aux influences de l'habitude. Ainsi l'homme qui jouit de l'organisation la plus compliquée, est l'être chez lequel l'habitude a le plus de pouvoir; mais s'ensuit-il que, comme on l'a dit, on doive mettre sur le compte de l'habitude la diversité des races et des espèces sous lesquelles il se présente à la surface du globe , les modifications une fois acquises étant ensuite transmises successivement de générations en générations?

Cette question a été l'objet d'un grand nombre de discussions , et malgré les travaux et les recherches auxquels elle a donné lieu , plusieurs la considèrent encore comme indécise, *adhuc sub judice lis est.* En la traitant ici, nous n'avons d'autre but que de faire connaître tous les rapports sous lesquels on peut envisager l'homme , sans vouloir en tirer aucune conséquence pratique , relative à des opinions et à des croyances qui revendiquent des fondemens autres que les faits. Dans un ouvrage sur la nature, c'est le langage de la nature que nous devons écouter ; or, la nature ne s'exprime que par des faits.

Les naturalistes s'accordent assez généralement à rapporter à quatre races principales tous les êtres humains répandus à la surface du globe. On les désigne sous les noms suivans : 1° *race blanche*, dite *Caucasienne et celtique* ou *arabe-européenne*, 2° *race olivâtre* ou *mongole*, *kalmouk* et *chinoise*; 3° *race malaie*, 4° *race nègre*.

Les caractères distinctifs de ces diverses races, résident principalement dans la configuration de leur tête et dans la couleur de leur peau. Nous nous arrêterons seulement sur ces deux particularités de structure parce qu'elles nous paraissent tracer suffisamment la ligne de démarcation.

Dans la *race arabe-européenne* ou *caucasienne*, la ligne qui mesure la hauteur de la face est presque verticale. Cette race se distingue par la couleur blanche de sa peau, par un visage ovale, un front haut et développé, un nez étroit et un peu convexe; les os des joues peu saillans; la bouche petite et les lèvres légèrement tournées en dehors, les dents placées verticalement et sans aucune saillie extérieure, le menton plein et arrondi. On voit que cette espèce de visage s'accorde le plus avec nos idées de la beauté, mot qui évidemment signifie ici perfection. Car c'est dans cette race qu'il faut chercher tout ce qui s'est fait de grand sur la terre; les sciences, les arts, la philosophie ont atteint chez elle seule une élévation inconnue chez les nations formées par les autres races. Partout où l'Européen a pénétré, et il est peu de lieux sur la terre où il n'ait porté ses pas, partout il s'est acquis une haute prépondérance par le déploiement de ses facultés aussi étendues que nombreuses. C'est de cette race que l'on fait descendre, non-seulement les habitans de l'Europe, mais encore ceux de l'Egypte, de la Syrie, de la Barbarie, de l'Ethique, etc.

Les caractères de la *race mongole* ou *kalmouck* et *chinoise* sont bien differens : sa couleur est olivâtre. La ligne qui mesure la hauteur de la face n'est plus verticale, elle est oblique, ce qui indique un commencement de dépression dans la partie antérieure du cerveau. La face est large, carrée, aplatie, ce qui est dû principalement à la saillie des os, des joues et à l'enfoncement du nez qui est plat, gros et écrasé à sa racine, les narines étant très ouvertes sur les côtés; les yeux sont comme bridés, l'espace qui les sépare est plat et très large, ils sont placés obliquement, leur angle interne étant abaissé vers le nez, la paupière supérieure décrivant un cercle pour se réunir à la paupière inférieure.

Cette race comprend les Chinois, les Tartares Mantchoux, les Kalmoucks, les Kirguises, les Kamstchadales, les Tunguses, etc... Moins bien organisée que la race précédente, elle est moins capable qu'elle des hautes conceptions du génie; l'état stationnaire de l'intelligence des Chinois qui depuis des siècles n'ont fait aucun pas vers une plus grande civilisation vient appuyer la conséquence qui nous était indiquée par le peu de développement de la partie antérieure du cerveau.

Le front est encore plus déprimé dans la *race Malaie*, la ligne qui mesure la hauteur de la face est plus oblique que chez le Kalmouck, le nez est plein, épais à son extrémité, la bouche est large et les pomettes sont médiocrement élevées; la couleur de cette race est plus foncée que celle des Mongols. Cette race ne constitue, pour M. Virey, qu'une variété. Ce naturaliste présume que c'est une lignée bâtarde de mulâtres indiens, propagée, multipliée par le temps, enfin perpétuée aujourd'hui d'elle-même. La race Malaie est bien moins civilisée que la précédente; les peuples qui la composent habitent depuis la péninsule de Malaca jusqu'aux îles les plus éloignées du grand Océan indien et pacifique; plusieurs sont anthropophages; en général, ils sont polygames, se tatouent et se nourrissent principalement de végétaux. Il est douteux que les Américains forment une race distincte; car, si, d'une part, il est aujourd'hui bien reconnu, comme Buffon l'avait déjà démontré, qu'une multitude innombrable de végétaux et d'animaux de l'Amérique méridionale diffèrent totalement de ceux de l'ancien continent, d'un autre côté, les peuplades du nouveau continent ont de nombreux rapports avec la race mongole du Nord de l'Asie.

La race *nègre* est celle qui offre les caractères le plus profonds de la dégradation physique et morale, si toutefois on peut trouver dans la conformation une raison suffisante des différences que l'on observe dans les races. « Quand on lui supposerait, dit M. Virey, un teint blanc comme on l'observe dans l'albinos, sa face prolongée en museau, et n'offrant qu'un angle facial ouvert de soixante-quinze à moins de quatre-vingts degrés ; son front déprimé et arrondi, sa tête comprimée vers les temps, ses cheveux laineux ou moutonnés, ses grosses lèvres si gonflées, un nez large et épaté, des yeux ronds et à fleur de tête, un menton reculé, des dents placées obliquement en saillie, etc., seraient bientôt reconnaître les caractères du nègre. Plusieurs ont les jambes cambrées, presque tous ont moins de mollet que le blanc, des genoux toujours un peu fléchis, une allure souvent éreintée, le corps et le cou tendus en avant ; tandis que les fesses ressortent beaucoup en arrière. Toute cette conformation montre une nuance manifeste de la structure de l'orang-outang et des singes » : Des quatre variétés que l'on remarque dans la race nègre, savoir : les *Ethyopiens*, les *Caffres*, les *Hottentots*, les *Papous* ; les *Hottentots* et les *Papous* sont ceux qui se rapprochent le plus du singes ; leur museau est plus prolongé, leur visage triangulaire finit en pointe, leur peau est d'un brun noir, leur nez est écrasé et très large, les lèvres sont très gonflées, les pommettes très saillantes, le front excessivement déprimé et presque nul. C'est chez les femmes des *Hottentots* qu'on rencontre ce prolongement considérable des nymphes auquel on a donné le nom de *tablier*, ainsi que ces énormes loupes graisseuses situées au croupion ou au-dessus des muscles fessiers, et qui sont analogues aux amas de graisse de la queue des moutons d'Afrique et aux bosses des chameaux. En général les nègres sont remarquables par un développement considérable de toutes les parties de la face et par une dépression extraordinaire du crâne, ce qui explique leur penchant aux plaisirs sensuels, ainsi que leur stupidité et leur incapacité à réfléchir. Le langage des Papous est une sorte de clapement ou de glousement singulier qui résulte, dit-on, de quelque conformation de la glotte analogue à celle des orangs-outangs. Partout où cette race se trouve mêlée avec d'autres elle se laisse dominer, en sorte qu'elle est constamment la plus inférieure.

Nous avons tracé rapidement les caractères des races, jetons maintenant un coup-d'œil sur les causes qui ont déterminé de si grandes variations dans le type humain. Ici notre rôle doit se borner à rapporter les opinions diverses et les raisons dont elles sont appuyées.

Lawrence, médecin anglais, dans un ouvrage plein d'érudition et de faits, examine à fond la question de l'unité de l'espèce humaine. Il passe en revue les signes caractéristiques des races, tels que la couleur de la peau et la forme de la tête et, reconnaissant qu'entre les races les plus éloignées, comme le nègre et le blanc, on peut établir une dégradation insensible tant pour la couleur de la peau que pour la forme du crâne, il en conclut l'unité de l'espèce humaine. Mais il est évident que sa conclusion est dépourvue de justesse; car on peut continuer cette progression descendante, sur toute l'échelle des êtres, jusqu'à ceux dont l'organisation est la plus inférieure, chose aisée à établir, aujourd'hui que l'anatomie comparée a fait d'immenses progrès (1). De

---

(1) Je ne citerai qu'un exemple du degré de précision qu'elle présente : M. Serres dans un très bel ouvrage couronné par l'Académie des sciences et intitulé : *Anatomie comparée du cerveau dans les quatre classes d'animaux vertébrés*, a démontré que:

Chez les *poissons*, les lobes optiques sont l'élément dominateur; les hémisphères cérébraux sont atrophiés, le lobule olfac-

plus, il reste encore à savoir par quelle cause l'organisation serait descendue du blanc au nègre par des dégradations successives ou remontée du nègre au blanc par des perfectionnemens, comme le veulent Moscati, Schelver et Doornik, qui font provenir l'homme d'un singe perfectionné.

Si l'on veut que ce soit un effet du climat, comment se fait-il que les Juifs, qui ne se mêlent jamais avec les autres peuples, quoiqu'ils soient dispersés par toute la terre, conservent leurs caractères nationaux? Comment se fait-il que les Anglais, établis depuis si long-temps dans les Indes, n'aient contracté, dans leur organisation aucun des caractères particuliers aux Indous? comment se fait-il, enfin, que les familles portugaises, transplantées

---

tif est très considérable ; le cervelet est moyennement développé.

Chez les *reptiles*, les lobes optiques perdent leur influence; le cervelet est presque anéanti, les hémisphères cérébraux se développent beaucoup comparativement à ce qu'ils sont chez les poissons ; le lobule olfactif est à son tour atrophié.

Chez les *oiseaux*, le cervelet devient la partie dominante ; les lobes optiques sont affaiblis ; les hémisphères cérébraux sont accrus, les lobules olfactifs sont presque anéantis.

Chez les *mammifères*, les hémisphères cérébraux deviennent à leur tour les organes dominateurs ; le cervelet continue son développement transversal, les tubercules quadrijumeaux ou lobes optiques sont réduits à leur minimum d'existence ; le lobule olfactif éprouve de grandes variations : très développé chez ceux où les hémisphères le sont peu, il diminue et disparaît presque complètement à mesure que l'on s'élève des ruminans aux carnassiers, puis aux singes et enfin à l'homme.

Ce savant anatomiste établit aussi dans cet ouvrage que le *mammifère* aux diverses époques de sa vie utérine a le cerveau formé d'abord comme celui des poissons, puis comme celui des reptiles, puis comme celui des oiseaux et ainsi de suite jusqu'à son entière et définitive formation. Ce n'est point une identité philosophique, c'est une ressemblance entière, absolue, de sorte que, dit l'auteur, s'il devenait possible de développer les diverses parties de l'encéphale, on ferait successivement d'un poisson un reptile, d'un reptile un oiseau et d'un oiseau un mammifère.

en Afrique depuis plusieurs générations, ne se soient pas transformées en véritables nègres? C'est que la nature a voulu que la configuration d'un individu fût toujours analogue à celle des êtres dont il provient par la génération.

> *Fortes creantur fortibus et bonis :*
> *Est in juvencis, est in equis patrum*
> *Virtus, nec imbellem feroces*
> *Progenérant aquilæ columbam.*
>
> (Horace.)

On a lieu de s'étonner que Volney ait pu dire que la contraction des parties de la face, qui a lieu des dans le pays nu et chaud des nègres, est devenue à la longue le caractère propre de leur figure, et que l'habitude de faire la *moue*, causée d'abord par la chaleur et l'éclat du soleil, a changé totalement leur organisation. Il faudrait admettre ce qui n'est pas, que les nègres, transportés dans d'autres climats, après plusieurs générations, perdent ce caractère de leur physionomie. De plus, les traits les plus opposés à ceux du nègre ne devraient pas se rencontrer dans d'autres parties du monde sous des climats parfaitement semblables.

Buffon concluait l'unité de l'espèce huma ne du fait seul de la réproduction qui, entre le *nègre* et le *blanc*, donne lieu à un mulâtre capable de multiplier, tandis que les mulets ou métis d'espèces distinctes comme du cheval et de l'âne, sont ordinairement stériles. Mais aujourd'hui il est bien reconnu que quelques animaux d'espèces différentes donnent lieu à la production d'autres individus qui engendrent également. Tels sont le chien, le loup, le chacal, le renard parmi les mammifères; les canards, la poule, le faisan parmi les oiseaux, etc.

Depuis que l'on observe la nature, la génération entre des espèces identiques a toujours donné lieu à des produits identiques ou à des monstres; et ce n'est qu'entre des espèces différentes qu'elle a fourni des individus dont l'organisation tient le milieu entre les deux espèces. En raisonnant dans l'hypothèse de ceux qui prétendent qu'il n'y a eu primitivement qu'une race, la caucasienne, les autres n'auraient donc pu se former que par le mélange de cette race primitive avec le singe, ce qui aurait produit le nègre dont le croisement avec la même race, aurait donné les deux autres. Une pareille supposition répugne trop à la raison de l'homme pour que nous nous y arrêtions. Si nous nous sommes permis de l'énoncer, c'est parce qu'elle a été réellement émise : toutefois on aurait tort de croire que les caractères communs au nègre et au singe n'existent qu'à la surface ; ils se trouvent aussi jusque dans la profondeur des organes (1). La couleur noire du nègre est intérieure et inhérente au *corps muqueux,* comme nous l'avons démontré en décrivant la peau. L'apla-

---

(1) M. Virey après avoir expressement déclaré dans son *Histoire du Genre Humain*, que l'homme et le singe n'appartiennent nullement au même genre (t. I, pag. 91), se laisse cependant entraîner à dire plus bas (pag. 188), l'utérus des singes sans queue est à-peu-près conformé comme celui de la femme, d'où l'on peut conclure que l'union d'un nègre, par exemple, avec ces animaux pourrait n'être pas inféconde ». Nous objecterons d'abord qu'une conformité qui n'est qu'à-peu-près est toujours une différence, et que chaque différence petite sous plusieurs rapports, est grande quand il s'agit d'un chef-d'œuvre tel que la reproduction : nous ajouterons encore que dans cet acte , il faut avoir égard, non-seulement aux différences dans les parties de l'organisme qui y sont immédiatement engagés, mais encore à celles qui existent dans toutes les autres. Notre cervelle ne doit-elle pas contribuer à la reproduction de notre semblable, qui ne le serait pas avec une autre cervelle qu'une cervelle humaine? Si M. Virey eût écrit l'homme et le singe sont du même genre , son erreur ne serait pas plus grave, et il aurait du moins l'avantage d'avoir erré conséquemment.

(*Note de l'éditeur, directeur de la Bibliothèque*).

tissement du nez ne provient pas, comme on l'a prétendu, d'une pression éprouvée dans le jeune âge, car on rencontre cette disposition dans les fœtus de nègres. Il en est de même de la saillie des dents et du reculement du front; le trou occipital ne se trouve pas non plus au milieu de la base du crâne, il est reculé au point d'effacer presqu'entièrement le creux que la nuque forme chez les blancs.

L'appareil osseux, destiné à la mastication et à loger les organes des sens, est très développé, en-sorte que, dans la tête du nègre, la cavité qui contient le cerveau, organe de l'intelligence, est fort petite, tandis qu'on remarque un grand développement dans les parties affectées aux organes purement animaux; lorsqu'on voit l'angle facial, chez certains nègres, n'avoir quelquefois que 65°, le front étroit, bas, renversé, les mâchoires s'allonger en forme de museau, il est impossible de ne pas réconnaître dans cet ensemble quelque chose de la brute, qui se retrouve également dans leurs mœurs quelle que soit la zône sous laquelle on rencontre cette race; pourrissant dans la malpropreté et dans la crasse, les nègres de la Nouvelle-Hollande sont accroupis tout le jour comme des singes. On les voit aussi, par fois, comme ces animaux, croquer les insectes parasites qui les tourmentent et qui sont d'une espèce différente de ceux qu'on trouve chez les blancs. Les huttes de feuillages qu'ils se construisent sont si basses, qu'ils n'y peuvent entrer qu'en rampant.

Cette infériorité dans l'organisation et dans les facultés des nègres, ne justifie ni le honteux trafic qu'on fait de ces êtres dégradés ni l'esclavage affreux auquel ils sont soumis. Elle est plutôt un titre à la douceur et à l'indulgence; si nous possédons de facultés supérieures, une intelligence plus vaste et susceptible d'un plus grand développement,

n'est-ce pas pour étendre les bienfaits de la civili-
-sation, et multiplier les jouissances de la vie sociale, plutôt que pour opprimer le faible et l'igno-
rant, et pour précipiter dans l'abyme de la barbarie
celui qui occupe déjà les degrés les plus bas de l'é-
chelle intellectuelle ? On concevra que la caractéristique que nous avons tracée de la grande famille
noire, comporte des exceptions assez nombreuses.
Du reste, qui sait combien de temps doit durer l'é-
ducation d'une race que l'on a trouvée sans culture,
et ce que peut sur elle l'éducation ? Il s'en faut que
toute la race nègre soit vouée irrévocablement à
une nullité morale. La population noire des An-
tilles a prouvé et prouve de plus en plus la puissance de la liberté et de la civilisation pour effacer
des imperfections que la nature ne montre que dans
la servitude. Sous le *knout* féodal, les paysans Rus-
ses, qui, pourtant, n'appartiennent pas à une race
disgraciée, ont beaucoup moins d'intelligence que
les nègres. Il faut observer encore que plusieurs
peuplades nègres d'Afrique, se distinguent des autres par un esprit beaucoup plus ouvert et beaucoup
plus subtil. Les négriers achetaient beaucoup plus
cher les individus qui faisaient partie de ces peuplades; et comme les colons de Saint-Domingue
étaient les plus riches et ceux qui mettaient le plus
haut prix à se les procurer, parce qu'ils leur recon-
naissaient les plus heureuses aptitudes, c'était chez
eux que l'on transportait cette élite.

FIN.

TABLE

DES MATIÈRES.

	Pages.
Introduction.	1

DE LA NUTRITION EN GÉNÉRAL.

Chapitre premier. De la digestion.	24
Chap. ii. De l'absorption	48
Chap. iii. De la respiration.	60
Chap. iv De la circulation.	81
Chap. v. De la nutrition.	102
Chap. vi. Des sécrétions	111

DES FONCTIONS DE RELATION EN GÉNÉRAL.

Chapitre premier. Des sensations	145
Chap. ii. De la locomotion.	233
Chap. iii. De la voix et de la parole.	273
Chap. iv. Appendice aux fonctions relatives. Du sommeil.	295

DE LA VIE DE L'ESPÈCE.

Chapitre premier. De la génération	305
Chap. ii. Durée de la vie. Histoire des âges et des sexes. Tempéramens. Races humaines	354

FIN DE LA TABLE.